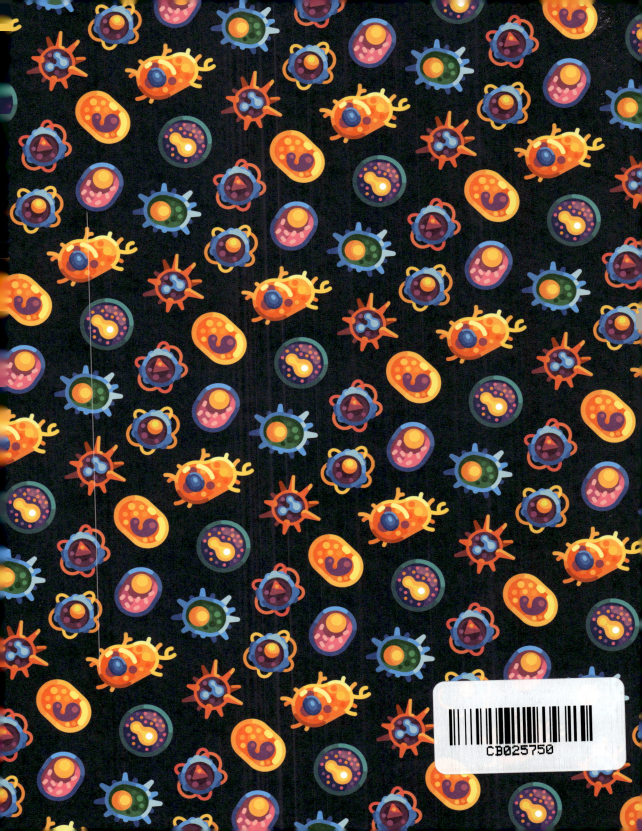

Imunidade

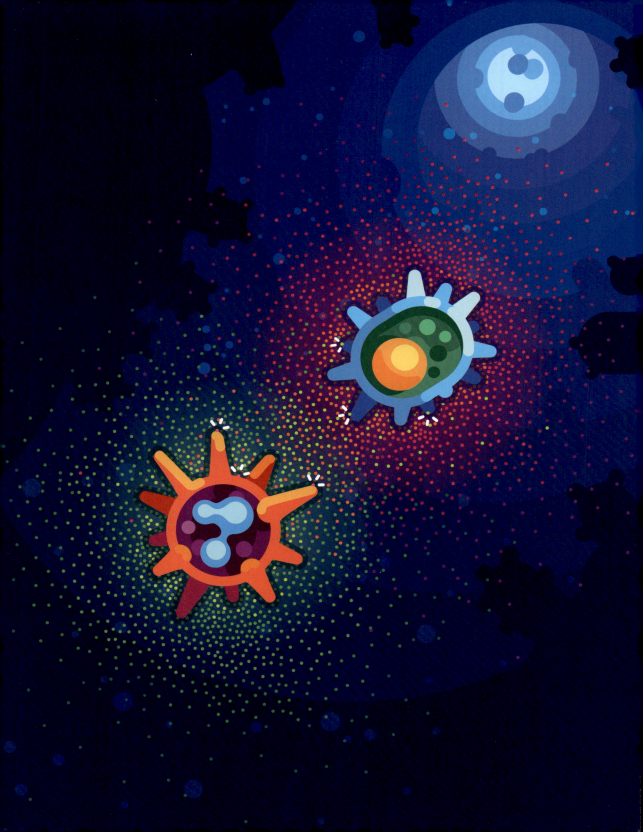

Imunidade

Uma jornada pelo
misterioso sistema
que nos mantém vivos

Philipp Dettmer

Tradução de Adriana Marcolini

Editora Senac São Paulo – São Paulo – 2024

ADMINISTRAÇÃO REGIONAL DO SENAC NO ESTADO DE SÃO PAULO
Presidente do Conselho Regional: Abram Szajman
Diretor do Departamento Regional: Luiz Francisco de A. Salgado
Superintendente Universitário e de Desenvolvimento: Luiz Carlos Dourado

EDITORA SENAC SÃO PAULO
Conselho Editorial: Luiz Francisco de A. Salgado
Luiz Carlos Dourado
Darcio Sayad Maia
Lucila Mara Sbrana Sciotti
Luís Américo Tousi Botelho

Gerente/Publisher: Luís Américo Tousi Botelho
Coordenação Editorial: Verônica Pirani de Oliveira
Prospecção: Dolores Crisci Manzano
Administrativo: Verônica Pirani de Oliveira
Comercial: Aldair Novais Pereira

Edição e Preparação de Texto: Ana Luiza Candido
Coordenação de Revisão de Texto: Marcelo Nardeli
Revisão de Texto: Maitê Zickuhr e Andréa Bruno
Revisão Técnica: Gabriela Palcich
Coordenação de Arte: Antonio Carlos De Angelis
Projeto Gráfico: Simon M. Sullivan
Capa: Philip Laibacher
Foto do Autor: Marie Jacquemin
Ilustrações: Philip Laibacher
Editoração Eletrônica: Leonardo Miyahara
Coordenação de E-books: Rodolfo Santana
Impressão e Acabamento: Gráfica Coan

*Immune: A Journey into the Mysterious System
That Keeps You Alive*
© 2021 by Philipp Dettmer
© Editora Senac São Paulo, 2024

Todos os direitos desta edição reservados à
Editora Senac São Paulo
Av. Engenheiro Eusébio Stevaux, 823 – Prédio Editora
Jurubatuba – CEP 04696-000 – São Paulo – SP
Tel. (11) 2187-4450
editora@sp.senac.br
https://www.editorasenacsp.com.br

Dados Internacionais de Catalogação na Publicação (CIP)
(Simone M. P. Vieira – CRB 8ª/4771)

Dettmer, Philipp
    Imunidade: uma jornada pelo misterioso sistema que nos mantém vivos / Philipp Dettmer – São Paulo: Editora Senac São Paulo, 2024.

    Bibliografia.
    ISBN 978-85-396-4877-1 (Impresso/2024)
    e-ISBN 978-85-396-4876-4 (ePub/2024)
    e-ISBN 978-85-396-4875-7 (PDF/2024)

    1. Sistema imunológico   2. Corpo humano   3. Doenças   4. Imunidade   5. Vírus e bactérias   6. Células   I. Título.

23-2024g   CDD–610
                                                    612
                                    BISAC MED044000
                                            HEA039090

Índices para catálogo sistemático:
1. Ciências Médicas – Medicina – Saúde   610
2. Fisiologia Humana   612

Sumário

Nota da edição brasileira   9

Introdução   13

Parte 1   Conheça o seu sistema imunológico   21

1   O que é o sistema imunológico?   23

2   Defender o quê?   30

3   O que são as células?   37

4   Os impérios e reinos do sistema imunológico   47

Parte 2   Danos catastróficos   53

5   Conheça seus inimigos   55

6   O Reino Desértico da Pele   61

7   O corte   68

8   Soldados do sistema imunológico inato: macrófagos
e neutrófilos   75

9   Inflamação: brincando com fogo   82

10   Nuas, cegas e temerosas: como as células sabem para onde ir?   88

11   Farejando os alicerces da vida   94

12   O exército assassino invisível: o sistema complemento   99

13   Inteligência celular: a célula dendrítica   108

Imunidade

14 Superestradas e megacidades 113

Um parêntese: o baço e as tonsilas – os melhores amigos do superlinfonodo 116

15 A chegada das superarmas 119

16 A maior biblioteca do universo 123

17 Cozinhando receitas saborosas com receptores 125

18 Timo: a universidade de assassinos 129

19 Trazendo informações em bandeja de ouro: a apresentação do antígeno 135

20 Acordando o sistema imunológico adaptativo: as células T 142

21 Fábricas de armas e rifles de precisão: células B e anticorpos 149

22 A dança de T e B 160

23 Anticorpos 164

Um parêntese: as quatro categorias de anticorpos 166

Parte 3 Uma invasão hostil 173

24 O Reino Pantanoso da Mucosa 175

25 O bizarro e notável sistema imunológico do intestino 182

26 O que é um vírus? 188

27 O sistema imunológico dos pulmões 194

28 A gripe: o vírus "inofensivo" que você não respeita o suficiente 198

29 Guerra química: interferons, interfiram! 206

Um parêntese: a diferença entre a gripe e o resfriado comum 215

30 Uma vitrine para a alma das células 218

31 As especialistas em matar: as células T assassinas 224

32 Assassinas naturais 231

33 Como uma infecção viral é erradicada 236

Um parêntese: por que não dispomos de medicamentos melhores contra os vírus? 239

34 Desligando o sistema imunológico 242

35 Imunidade: como o seu sistema imunológico se lembra para sempre de um inimigo 245

Um parêntese: o que não mata não fortalece – sarampo e células de memória 250

36 Vacinas e imunização artificial 252

Parte 4 Revolta e guerra civil 263

37 Quando o sistema imunológico está fraco demais: HIV e aids 265

38 Quando o sistema imunológico é agressivo demais: as alergias 271

39 Os parasitas e como seu sistema imunológico sente falta deles 278

40 Doença autoimune 282

Um parêntese: anergia 288

41 A hipótese da higiene e os velhos amigos 290

42 Como turbinar seu sistema imunológico 299

43 Estresse e sistema imunológico 306

44 Câncer e sistema imunológico 310

Um parêntese: o tabagismo e o sistema imunológico 320

45 A pandemia do coronavírus 324

Uma palavra final 333

Fontes 335

Agradecimentos 337

Índice 339

Sobre o autor 357

Nota da edição brasileira

FALAR SOBRE CIÊNCIAS NÃO É UMA TAREFA FÁCIL. NÃO À TOA É CONSIDERÁVEL O NÚmero de pessoas que sente arrepios só de pensar na infinidade de termos e explicações complexas que pipocam em livros da área: células, moléculas, sistemas... Isso sem contar os cálculos e estatísticas que podem aparecer vez ou outra só para complicar a nossa vida.

Mas há beleza por trás de todas essas nomenclaturas e números – e é isso que Philipp Dettmer quer nos mostrar. Com uma equipe de ilustradores e animadores dedicados a transformar o complicado em simples, o maçante em divertido, ele criou, em 2013, um canal no YouTube com uma proposta muito clara: despertar a curiosidade sobre a ciência e o mundo em que vivemos. Para eles, "nada é chato se você contar uma boa história". A popularidade do Kurzgesagt – In a Nutshell (Em Poucas Palavras) foi tamanha que o canal ganhou versões por todo o mundo, incluindo uma brasileira.

Em *Imunidade*, somos convidados a mergulhar no sistema imunológico, o sofisticado sistema do nosso corpo que nos protege de doenças e infecções. Por meio de explicações nada convencionais para conceitos técnicos, com analogias, metáforas e até mesmo piadas, descobrimos em detalhes o seu intrincado funcionamento em uma jornada que vai desde seus mecanismos mais básicos até os mais complexos.

O autor também se preocupa em discutir tópicos atuais relacionados à imunidade, como alergias, doenças autoimunes, a relação entre tabagismo e câncer, os efeitos do estresse crônico em nosso organismo, a pandemia de covid-19 e a importância das vacinas, explicando como o sistema imunológico deve trabalhar e o que ocorre quando algo foge de seu controle. Tudo isso com uma linguagem despojada e ilustrações e infográficos que tornam a leitura ainda mais enriquecedora. Mas um aviso: você nunca mais verá um cachorro-quente da mesma maneira!

Ao compreendermos os processos biológicos que ocorrem em nosso corpo, ficamos menos suscetíveis a armadilhas modernas, como as *fake news*, que tanto descreditam o conhecimento e a ciência. Dessa forma, com esta publicação, o Senac São Paulo reforça seu papel de contribuir para a divulgação científica e a aprendizagem, oferecendo não só recursos para uma formação de qualidade na área de saúde como também informação acessível a um número de pessoas cada vez maior.

Para Cathi e Mochi

Introdução

IMAGINE ACORDAR AMANHÃ SENTINDO-SE UM POUCO INDISPOSTO. UMA DOR INCÔMODA na garganta, nariz escorrendo e um pouco de tosse. No fim das contas, seu estado não é tão ruim a ponto de faltar ao trabalho, você pondera ao entrar debaixo do chuveiro, muito aborrecido por ver como sua vida é difícil. Você não está se comportando como um bebê chorão, tampouco seu sistema imunológico está reclamando. Ele está ocupado mantendo-o vivo, de modo que você possa viver para se lamentar mais um dia. Assim, enquanto os invasores perambulam por seu corpo, matando centenas de milhares de células, seu sistema imunológico está organizando complexas defesas, comunicando-se através de longas distâncias, colocando em ação complicadas redes de defesa e disseminando uma morte rápida para milhões, se não bilhões, de inimigos. Tudo isso enquanto você está debaixo do chuveiro, ligeiramente irritado.

Mas essa complexidade é amplamente escondida.

O que é realmente uma vergonha, porque não há tantas coisas com um impacto crucial tão grande na sua qualidade de vida quanto o seu sistema imunológico. Ele é abrangente e universal, e protege você de tudo: desde pequenos incômodos, como aquelas chatices irritantes que são o resfriado comum, os arranhões e os cortes, até enfermidades que ameaçam a vida, como o câncer, a pneumonia e infecções letais como a covid-19. Seu sistema imunológico é tão indispensável quanto o coração ou os pulmões. De fato, é um dos maiores e mais abrangentes sistemas de órgãos disseminados por todo o corpo, embora não tenhamos o costume de pensar nesses termos.

Para a maioria de nós, o sistema imunológico é uma entidade indefinida e nebulosa que segue regras estranhas e sem transparência, e que às vezes parece trabalhar, às vezes não. É um pouco como o clima, extremamente difícil de prever e sujeito a infinitas especulações e opiniões, resultando em ações que nos parecem aleatórias. Infelizmente, muitas pessoas falam sobre o sistema imunológico com convicção, mas, na verdade, não o compreendem, de forma que pode ser difícil saber em qual informação confiar e por quê. Mas o que é mesmo o sistema imunológico e como ele realmente trabalha?

Entender os mecanismos que o mantêm vivo enquanto você lê este livro não é apenas um bom exercício de curiosidade intelectual; é um conhecimento extremamente necessário. Se você sabe como o sistema imunológico funciona, pode entender e admirar as vacinas e como elas podem salvar a sua vida ou a vida de seus filhos, e encarar as patologias e doenças com um estado de espírito bem diferente e com muito menos medo. Você se torna menos suscetível a vendedores de fórmulas mágicas que oferecem drogas milagrosas totalmente desprovidas de lógica. Adquire uma noção mais clara sobre os tipos de medicamento que podem de fato ajudá-lo quando estiver doente. Aprende o que pode fazer para reforçar seu sistema imunológico. Pode proteger seus filhos de micróbios perigosos, além de não ficar tão estressado se eles se sujarem brincando ao ar livre. E, no caso muito improvável de, digamos, uma pandemia global, conhecer o que um vírus faz com o seu corpo e como ele o combate pode te ajudar a entender o que dizem os especialistas em saúde pública.

Além de apresentar essas questões práticas e úteis, o sistema imunológico é simplesmente lindo, uma maravilha da natureza como nenhuma outra. Não é uma mera ferramenta para fazer a sua tosse ir embora. Ele está estreitamente conectado a quase todos os outros processos do corpo – e se por um lado tem uma importância crucial para mantê-lo vivo, por outro é bem provável que possa ser a parte do corpo que provocará sua morte inesperada, seja por falhar, seja por ser demasiado ativo.

Há uma década sou fascinado e obcecado pela incrível complexidade do sistema imunológico humano. Começou na universidade, onde eu estudava design de informação. Estava em busca de um projeto para o semestre e o sistema imunológico me pareceu uma boa ideia. Então peguei uma grande pilha de livros sobre imunidade e comecei a mergulhar no assunto, mas não importava o quanto lia: as coisas não ficavam menos complicadas. Quanto mais eu aprendia, parecia mais impossível simplificar o sistema imunológico, uma vez que se revelavam cada vez mais mecanismos, mais exceções, mais complexidade.

Assim, um projeto que deveria durar a primavera adentrou o verão e prosseguiu pelo outono e pelo inverno. As interações entre os componentes do sistema imunológico eram muito elegantes e o balé que dançavam era bonito demais para simplesmente parar de aprender sobre eles. Esse avanço basicamente transformou o modo como eu vivenciava e sentia meu corpo.

Quando eu ficava gripado, não podia mais só reclamar; precisava observar meu corpo, tocar meus linfonodos inchados e visualizar o que as células imunológicas estavam fazendo naquele momento, qual parte da rede estava ativada e como as células T estavam matando milhões de invasores para me proteger. Quando me cortava por descuido no parque, sentia-me agradecido aos meus macrófagos, grandes células imunológicas que caçam bactérias amedrontadas, picando-as em pedacinhos para proteger a ferida aberta de infecção. Quando dei uma mordida numa barra de granola que me fez muito mal e sofri um choque alérgico, comecei a pensar nos mastócitos e nos anticorpos IgE enquanto estava sendo levado às pressas para o hospital, e em como quase tinham me matado na tentativa desatinada de me proteger de um produto alimentício assustador!

Quando recebi o diagnóstico de câncer aos 32 anos e precisei passar por duas operações e por quimioterapia, minha obsessão por imunidade ficou ainda mais forte. Uma das tarefas do meu sistema imunológico é matar o câncer. Nesse caso, ele havia falhado.

Porém, de alguma forma não podia ficar zangado ou abalado demais, uma vez que aprendi como era difícil o trabalho das minhas células imunológicas e o quanto o câncer precisava agir para mantê-las sob controle. À medida que a quimioterapia dissolvia o câncer, novamente meus pensamentos se dirigiam para minhas células imunológicas invadindo os tumores que morriam e comendo-os, uma célula após a outra.

A anormalidade e a doença são assustadoras e inquietantes e já as enfrentei o bastante na minha vida. Mas saber como minhas células, meu sistema imunológico, essa parte inseparável e pessoal de mim, defenderam o organismo que sou eu, como lutaram e morreram, curaram e recuperaram o corpo que eu habito, sempre me trouxe muito conforto. Estudar o sistema imunológico melhorou a minha vida e a deixou mais interessante. Também atenuou grande parte da ansiedade que aflora quando se está doente. Conhecer o sistema imunológico sempre coloca as coisas em perspectiva.

Assim, em virtude desse efeito positivo e pelo prazer de aprender e ler a respeito do sistema imunológico, tudo isso passou a ser um hobby que dura até hoje, quando finalmente me tornei um comunicador científico. Explicar coisas complexas começou a ser meu objetivo na vida. Em 2013, comecei o Kurzgesagt – In a Nutshell, um canal no YouTube dedicado a tornar a informação atraente e fácil de ser entendida, procurando ao mesmo tempo respeitar a verdade na ciência tanto quanto possível. No início de 2021, a equipe do Kurzgesagt cresceu e chegou a mais de quarenta pessoas que trabalham com essa visão, enquanto o canal atraiu mais de 14 milhões de assinantes e alcança cerca de 30 milhões de seguidores todo mês. Logo, se essa grande plataforma existe, por que passar pelo processo impiedoso de escrever este livro? Bem, se por um lado alguns dos nossos mais bem-sucedidos vídeos foram sobre o sistema imunológico, sempre me incomodou o fato de eu não poder explorar esse tema maravilhoso com a profundidade que ele merece. Um vídeo de dez minutos simplesmente não é o veículo adequado para isso. Portanto, este livro é uma forma de transformar minha paixão de uma década pelo sistema imunológico em algo tangível que, espero, seja uma ferramenta útil e divertida para aprender sobre a impressionante e bela complexidade que torna viável nossa sobrevivência a cada dia.

Infelizmente, o sistema imunológico é muito complicado, embora essa não seja a melhor das descrições. O sistema imunológico é tão complicado que escalar o Everest fica parecendo um agradável passeio pela natureza. Ele é tão intuitivo quanto é divertido, numa tarde de domingo, ler a tradução chinesa do código de impostos da Alemanha. O sistema imunológico é o mais complexo sistema biológico conhecido pela humanidade, fora o cérebro humano.

Quanto maior o livro didático sobre imunidade, mais níveis de detalhes começam a se acumular e surgem mais exceções à regra. Quanto mais intrincado fica o sistema, mais peculiar ele parece ser para qualquer contingência possível. Cada um dos seus muitos componentes tem múltiplas tarefas, funções e especialidades que se sobrepõem e se influenciam reciprocamente. Assim, mesmo que você supere esses desafios e ainda queira entender o sistema imunológico, vai se deparar com outro problema: os humanos que o descrevem.

Com um trabalho árduo e uma curiosidade infinita, os cientistas estabeleceram as bases para o mundo incrível que conseguimos desfrutar hoje. Somos imensamente gratos a eles. Infelizmente, porém, muitos cientistas são bastante infelizes na escolha de nomes adequados e em oferecer uma linguagem acessível para as descobertas que fazem. A ciência da imunologia é uma das piores culpadas por qualquer disciplina científica nesse aspecto. Um campo que já é surpreendentemente complexo é potencializado com palavras como *grande complexo de histocompatibilidade classe I e II, células T gama-delta, interferon alfa, beta, gama e kappa*, além de sistema complemento, que os responsáveis batizaram de *complexo C4b2a3b*. Nada disso colabora para que seja prazeroso pegar um livro didático e aprender sobre o sistema imunológico por conta própria. Porém, mesmo sem essa barreira, as complexas relações entre os muitos e diferentes atores desse sistema, com inúmeras exceções e regras não intuitivas, já são um desafio em si. A imunologia é difícil até para as pessoas que trabalham na área da saúde, até para quem a estuda, até para os especialistas mais importantes do setor.

Tudo isso traz uma dificuldade terrível para explicar o sistema imunológico. Se você for longe demais na simplificação, priva quem está aprendendo da beleza e da maravilha que repousam no gênio evolucionário de infinita complexidade que envolve os problemas essenciais dos seres humanos. Mas, se incluir muitos detalhes, em pouco tempo seu texto se resumirá a um monte de informações entorpecedoras difíceis de digerir. Elencar tudo, todas as partes do sistema imunológico, é demais. Seria como contar a alguém toda a sua vida no primeiro encontro: algo insuportável que provavelmente deixaria seu acompanhante menos interessado em você.

Assim, o objetivo deste livro é tentar contornar cuidadosamente esses problemas. Será utilizada uma linguagem comum, e as palavras complicadas serão empregadas apenas quando necessário. Quando for apropriado, os processos e as correlações serão simplificados, mantendo-se o mais fiel possível à ciência. A complexidade entre os capítulos será oscilante, crescerá e decrescerá, por isso, depois que você receber muita informação, haverá trechos mais descontraídos para relaxar um pouco. E, com intervalos regulares, vamos resumir o que aprendemos. Quero que este livro permita que todo mundo entenda o próprio sistema imunológico e se divirta um pouco ao fazer isso. Considerando que essa complexidade e essa beleza estão estreitamente ligadas à sua saúde e sobrevivência, você realmente acabará aprendendo algo útil. Com certeza, na próxima vez que adoecer ou tiver de lidar com uma enfermidade, você observará seu corpo sob uma perspectiva diferente.

Por fim, uma advertência obrigatória: não sou imunologista, mas um comunicador da ciência e um entusiasta do sistema imunológico. Este livro não vai deixar todos os imunologistas felizes – o que se tornou claro desde o início da pesquisa é que existem muitas ideias e conceitos diferentes acerca dos detalhes do sistema imunológico e há muita discordância entre os cientistas. (E é assim que a ciência deveria funcionar!) Alguns imunologistas, por exemplo, consideram que determinadas células são fósseis inúteis, enquanto outros avaliam que são cruciais para a nossa defesa. Portanto, tanto quanto possível, este livro baseou-se em conversas com cientistas, na literatura atual utilizada para ensinar imunologia e em textos acadêmicos revisados por pares.

Ainda assim, em algum momento no futuro, alguns trechos deste livro vão precisar de uma atualização. E isso é bom! A ciência da imunologia é um campo dinâmico no qual estão acontecendo muitas coisas incríveis, e no qual ideias e teorias diferentes se relacionam entre si. O sistema imunológico é um tema atual, ainda com grandes descobertas por fazer. O que é ótimo, porque significa que estamos aprendendo mais sobre nós mesmos e sobre o mundo em que vivemos.

Muito bem! Antes de mergulharmos e explorarmos o que o seu sistema imunológico está fazendo, vamos definir a premissa para que tenhamos uma base sólida

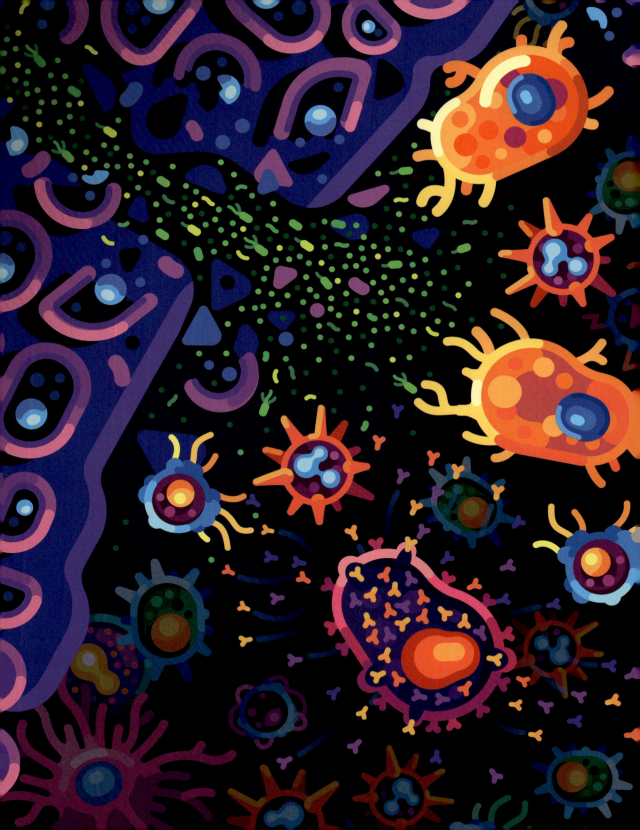

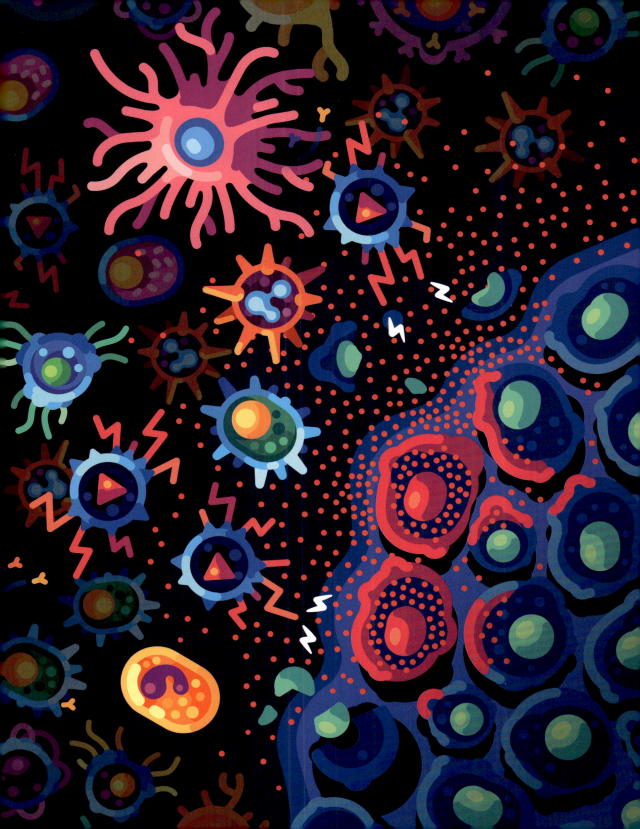

onde nos apoiar. O que é o sistema imunológico, qual é o contexto em que ele atua e quais são os pequenos componentes que fazem o verdadeiro trabalho? Uma vez que tenhamos abordado esses tópicos básicos, vamos explorar o que acontece se você se machucar e como o sistema imunológico corre para sair em sua defesa. Em seguida, vamos explorar seus elementos mais vulneráveis e checar como seu corpo luta para se proteger de uma infecção séria. Por fim, vamos examinar vários distúrbios imunológicos, como alergias e doenças autoimunes, e discutir como podemos turbinar o sistema imunológico. Agora, vamos para o começo dessa história.

Parte 1

Conheça o seu sistema imunológico

1 O que é o sistema imunológico?

A história do sistema imunológico começa com a história da própria vida, quase 3,5 bilhões de anos atrás, em algum brejo estranho de um planeta hostil e completamente vazio. Não sabemos o que faziam aqueles primeiros seres vivos, ou qual era o lance deles, mas sabemos que muito rapidamente começaram a ser cruéis uns com os outros. Se você acha que a vida é difícil porque precisa se levantar de manhã cedo para deixar seus filhos prontos para começar o dia, ou porque seu hambúrguer não está tão quente assim, as primeiras células vivas na Terra gostariam de ter uma palavrinha com você. Conforme descobriam como transformar a química em torno delas em uma substância que lhes poderia ser útil enquanto obtinham a energia necessária para seguir adiante, algumas das primeiras células pegaram um atalho. Por que se preocupar em fazer todo o trabalho sozinhas se podiam furtar de alguém? Bem, havia várias maneiras de fazer isso, como engolir uma célula por completo ou abrir orifícios em outra e chupar suas entranhas. Mas isso poderia ser perigoso e, em vez de conseguir uma refeição grátis, poderiam acabar virando a refeição da vítima, particularmente se quem pretendiam atacar fosse maior e mais forte. Dessa forma, outra maneira de conseguir o prêmio com menos risco poderia ser simplesmente penetrar nos alvos e ficar à vontade. Comer o que eles comem e se proteger em seu cálido abraço. Parece lindo, se não fosse tão ruim para o hospedeiro.

À medida que a habilidade de sugar dos outros virava uma estratégia válida, ser capaz de se defender contra os sanguessugas acabou se tornando uma necessidade da evolução. Dessa forma, micro-organismos competiram e brigaram entre si com artifícios equivalentes por 2,9 bilhões de anos. Se você tivesse uma máquina do tempo e retrocedesse para admirar as maravilhas dessa competição, ficaria muito entediado, uma vez que não haveria nada de mais para ver, a não ser algumas tênues camadas de bactérias sobre algumas pedras úmidas. A Terra era um lugar muito monótono em seus primeiros bilhões de anos. Até que a vida deu, provavelmente, o maior salto em complexidade na história.

Não sabemos o que exatamente deu início à mudança que levou as células individuais, que atuavam principalmente por conta própria, a se reunir em enormes grupos e a trabalhar em estreita cooperação e desenvolver especialidades.[1]

A vida multicelular animal explodiu repentinamente e se tornou significativa há cerca de 541 milhões de anos. Não apenas isso: foi se diversificando cada vez mais, e de modo muito rápido. Isso, naturalmente, criou um problema para os nossos ancestrais recém-evoluídos. Durante bilhões de anos, os micróbios, vivendo em seu minúsculo mundo, competiram e brigaram por espaço e recursos em todos os ecossistemas existentes. E, de fato, o que são os animais para uma bactéria e outros bichinhos se não um ecossistema muito agradável? Um ecossistema repleto de nutrientes gratuitos de cima a baixo. Desse modo, desde os primórdios, os invasores e parasitas representaram um verdadeiro perigo à existência da vida multicelular.

Apenas os seres multicelulares que encontrassem maneiras de lidar com essa ameaça sobreviveriam e teriam a oportunidade de se tornar ainda mais complexos. Infelizmente, uma vez que as células e os tecidos simplesmente não se conservam bem ao longo de centenas de milhões de anos, não podemos analisar o sistema imunológico de fósseis. Mas, com a magia da ciência, podemos observar a ampla árvore da vida e os animais que ainda estão por aqui e estudar seu sistema imunológico. Quanto mais distantes uma da outra duas criaturas estiverem na árvore da vida e ainda compartilharem alguma característica do sistema imunológico, em geral, mais antiga essa característica é.

Portanto, as grandes questões são: onde o sistema imunológico é diferente e quais são os denominadores comuns entre os animais? Hoje praticamente todos os seres vivos têm alguma forma de autodefesa e, à medida que aquilo que é vivo se torna mais complexo, seu sistema imunológico acompanha essa tendência. Podemos aprender muito sobre a idade do sistema imunológico comparando as defesas em animais com grau de parentesco distante.

---

1 Embora seja curioso, essa mudança realmente pode ter sido um efeito colateral, em virtude da hostilidade existente entre os organismos unicelulares. Em determinado momento, uma célula engoliu a outra, mas não a devorou. Provavelmente isso levou essas duas células a iniciar uma das mais bem-sucedidas parcerias do planeta Terra e que ainda é forte até hoje. A "célula interna" (que agora conhecemos como "mitocôndria") se especializou em fornecer energia para sua anfitriã, enquanto a "célula externa" lhe oferecia proteção e comida de graça. O acordo funcionou muito bem e possibilitou que a supercélula desenvolvesse sua complexidade e se tornasse cada vez mais sofisticada.

Até em menor escala, as bactérias têm meios de se defender contra os vírus, uma vez que elas não podem ser dominadas sem uma batalha. Existente há mais de 1 bilhão de anos, a esponja, o mais básico e antigo de todos os animais, tem algo que provavelmente foi a primeira resposta instintiva do mundo animal – a chamada *imunidade humoral*. "Humoral", nesse contexto, é um antigo termo em latim que significa "fluidos corporais", ou líquidos corporais. Assim, a imunidade humoral são coisinhas pequenas, feitas de proteínas, que flutuam através dos fluidos corporais fora das células de um animal. Essas proteínas machucam e matam os micro-organismos que se metem onde não são chamados. Esse tipo de defesa foi tão exitoso e útil que praticamente todos os animais existentes hoje o têm, incluindo você. Assim, em vez de eliminar esse sistema, a evolução o tornou crucial para a imunidade. E, basicamente, ele não mudou nada em 500 milhões de anos.

Mas isso foi apenas o começo. Ser um animal multicelular significa ter o privilégio de ser capaz de empregar diferentes células especializadas. De forma que, provavelmente, os animais não levaram muito tempo, em termos evolutivos, para obter células que fossem especializadas apenas em defesa. Essa nova *imunidade mediada pela célula* foi uma história de sucesso desde o começo. Até em minhocas e insetos encontramos células que agem como soldados da imunidade. Elas se locomovem livremente pelos minúsculos organismos desses seres e podem combater os intrusos frente a frente. Quanto mais alto subirmos na árvore da vida, mais sofisticado será o sistema imunológico. Mas já nos primeiros galhos do ramo dos vertebrados nos deparamos com mais inovações: os primeiros órgãos dedicados à imunidade e os centros de treinamento das células, além do surgimento de um dos mais poderosos princípios da imunidade – a habilidade de reconhecer inimigos específicos e produzir rapidamente muitas armas para combatê-los, e ainda de lembrar deles no futuro!

Mesmo os vertebrados mais primitivos, os peixes sem mandíbula, de aparência ridícula, dispõem desses mecanismos. Ao longo de centenas de milhões de anos, esses sistemas de defesa ficaram cada vez mais sofisticados e elaborados. Em poucas palavras, esses são os princípios básicos, e funcionam tão bem que, talvez, já atuassem de alguma forma há cerca de 500 milhões de anos. Portanto, enquanto as defesas disponíveis hoje são muito boas e desenvolvidas, seus mecanismos estruturais são extremamente disseminados, e suas origens remontam há centenas de milhões de anos. A evolução não precisou reinventar o sistema imunológico mais e mais vezes – ela encontrou um ótimo sistema e o aperfeiçoou.

Tudo isso nos conduz à humanidade. E a você. Você colhe os frutos de centenas de milhões de anos de aprimoramentos do sistema imunológico cujo ápice de desenvolvimento é você. No entanto, seu sistema imunológico não está realmente dentro de você. *Ele é você.* É a expressão da sua biologia protegendo a si mesma e possibilitando a sua vida. Ou seja, quando falamos sobre o seu sistema imunológico, estamos falando sobre *você.*

Mas o sistema imunológico tampouco é uma coisa só. É um conjunto complexo e interligado de centenas de bases e centros de recrutamento espalhados por todo o corpo. Tudo está conectado por uma superestrada, uma rede de vasos, grande e onipresente, que constitui o sistema cardiovascular. Além disso, no tórax, há um órgão, do tamanho de uma asa de galinha, que se dedica à imunidade e que fica menos eficiente conforme você envelhece.

Além dos órgãos e da infraestrutura, dezenas de bilhões de células imunológicas patrulham essas superestradas ou sua corrente sanguínea e estão prontas para atacar o inimigo, se convocadas. Outros bilhões montam guarda no tecido que demarca as regiões limítrofes do seu corpo, vulneráveis a uma invasão, esperando que os invasores cruzem essas fronteiras. Além dessas defesas ativas, há sistemas formados por quintilhões de armas proteicas que podem ser consideradas verdadeiras minas terrestres capazes de se armar por conta própria e de flutuar livremente. Seu sistema imunológico também possui universidades zelosas, onde as células aprendem quem devem combater e como. O sistema também é dotado da maior biblioteca biológica do planeta, capaz de identificar e lembrar de todo invasor em potencial com quem você possa ter tido contato na vida.

Em essência, o sistema imunológico é uma ferramenta que serve para diferenciar o que é *outro* do *próprio*. Não importa se o outro tem ou não a intenção de te machucar. Caso o outro não esteja em uma lista muito exclusiva de convidados que lhe garanta passagem livre, ele deve ser atacado e destruído, porque pode vir a te prejudicar. No mundo do sistema imunológico, qualquer "outro" é um risco que não vale a pena correr. Sem esse compromisso, você morreria em poucos dias. Conforme aprenderemos mais adiante, quando seu sistema imunológico funciona pouco ou em excesso, as consequências são, infelizmente, morte ou sofrimento.

Embora a identificação do que é *próprio* e do que é *outro* seja a *essência*, tecnicamente esse não é o *objetivo* do sistema imunológico. Acima de tudo, o objetivo dele é manter e estabelecer a *homeostase*: o equilíbrio entre todos os elementos e células do corpo. Nunca é demais enfatizar o esforço do sistema imunológico em manter o equilíbrio e sua dedicação em permanecer calmo e não agir de forma exagerada. Ou seja, manter a paz – uma ordem estável que torna a vida agradável e simples. A tal da saúde. O alicerce para uma vida boa e livre na qual podemos fazer o que desejamos, sem sermos impedidos pela dor ou pela doença.

A importância crucial da saúde fica mais perceptível quando ela não está presente. Saúde é realmente um conceito abstrato, pois descreve a ausência de alguma coisa. A ausência de sofrimento e dor, a ausência de limitações. Se você for uma pessoa saudável, sente-se normal, sente-se bem. Mas, depois que você vê sua saúde ir embora, mesmo que seja por um curto período, é difícil se esquecer da própria fragilidade e não se lembrar de que seus dias são contados. A doença é um fato inevitável da vida. Se você é uma pessoa de sorte, não precisou enfrentá-la até agora. Porém, se um de seus entes queridos ou mesmo você já precisou lidar com uma doença, então você sabe que não há nada mais elementar para uma vida agradável do que ser saudável. Para o sistema imunológico, isso significa homeostase. Embora a batalha para permanecer saudável seja, em última instância, em vão, já que inevitavelmente será perdida, ainda lutamos para conquistar mais anos, meses, dias e horas. Porque, em geral, é muito bom ser humano, e vale a pena viver essa experiência um pouco mais.

Mas saúde é algo difícil de ser mantido, porque todos os dias você está em contato com centenas de milhões de bactérias e vírus que adorariam fazer do seu corpo a casa deles, como vimos naqueles organismos unicelulares há bilhões de anos. Para um micro-organismo, você é um ecossistema pronto para ser conquistado. Um continente infinito cheio de recursos, terrenos férteis e oportunidades para prosperar, uma casa realmente agradável. Sem dúvida, em determinado momento, eles vão conseguir, uma vez que, com a morte, a decomposição do seu corpo será muitíssimo acelerada por um exército de micróbios ensandecidos que não estarão mais sob o controle das defesas de que você dispõe.

É necessário se preocupar não apenas com a abundância de vida tentando entrar mas também com a desorientação do seu próprio sistema – algo capaz de anular o contrato social do corpo: o câncer. Garantir que isso não aconteça é uma das mais importantes tarefas do seu sistema imunológico. Na verdade, enquanto você lia este trecho, em algum lugar dentro do seu corpo uma jovem célula cancerígena foi silenciosamente eliminada por células imunológicas.

Mesmo destinado a proteger, o sistema imunológico também pode falhar e ser corrompido. Quando é enganado, ele pode ajudar as doenças a se espalhar ou ainda impedir que as células cancerígenas sejam detidas. Caso o sistema esteja fora de sintonia ou com alguma deficiência, ele pode ficar confuso e decidir que o inimigo é o corpo em si. Pode decidir que o *próprio é outro* e, literalmente, começar a atacar as células que existem para a sua proteção, provocando um sem-número de doenças autoimunes que precisam ser constantemente controladas com medicamentos, às vezes com efeitos colaterais severos.

Ou as alergias, por exemplo, que são uma reação muito intensa do seu sistema imunológico contra coisas com as quais ele não deveria se preocupar. Um choque alérgico mostra claramente quão verdadeiramente poderoso é o seu sistema de defesa e como ele pode falhar de forma atroz. Uma doença pode levar dias para te matar, mas o seu sistema imunológico pode fazê-lo em minutos.

Ah, e mesmo que o seu trabalhe como previsto, ele pode ser ao mesmo tempo útil e prejudicial. Muitos dos sintomas desagradáveis que você sente quando está doente são consequência do sistema imunológico: ele foi ativado e está fazendo seu trabalho. Em algumas doenças, o dano mais devastador ou até a morte são causados por uma resposta descontrolada a uma invasão. Muitas das mortes por covid-19, por exemplo, aconteceram porque o sistema imunológico estava trabalhando com entusiasmo demais.

Os danos colaterais que as redes de defesa provocam podem se acumular com o tempo, e hoje considera-se que muitas doenças letais começam com o sistema imunológico trabalhando tal como previsto. Portanto, da mesma forma que, para a sua saúde, é importante ter um sistema imunológico rápido e violento, é igualmente importante mantê-lo sob controle e evitar que ele fique fora de si e se torne destrutivo. Assim como no mundo dos seres humanos, se você precisa ir à guerra, vai pelo menos querer que ela seja rápida e que termine com uma vitória cristalina. Ninguém deseja décadas de ocupação ou conflitos que consumam todos os recursos e deixem a infraestrutura destruída.

Portanto, está nas mãos do seu sistema imunológico a enorme responsabilidade de mantê-lo bem pelo maior tempo possível. Mesmo que, no final, a batalha seja perdida, o que importa hoje, neste momento, é que seja bem travada e sensata.

Resumindo: diferenciar o *próprio* do *outro* é a essência, a homeostase é o objetivo, e existem infinitas maneiras de tudo dar errado.

O que torna o sistema imunológico tão fascinante é que todo esse trabalho complexo precisa ser efetuado por elementos sem cérebro e bastante idiotas. Mesmo assim, são capazes de se coordenar e reagir a situações dinâmicas e mutantes. Imagine que a Segunda Guerra Mundial esteja em curso, mas com uma dimensão dez vezes maior e sem generais. Em campo, apenas soldados imunológicos sem cérebro que tentam entender se precisam de tanques ou de jatos de combate e para onde precisam ir. Tudo isso acontece em dias. É assim que você combate até mesmo um resfriado comum.

Vamos então conhecer nosso sistema imunológico para que, da próxima vez que você entrar no banho irritado com a sensação de frio que está sentindo, pelo menos possa parar por um momento e apreciar o que está acontecendo dentro do seu corpo – antes de se irritar novamente.

2 Defender o quê?

ANTES DE COMEÇARMOS A APRENDER SOBRE O COMPLEXO SISTEMA DE DEFESA HUmano, devemos dar uma olhada no que precisa ser protegido: seu corpo. De certa forma, isso parece bastante simples – é tudo o que fica sob a pele, incluindo a pele. Bem direto, não? Mas tal como acontece ao observarmos um planeta no espaço, você nunca verá nada que se aproxime remotamente da imagem completa da órbita.

Assim, nós precisamos primeiro fazer uma viagem a um mundo estranho e desconhecido, mais estranho do que o mar profundo ou um planeta alienígena. Um mundo que nem os seres que lá vivem sabem de sua existência, onde os monstros são uma realidade diária, mas ninguém liga. Um mundo de bilhões de anos, que existe dentro de você, dentro de todos e em tudo à nossa volta, onipresente e invisível. Esse é o mundo do minúsculo, onde a fronteira entre os mortos e os vivos torna-se confusa. Onde a bioquímica transforma-se em vida por razões que ainda não entendemos. Vamos chegar mais perto e dar uma olhada – nos órgãos, através dos tecidos, e em nossos alicerces mais importantes, as células.

As células são extremamente pequenas: estão entre as menores unidades com vida na Terra. Para uma única célula, o corpo é um planeta à deriva em um universo hostil. Para entendermos as vastas dimensões do corpo, precisamos considerá-lo sob a perspectiva de uma célula. Na escala de uma célula, o corpo é uma estrutura absolutamente gigantesca de tubulações tão grandes quanto montanhas, abastecidas com oceanos de fluidos, torrentes rápidas que se difundem por intrincados sistemas de cavidades que se estendem até se disseminar pelo território de países inteiros. Na verdade, com exceção dos pedaços cristalizados e fortes dos ossos, todo o ambiente, o mundo todo, tem vida para uma célula. Uma célula pode gentilmente pedir a uma parede que a deixe passar e se comprimir através de um pequeno orifício que se fecha atrás dela. Pode nadar pelos canais e escalar montanhas de tecido humano para chegar a qualquer lugar que precise.

Se você fosse do tamanho de uma de suas células, o corpo de um ser humano seria do tamanho de quinze a vinte montes Everest empilhados. Seria uma montanha de tecido humano com uma altura de pelo menos cem quilômetros, chegando até o espaço. Caso esteja perto de uma janela, faça uma pausa e dê uma olhada no céu. Tente imaginar isto por um momento: esse gigante seria tão grande que os aviões comerciais se chocariam contra as canelas dele. Já a cabeça estaria tão distante que seria impossível vê-la.

As células do sistema imunológico têm a tarefa de defender *tudo isso*. Principalmente os pontos fracos por onde os invasores podem entrar, que são, em grande parte, as *fronteiras* do corpo, que marcam o limiar entre o corpo e o meio exterior. Quando pensamos na fronteira do corpo, a primeira coisa que vem à mente é, naturalmente, a pele. A superfície total da pele é de cerca de 1,67 metro quadrado (aproximadamente a metade de uma mesa de bilhar), e felizmente não é tão difícil defendê-la, uma vez que a maior parte é formada por uma barreira dura e grossa revestida pelo seu próprio sistema de defesa. É macia, mas não é fácil violá-la se estiver intacta.

Os *verdadeiros* pontos vulneráveis para infecções são as membranas mucosas – a superfície que reveste traqueia, pulmões, pálpebras, boca, nariz, estômago, intestino, sistemas genitais e bexiga. É difícil determinar sua superfície total, uma vez que os números variam muito de pessoa para pessoa, mas, em média, um adulto saudável tem cerca de 167,22 metros quadrados de membranas mucosas. A maior parte delas está nos pulmões e no sistema digestório.

Você pode equivocadamente pensar que as membranas mucosas estão localizadas na parte interna do seu corpo. Mas isso não é verdade: as membranas mucosas são suas fronteiras; estão abertas para fora e têm contato com o meio exterior. Se analisássemos honestamente o que é o corpo humano, concluiríamos que, de certa forma, ele nada mais é do que um complexo duto. Com certeza, um duto que pode fechar em ambas as extremidades. E bastante úmido, viscoso e seboso também.

Seus órgãos genitais, narinas e ouvidos são orifícios extras – entradas para grandes túneis e outros sistemas de cavidades que passam pelo corpo. Tudo isso faz parte das suas fronteiras, são seus pontos de contato com o meio externo. Seu corpo está simplesmente envolto por eles. Todos esses pontos de contato, com suas partes internas, formam superfícies por onde todos os dias milhões de invasores tentam entrar. É muita coisa para defender quando você é do tamanho de uma célula. Para as células, a superfície das membranas mucosas é tão extensa quanto são para você a Europa Central ou a região central dos Estados Unidos. Construir muros fronteiriços não funcionaria contra invasões, uma vez que as células precisam defender não apenas as fronteiras, mas *toda a superfície*! Não é como se os invasores estivessem tentando entrar só pelas bordas. Eles meio que poderiam usar um para-

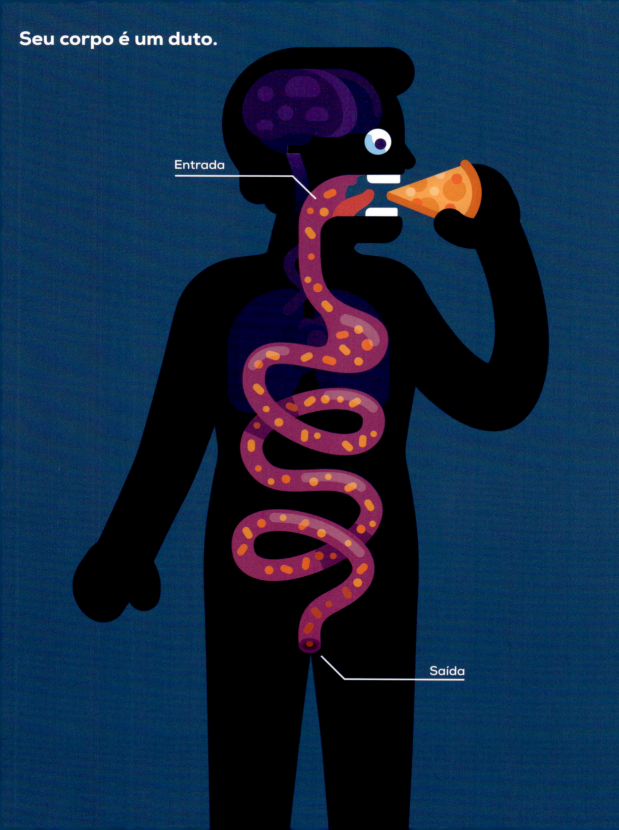

quedas para isso. Dessa forma, suas células precisam defender todo um continente. Em toda a sua extensão.

No entanto, é muito mais fácil derrotar um inimigo em um desses pontos do que em qualquer outro lugar do corpo. Se, por exemplo, pegássemos todos os seus vasos sanguíneos e capilares e os enfileirássemos, eles teriam um comprimento de 120 mil quilômetros – o triplo da circunferência da Terra – e uma superfície de 1.200 metros quadrados, o que é bastante perturbador. Assim, é melhor apanhar os inimigos nas fronteiras que são significativamente menores e, portanto, mais fáceis de defender. Contudo, *mais fácil* não quer dizer *fácil*.

Façamos um experimento divertido: vamos imaginar que queremos construir um corpo humano em escala, mas com pessoas de verdade, como você. Seres humanos vivos, que respiram, só para ver o tipo de dimensões malucas com que estamos lidando aqui.

Bom, primeiro, precisamos de muita gente para isso. O corpo humano médio é formado por cerca de 40 trilhões de células. *Trilhões!* Quarenta trilhões é 40.000.000.000.000. Um número realmente impressionante. Se quisermos representar as células com indivíduos, então vamos precisar de mais de cem vezes mais pessoas do que a quantidade de gente que já viveu ao longo dos 250 mil anos de história da humanidade. Vamos tentar visualizar isso. Neste momento, cerca de 7,8 bilhões de pessoas estão vivas. Se as dispusermos ombro a ombro, para a nossa surpresa, elas cobririam apenas uma área de cerca de 1.800 quilômetros quadrados. O que é um pouco mais do que a área da superfície de Londres. Para chegar a 40 trilhões de pessoas, vamos ter de multiplicar isso por 120.[1]

---

1 Isso é apenas a metade da história, porque seu corpo abriga também bactérias necessárias para a sua sobrevivência. Quantas? Uma bactéria para cada uma das 40 trilhões de células em seu corpo (o que é uma estimativa muito boa em termos de tamanho; se você fosse do tamanho de uma célula média do corpo, uma bactéria seria aproximadamente do tamanho de um coelho). Vamos imaginá-las como coelhinhos para tornar o pensamento mais agradável. A maioria desses coelhinhos bonitinhos mora no seu intestino. Nessa cavidade enorme, 36 trilhões de coelhinhos vivem suas vidas, morrendo e se reproduzindo constantemente, quebrando pedaços de comida do tamanho de arranha-céus, de forma que possam ser distribuídos para todas as pessoas que formam o continente de tecido humano. Os outros 4 trilhões de coelhinhos estão rastejando na sua pele, estão dentro dos seus pulmões, saltando em cima dos seus dentes e da sua boca. Estão nadando no fluido dos seus olhos, rastejando dentro e fora das suas orelhas. Vamos falar mais sobre eles mais tarde, mas agora imagine-se sendo coberto por coelhinhos bonitinhos que são seus amigos e que agem apenas com as melhores intenções.

Todos os seres humanos vivos ~7,8 bilhões

Células no seu corpo ~40 trilhões

● = 10 bilhões

Muito bem. Então agora temos 40 trilhões de pessoas dispostas ombro a ombro. Esse oceano de gente ocuparia todo o Reino Unido, cada esquina, cantinho, lago e montanha. Para fazer um corpo em escala, com pessoas representando as células, precisamos empilhá-las até que trilhões de pessoas estejam umas em cima das outras, segurando as mãos e enlaçando os braços, formando estruturas vivas. Um gigante feito de carne humana subindo com quilômetros no céu, atingindo o limite do espaço; de cavidades tão amplas quanto pequenos países, ossos tão densos e grandes quanto montanhas, cheio de cavernas e túneis complexos. Suas artérias estão repletas de oceanos de fluidos e de pessoas carregando comida e tanques de oxigênio para todos os cantos. Se você fosse uma hemácia (também conhecida como glóbulo vermelho), ou, neste caso, uma "pessoa hemácia", percorreria a cada minuto a distância entre Paris e Roma, ida e volta, em uma torrente bombeada por um coração tão grande quanto uma cidade. As coisas poderiam ser ótimas. Todos trabalhariam juntos para manter viva a montanha de carne humana e, consequentemente, a si mesmos.

Mas a enorme riqueza de recursos e comida e a abundância de umidade e espaço acolhedor são atrativos demais. O gigante tem o tamanho de um continente não só para seus habitantes como também para visitantes indesejados. Literalmente, bilhões de parasitas estão tentando entrar no gigante de carne humana. Alguns são tão grandes quanto elefantes ou baleias-azuis e querem depositar seus ovos enormes para que seus filhotes possam se deliciar com os coitados que formam os tecidos de seu corpo. Outros têm o tamanho de guaxinins ou de ratos e querem roubar comida e fazer do gigante sua eterna morada para criar gerações de sua prole. Eles podem não querer prejudicar as pessoas que constituem o corpo, mas o farão defecando em todo lugar, deixando a vida delas insuportável. Os vermes mais nojentos com o qual o nosso gigante tem de lidar todos os dias são como bilhões de aranhas querendo entrar pelas bocas ou pelos ouvidos das pessoas para se reproduzir nas entranhas de suas vítimas. Para um gigante formado por trilhões de pessoas, perder umas poucas aqui e ali não é realmente perigoso. Porém, se os vermes tivessem permissão para se procriar livremente, isso poderia ser o fim do gigante. Isso não seria terrível?

É com isso que suas células lidam sempre, dia e noite, desde o seu nascimento até o dia da sua morte. Permanecer vivo não é algo que se deveria ter por garantido. Mas não permita que essa ideia de ser atacado o angustie muito. Você não é apenas uma montanha de carne esperando ser conquistada. Felizmente, você tem um grande aliado nessa luta pela sobrevivência, o qual, como sabemos agora, simplesmente não apreciamos e celebramos tanto quanto ele merece: seu sistema imunológico.

Imunidade

Ele o transforma em uma fortaleza. E mais que isso, uma fortaleza repleta de bilhões dos mais eficazes e fervorosos soldados do universo, com inúmeras armas à disposição e permissão para usá-las sem misericórdia. O exército do seu sistema imunológico já matou bilhões de inimigos e parasitas na sua vida e está pronto para matar mais outros bilhões ou trilhões.

3 O que são as células?

Falamos muito sobre células até agora e falaremos mais ainda ao longo deste livro. Para entender o corpo, o sistema imunológico e as doenças que ele combate, do câncer à gripe, é necessário ter uma compreensão básica dos alicerces desse sistema. O fato de as células serem, talvez, a parte mais fascinante da biologia ajuda muito. Após este capítulo, vamos diminuir o zoom e voltar a desvendar com seriedade o sistema imunológico.

O que é exatamente uma célula e como ela funciona?

Como dissemos, as células são as menores unidades de vida: são elementos que podemos claramente identificar como algo vivo. A definição de vida é, em si, um negócio muito complicado, de derreter o cérebro. Sabemos o que ela é quando a vemos, mas é muito difícil defini-la. Em geral, atribuímos algumas propriedades à vida: algo vivo que se separa do universo à sua volta; que apresenta um metabolismo, ou seja, pega nutrientes de fora e se livra do lixo interno. Responde a estímulos. Cresce e pode se reproduzir. As células fazem tudo isso. E você é formado quase totalmente por elas. Seus músculos, órgãos, pele e cabelos são feitos de células. Seu sangue está cheio delas. Como são muito pequenas, não têm consciência, não têm vontade, sentimentos ou objetivos próprios, nem tomam decisões. Em poucas palavras, as células são robôs biológicos movidos inteiramente por miríades de reações bioquímicas guiadas por constituintes ainda menores.

Suas células têm "órgãos" chamados organelas, como o núcleo, o centro de informações da célula – uma estrutura bastante grande com a sua própria parede protetora e que abriga o DNA, o seu código genético. Além do núcleo, há as mitocôndrias, geradores que transformam a comida e o oxigênio em energia química que mantém suas células funcionando. Há uma rede especializada de transporte, um centro de embalagem, componentes para digestão e reciclagem, centros de construção. Quando aprendemos sobre as células, com frequência elas são ilustradas como se fossem uma sacola cheia dessas organelas. Mas essa imagem dá uma impressão

Imunidade

errada do quão agitadas elas estão em uma atividade complexa. Dê uma olhada em volta do quarto onde você está neste momento.[1]

Agora imagine que o ambiente esteja abarrotado de coisas. Milhões de grãos de areia, milhões de grãos de arroz, e uns poucos milhares de maçãs e pêssegos, além de uma dúzia de melancias grandes. É mais ou menos assim que uma célula se parece por dentro. E o que isso representa na realidade?

Uma única célula humana é cheia de dezenas de milhões de moléculas individuais. Metade delas são moléculas de água, representadas na nossa metáfora pelos grãos de areia, que conferem ao interior das células uma consistência parecida com gelatina macia, o que facilita a circulação de outros elementos. Porque, nessa escala, a água não é mais um fluido fino, mas viscoso e parecido com o mel.[2]

A outra metade consiste principalmente de milhões de proteínas. Entre 1 mil e 10 mil tipos diferentes – dependendo da função da célula e da tarefa que ela precisa fazer. No nosso quarto, por exemplo, as proteínas seriam o arroz e a maioria das frutas. As melancias são as organelas que sempre vemos nas fotos de células. Portanto, suas células são constituídas e recheadas principalmente por proteínas.

Precisamos falar brevemente sobre *proteínas* porque elas são superimportantes para entendermos o sistema imunológico e suas células, e o micromundo em que elas vivem. Elas são tão importantes que é correto chamar as células de robôs de proteínas. Você deve ter ouvido falar mais de proteínas no contexto da alimentação – talvez esteja fazendo uma dieta rica em proteínas, particularmente se estiver malhando muito e tentando fortalecer seus músculos. O que faz sentido, porque os componentes sólidos e não gordurosos do seu corpo são feitos principalmente de proteína (até os ossos são formados por uma mistura de proteínas e cálcio). Mas as proteínas não são benéficas apenas para os músculos: elas são os alicerces orgânicos e as ferramentas mais importantes de todos os seres vivos do planeta. São tão úteis e variadas que uma célula pode usá-las basicamente para qualquer coisa, desde enviar sinais para construir paredes e estruturas simples, até complexas micromáquinas.

---

1 Se você estiver lendo ao ar livre, a metáfora não vai funcionar, ok? Então, por favor, finja que está em algum lugar fechado.

2 Você pode estar se perguntando por quê. Poderíamos passar muito tempo falando sobre isso, e é realmente uma questão bem fascinante, mas é também como abrir a caixa de Pandora. Então vamos apenas dizer que o importante é quão grande você é. Se, na escala humana, a água é uma substância uniforme, se você fosse do tamanho de uma proteína, uma única molécula de água seria bastante grande, como alguma coisa real que pode esbarrar em você. Assim, nesse contexto, você também acharia muito mais difícil nadar na água.

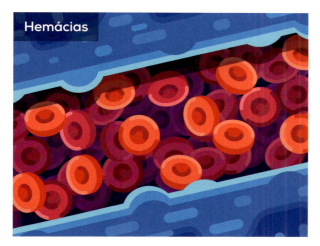
Hemácias

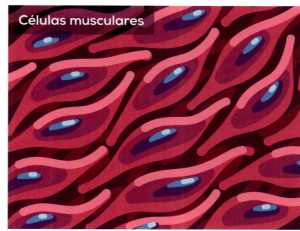
Células musculares

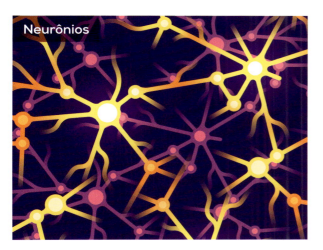
Neurônios

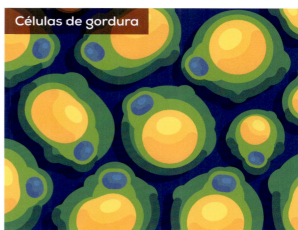
Células de gordura

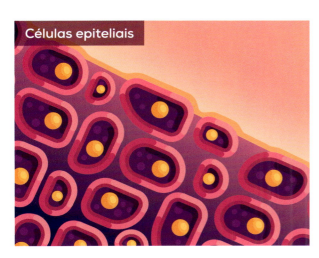
Células epiteliais

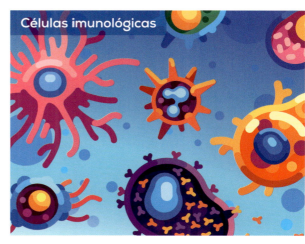
Células imunológicas

Imunidade

As proteínas são feitas de cadeias de aminoácidos – pequenos alicerces orgânicos que se apresentam em vinte diferentes tipos. Tudo o que você precisa fazer é amarrá-los em uma cadeia, em qualquer ordem que deseje, e, então, eis uma proteína. Esse princípio permite que a vida construa uma variedade incrível de coisas. Se, por exemplo, você quisesse inventar uma simples proteína a partir de uma cadeia de dez aminoácidos e tem vinte diferentes tipos de aminoácido para escolher, isso lhe dá a possibilidade de fazer 10.240.000.000.000 proteínas diferentes – impressionante, não?

Imagine ter um caça-níqueis de cassino com dez bobinas e vinte símbolos diferentes em cada uma. Já é bastante difícil conseguir uma combinação de três símbolos... imagine quantas combinações seriam possíveis em sua máquina caça-níqueis de proteínas. Uma proteína típica é geralmente formada por cerca de 50 a 2 mil aminoácidos (o que seria o equivalente a uma máquina caça-níqueis contendo entre 50 e 2 mil bobinas), e as mais longas que conhecemos são formadas por até 30 mil. O que indica que as nossas células podem fazer bilhões de bilhões de proteínas potencialmente úteis.

Naturalmente, a maioria dessas possíveis proteínas será inútil. De acordo com algumas estimativas, apenas 1, entre 1 milhão e 1 bilhão de possíveis combinações de aminoácidos, produzirá uma proteína útil. Mas, considerando que existem tantas possíveis proteínas, 1 em 1 bilhão ainda é bastante! Como suas células sabem em que ordem devem colocar os aminoácidos para fazer as proteínas de que precisam?

Essa é a tarefa do código da vida: o DNA, uma longa sequência de instruções necessárias para que uma coisa viva seja uma coisa viva. Nesse contexto, isso significa que cerca de 1% do DNA é formado por sequências que são manuais para a construção de proteínas, os chamados *genes*. O resto do seu DNA está monitorando quais proteínas são construídas, quando e como, quantas delas e em que momento. Ou seja, as proteínas são tão cruciais para os seres vivos que o código da vida é basicamente um manual de instruções para construí-las. Mas como ele funciona? Bem, muito resumidamente, e só porque isso será importante mais tarde, quando falarmos sobre vírus: as instruções do DNA são convertidas em proteínas em um processo de duas etapas. As proteínas especiais leem a informação na sequência do DNA e a transformam em uma molécula mensageira especial chamada mRNA – basicamente a língua que o nosso DNA utiliza para emitir ordens.

A molécula de mRNA é então transportada do núcleo da célula para outra organela, um mecanismo de produção de proteínas chamado ribossomo. Aqui a molécula de mRNA é lida e traduzida em aminoácidos, que depois são agrupados na or-

O que são as células?

dem inscrita nela. Pronto, a célula fez uma proteína do seu DNA. Portanto, o seu DNA é basicamente um punhado de códigos, com seções chamadas genes, que são um edifício de proteínas e um manual de padronização para o seu mecanismo celular. Isso de fato se traduz em todas as características que você, como indivíduo, chama de próprias: sua altura, a cor dos seus olhos, a sua suscetibilidade a certas doenças, ou se você tem cabelos cacheados. Seu DNA não diz para o seu corpo "faça cabelo cacheado!" – ele diz para suas células "façam estas proteínas". De forma bem simplificada, todos os seus traços pessoais aparecem dessa maneira.

Você tem muito desse código genético – se você esticasse o DNA de apenas *uma* de suas células teria uma fita com cerca de dois metros de comprimento. É isso mesmo, o DNA que existe dentro de cada uma das suas células é muito provavelmente maior do que a sua altura. Se pegássemos todo o DNA do seu corpo e os juntássemos em um cordão longo, ele iria da Terra até Plutão e voltaria. E aquele código todo é só para fazer longas cadeias de aminoácidos![3]

À medida que são formadas, essas cadeias de aminoácidos se transformam e mudam de uma sequência em 2D para uma estrutura em 3D. Isso significa que elas vão se enrolando e se moldando em formas realmente complicadas, que ainda não decodificamos totalmente. A cadeia se molda em formatos específicos de acordo com os tipos de aminoácido e a sequência em que eles são dispostos.

No mundo das proteínas, a forma determina o que elas podem ou não fazer. A forma é tudo. Assim, você pode imaginar as proteínas como peças realmente complexas de um quebra-cabeça tridimensional. Dependendo da forma, as proteínas são a principal ferramenta e o próprio material de construção. Uma célula pode usá-las para construir basicamente tudo. Mas a mágica das proteínas vai além de ser meramente um material de construção. Elas são utilizadas como mensageiras: podem receber ou enviar sinais capazes de mudar sua forma e provocar reações em cadeia muito complicadas. As proteínas são tudo para as suas células. Pense novamente no quarto cheio de arroz, pêssegos e maçãs. Todas essas proteínas não são exatamente

---

3 Alguns de vocês vão fazer a conta agora e obter números ainda mais malucos. Quarenta trilhões de células vezes dois metros é aproximadamente 80.000.000.000.000 metros, o que realmente é cinco vezes a distância de ida e volta da Terra a Plutão. Mas existe um pequeno truque que não mencionamos na introdução sobre o corpo: na verdade, grande parte das suas células não têm DNA. As hemácias, em especial, compõem cerca de 80% das suas células em números puros, e elas não têm um núcleo, porque, da cabeça aos pés, estão cheias de moléculas de ferro que transportam oxigênio. Logo, você terá de se contentar em ir para Plutão e voltar apenas uma vez.

Proteínas

As proteínas são o material de construção mais comum para as células. Elas também transmitem mensagens ou carregam informações. As células podem construir basicamente tudo com as proteínas.

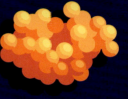
Pepsina

Actina

Anticorpo

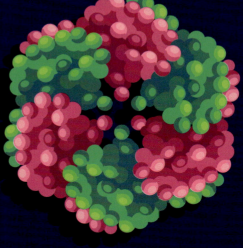
Glutamina sintetase

Hemoglobina

10 nanômetros

O que são as células?

como esferas. Elas se parecem mais com uma impenetrável e complexa mistura de engrenagens, máquinas, interruptores, peças de dominó e circuitos.

Enquanto estiver viva, sua célula estará sempre em movimento e se alterando. Engrenagens giram e tombam dominós, que apertam interruptores, puxam alavancas e transportam bolinhas de gude em trilhos que depois giram mais engrenagens, e assim por diante. Se quiser um tom metafísico, é disto que é feito o espírito do robô celular: de suas proteínas e da bioquímica que as conduz.

Algumas das proteínas mais comuns são extremamente numerosas dentro das células, com até meio milhão de cópias individuais. Outras são especializadas e aparecem menos de dez vezes, no total. Mas elas não ficam só flutuando ocupadas com seus afazeres. Todas essas minúsculas peças e estruturas do quebra-cabeça de proteínas que existe dentro das células interagem de muitas formas divertidas e complexas. Como fazem isso? Serpenteando muito rápido. As proteínas são tão pequenas, pesam tão pouco e existem em uma escala tão diferente que se comportam de forma muito estranha em comparação às coisas no nível do gigante humano. A gravidade não é uma força relevante para as coisas nessa escala. Assim, em teoria, na temperatura ambiente, uma proteína média pode se mover cerca de cinco metros por segundo. Talvez não pareça tão veloz, até você se lembrar que a proteína média é cerca de 1 milhão de vezes menor que a ponta do seu dedo. Se, no seu mundo, você pudesse correr tão rápido quanto uma proteína, seria tão veloz quanto um avião a jato e morreria brutalmente ao chocar-se contra alguma coisa.

Na prática, as proteínas não podem se movimentar tão rápido dentro das células porque há muitas outras moléculas pelo caminho. Por isso, elas colidem constantemente e dão de cara com moléculas de água e com outras proteínas em todas as direções. Todo mundo está empurrando e sendo empurrado. Esse processo é chamado *movimento browniano* e descreve o movimento aleatório das moléculas em um gás ou fluido. É por isso que a água é tão importante para as células – porque graças a ela outras moléculas podem se locomover facilmente. A despeito disso, ou talvez até por causa do caos dos movimentos aleatórios em conjunção com a velocidade das peças do quebra-cabeça de proteínas, as coisas sejam feitas nas células.[4]

---

4 Isso não quer dizer que as nossas complexas células humanas sejam totalmente dependentes da aleatoriedade. As células têm muitos mecanismos complexos e maravilhosos para colocar as coisas exatamente onde precisam estar, mas vamos ignorar isso aqui. Se você quer realmente saber: existem proteínas de transporte que se locomovem nos andaimes das células. O mais incrível é que elas se parecem com pés gigantes, ridículos, que saltam para a frente por mágica. Se você tiver um tempinho livre, veja os vídeos sobre elas no YouTube.

Vamos tentar simplificar um pouco. Um sanduíche é uma boa metáfora para ilustrar o princípio básico usado pelas células para juntar as coisas. Se você estivesse dentro de uma célula e quisesse fazer um sanduíche de geleia, o melhor método seria jogar para cima os pães e a geleia e esperar alguns segundos. Tendo em vista que no ambiente celular tudo se combina e colapsa muito rápido, eles vão se juntar por conta própria, formando um sanduíche que pode ser pego no ar.[5]

No mundo micro, as diferentes formas das moléculas determinam quais outras moléculas elas vão atrair ou repelir. Da mesma maneira, a forma das proteínas das células determina quais proteínas serão atraídas ou repelidas e como elas vão interagir (enquanto a quantidade de diferentes tipos de proteína determina com que frequência essas interações acontecem). Isso cria as interações que constituem a bioquímica de todas as células na Terra. Essas interações são essencialmente importantes para a biologia e são chamadas *vias biológicas* – um nome chique para descrever uma série de ações que levam a uma mudança na célula. Isso pode significar a junção de novas proteínas especiais ou de outras moléculas que podem ativar e desativar genes, mudando assim o que a célula pode ou não fazer. Ou pode estimular uma célula a entrar em ação e levá-la a fazer coisas que denominaríamos *comportamento*, como reagir a um perigo afastando-se dele, por exemplo.

Muito bem. Foi muita informação nas últimas páginas. E ainda não terminamos de falar da célula, mas estamos quase lá! Vamos resumir brevemente o que aprendemos:

As células são recheadas de proteínas. As proteínas são peças de quebra-cabeça tridimensionais. Suas formas particulares permitem que elas se juntem ou interajam com outras proteínas de formas peculiares. Sequências dessas interações, chamadas de vias, levam as células a entrar em ação. É isso o que queremos dizer quando afirmamos que as células são robôs proteicos conduzidos pela bioquímica. As complexas interações entre proteínas idiotas e inertes criam proteínas menos idiotas e inertes, e as complexas interações entre células ligeiramente idiotas formam o incrivelmente inteligente sistema imunológico.

Como costuma acontecer com frequência quando tratamos desse assunto, nos deparamos com um grande tópico, e a possibilidade de cair numa armadilha é grande, pois vamos encontrar inúmeras pegadinhas adiante. Nesse caso, a questão é como e por que muitas coisas irracionais podem criar algo mais inteligente do que a soma

---

5 Na realidade, seria mais como atirar no ar milhares de fatias de pão e milhares de potes de geleia. Não adianta um único sanduíche de geleia; suas células precisam de grandes quantidades e tudo para fazer as coisas funcionarem.

de suas partes. Normalmente, isso não é discutido quando tratamos do sistema imunológico, mas vale a pena gastar um minuto antes de prosseguirmos, porque isso vai acrescentar mais uma dose de admiração em relação ao sistema imunológico e às células em geral. É algo sobre o qual nunca pensamos de verdade quando precisamos afastar uma gripe ou observar a cicatrização de uma ferida.

Porém, como essa questão fica rapidamente abstrata, vamos precisar de outra analogia; por isso, vamos falar de formigas por um momento. As formigas têm algumas propriedades em comum com as células. A mais importante delas é que ambas são realmente idiotas. Não digo isso para ser duro com as formigas. Se você pegar uma formiga e deixá-la isolada, ela só vai tropeçar por aí e será realmente imprestável, incapaz de fazer qualquer coisa de útil. Mas, se você colocar muitas formigas juntas, elas poderão trocar informações e interagir umas com as outras, e, em uníssono, serão capazes de fazer coisas incríveis. Muitas formigas constroem estruturas complexas com áreas específicas, como compartimentos para chocar, locais para o lixo e sistemas de ventilação para controlar o fluxo de ar. As formigas se organizam automaticamente em diferentes categorias e funções, desde forragem até defesa ou mesmo cuidados de enfermagem. Não de modo aleatório, mas em proporções mais úteis para a sobrevivência do coletivo. Se uma dessas diferentes categorias for dizimada, talvez por causa de um tamanduá que estava de passagem, algumas das formigas remanescentes vão trocar de tarefa para restabelecer a proporção de trabalho. É incrível que elas façam tudo isso, mesmo sendo realmente tolas quando estão sós. Quando juntas, porém, sua grandeza aumenta e são capazes de fazer coisas surpreendentes que não poderiam fazer sozinhas. Esse fenômeno ocorre em toda a natureza. É chamado *emergência*. É a observação de que certos organismos têm propriedades e habilidades que seus componentes, quando sós, não têm. Um formigueiro, portanto, é uma entidade que pode fazer coisas complexas, enquanto uma única formiga não pode.

É assim que tudo funciona no seu corpo. Suas células não são nada além de sacolas de proteínas conduzidas pela química. Mas juntas essas proteínas formam um ser vivo que pode fazer coisas extremamente sofisticadas. Ainda assim, nossas células continuam a ser robôs irracionais que, enquanto indivíduos, são até mais palermas do que as formigas. No entanto, agindo juntas, elas podem fazer coisas que individualmente não conseguiriam, por exemplo, produzir tecidos especializados e sistemas de órgãos, desde os músculos que fazem nosso coração bater até as células cerebrais que possibilitam que você pense e leia esta sentença. A junção de muitos componentes e células sem rumo forma o seu sistema imunológico – por meio de complexas interações que acabam criando algo realmente inteligente.

Agora, precisamos seguir adiante, mas espero que com esse parêntese você tenha captado o seguinte: as células são máquinas da vida maravilhosamente complexas. Elas são constituídas e carregadas de peças de um quebra-cabeça formadas por um número estonteante de diferentes proteínas e são totalmente regidas pela bioquímica. De alguma forma, isso tudo junto dá origem a algo vivo que pode sentir e interagir com o ambiente. As células cumprem suas tarefas sem emoção ou objetivo, mas as cumprem muito bem e por isso merecem a nossa gratidão e um pouco de atenção. Nos próximos capítulos, vamos antropomorfizar um pouco nossos pequenos robôs celulares.

Vamos falar sobre o que querem e o que estão tentando conquistar, seus pensamentos, esperanças e sonhos. O que lhes confere um pouco de personalidade e facilita explicar certas coisas, mesmo que não seja verdade. Por mais incríveis que sejam, por favor, lembre-se: as células não querem nada. As células não sentem nada. Elas nunca estão tristes ou contentes. Elas somente são, aqui e agora. Elas são tão conscientes quanto uma pedra, uma cadeira ou uma estrela de nêutrons. Os robôs celulares seguem seu código, que tem se desenvolvido e se transformado por bilhões de anos – e que já demonstrou ser muito bom já que você é capaz de se sentar confortavelmente e ler este livro agora. Ainda assim, considerar as células como nossas amiguinhas pode nos levar a tratá-las com mais respeito e compreensão e vai tornar a leitura deste livro muito mais divertida, o que parece ser uma boa desculpa para fazê-lo.

Agora você pode estar se perguntando: se temos esse enorme continente de tecido humano povoado por bilhões de robôs que são inteligentes quando estão juntos, mas que individualmente, ainda que complexos por dentro, são bastante ineptos, como eles defendem nosso corpo?

Bem...

4 Os impérios e reinos do sistema imunológico

IMAGINE QUE VOCÊ É O GRANDE ARQUITETO DO SISTEMA IMUNOLÓGICO. SEU trabalho é organizar as defesas contra milhões de invasores que querem conquistar o seu corpo. Você consegue construir qualquer defesa que quiser, embora seus contadores o tenham advertido de que o seu orçamento de energia está apertado, não há como repor os recursos, e lhe pedem gentilmente que não esbanje. Como você enfrentaria essa tarefa gigantesca? Que tipo de forças colocaria na dianteira e quais manteria de reserva? Como se certificaria de que poderia reagir com firmeza a uma invasão repentina, mas também evitar que seu exército seja abatido muito rápido? Como lidaria com a grande escala do corpo e os milhões de diferentes inimigos que enfrentaria? Felizmente, seu sistema imunológico encontrou muitas soluções agradáveis e elegantes para esses problemas.

Como mencionamos no último capítulo, o sistema imunológico não é uma coisa só, mas muitas coisas diferentes: centenas de pequenos órgãos, alguns um pouco maiores, uma rede de reservatórios e tecidos, bilhões de células com dezenas de especialidades e quintilhões de proteínas que flutuam livremente.[1]

Todas essas partes constituem camadas e sistemas diferentes e duplicados, de forma que é conveniente imaginá-las como impérios e reinos que, em harmonia, defendem o continente que é o seu corpo. Podemos organizá-las em dois diferentes reinos que, juntos, representam os princípios mais poderosos e engenhosos que a natureza descobriu para defender o seu continente de tecido humano: o Reino do Sistema Imunológico Inato e o Reino do Sistema Imunológico Adaptativo.

---

1 Provavelmente você já ouviu falar que tem glóbulos brancos, ou leucócitos, e que eles são suas células imunológicas, ou alguma coisa do tipo. Bem, quando esse nome é usado no contexto correto significa apenas "as células do sistema imunológico" e não acho que a imunologia tenha prestado um bom serviço a si mesma com esse termo. "Glóbulos brancos" descreve tantas células diferentes e que fazem tantas coisas distintas que acaba sendo quase inútil se você quiser entender o que realmente está acontecendo. Então pode esquecer os "glóbulos brancos" porque não vamos usar o termo aqui.

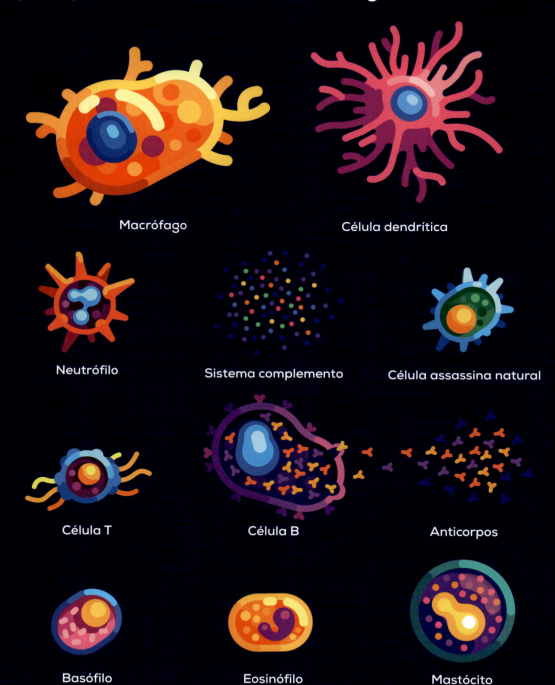

O Reino do Sistema Imunológico Inato contém todas as defesas com as quais você nasceu e que podem ser utilizadas poucos segundos após ocorrer uma invasão. Essas são as defesas básicas e remontam aos primeiros animais multicelulares na Terra. Elas são absolutamente cruciais para a sua sobrevivência. Uma de suas principais características é corresponder à parte inteligente do seu sistema imunológico. O sistema imunológico inato tem o poder de distinguir o *próprio* do *outro*. E, uma vez que detecta o *outro*, entra imediatamente em ação. No entanto, suas armas não são planejadas para identificar nenhum inimigo específico; ao contrário, tentam ser eficazes em relação a uma ampla variedade de inimigos comuns. O sistema não tem armas próprias contra tipos peculiares de bactérias *E. coli*, por exemplo, mas contra bactérias em geral, e foi projetado para ser o mais eficiente possível. Pense que ele é o seu kit básico inicial: tem todos os fundamentos, mas não os itens especializados que você teria com um kit avançado. Sem os fundamentos, porém, os itens especializados são inúteis.

Sem o seu sistema imunológico inato, você seria sufocado e morto por micro-organismos em dias ou semanas. Ele faz o trabalho pesado e boa parte do verdadeiro combate. A grande maioria das centenas de bilhões de soldados e de células de guarda faz parte do seu sistema imunológico inato. São camaradas durões que preferem sair dando pancadas na cabeça a falar e pensar. A maioria dos micro-organismos que consegue invadir o seu organismo é morta pelo seu sistema imunológico inato sem que você se dê conta. Por ser a primeira linha de defesa, não apenas expõe os soldados ao perigo como também é responsável por tomar decisões cruciais: quão perigosa é a invasão? Que tipo de inimigo está atacando? Serão necessárias armas mais pesadas?

Essas decisões são vitais porque influenciam o tipo de arma que o seu sistema imunológico como um todo terá de empregar. Uma invasão de bactérias precisa de uma resposta muito diferente que uma invasão viral. Portanto, enquanto o combate está em curso, o sistema imunológico inato reúne informações e subsídios e então toma as decisões que, em muitos casos, vão determinar o seu destino. Se julgar que o ataque é sério o suficiente, ele tem o poder de ativar e convocar a segunda linha de defesa para se mobilizar e se juntar ao combate.

Já o sistema imunológico adaptativo dispõe de supercélulas especializadas que coordenam e apoiam a primeira linha de defesa. Contém fábricas que produzem armas pesadas de proteínas e células especiais que caçam e matam células infectadas, no caso de infecções virais. A característica que o define é ser *específico*. Na verdade, inacreditavelmente específico. O sistema imunológico adaptativo "conhece" cada pos-

Imunidade

sível invasor. O nome dele, o que ele comeu no café da manhã, sua cor favorita, seus sonhos e esperanças mais íntimos. O sistema imunológico adaptativo tem uma resposta específica, exclusiva, para cada possível micro-organismo existente neste planeta neste exato momento – e para cada um que possa vir a se desenvolver no futuro. Pense como isso é realmente sinistro. Se você fosse uma bactéria, por exemplo, tudo o que desejaria seria entrar em um ser humano e encontrar um lugar para produzir bebês, mas inesperadamente há agentes que sabem o seu nome, o seu rosto, a sua história pessoal e todos os seus segredos mais profundos, e eles estão armados até os dentes.

Essa defesa de tirar o fôlego, especificamente elaborada e dirigida para cada invasor, e o seu modo de funcionamento serão tema dos próximos capítulos, mas, por enquanto, lembre-se de que o seu sistema imunológico adaptativo possui a maior biblioteca que conhecemos no universo, com um espaço destinado a cada inimigo atual e possíveis inimigos futuros. Não apenas isso, também é capaz de se lembrar de tudo sobre um inimigo que já apareceu alguma vez. É isso que explica por que a maioria das doenças só consegue se manifestar uma vez durante a sua vida. Mas esse conhecimento e complexidade têm algumas desvantagens.

Ao contrário do sistema imunológico inato, seu sistema imunológico adaptativo não está pronto quando você nasce. Precisa ser treinado e aperfeiçoado durante muitos anos. Começa como uma folha em branco e se fortalece progressivamente, até enfraquecer de novo à medida que você envelhece. Um sistema imunológico adaptativo fraco é uma das principais razões pelas quais pessoas jovens e idosas costumam ser muito mais propensas a morrer de doenças do que as de meia-idade. Na verdade, as mães passam para seus bebês um pouco da sua imunidade adaptativa pelo leite materno, o que os ajuda a sobreviver e lhes dá alguma proteção!

É fácil pensar no sistema imunológico adaptativo como a defesa mais sofisticada do nosso corpo, mas uma de suas tarefas mais importantes é fortalecer as defesas inatas ao incentivar as células-soldado inatas a combater com mais veemência e eficiência (falaremos mais disso depois).

Por enquanto, vamos resumir: seu sistema imunológico é constituído de dois grandes reinos – o imunológico inato e o adaptativo. Seu sistema imunológico inato está pronto para combater desde o seu nascimento e pode identificar se um inimigo é *outro*, e não *próprio*. Faz o trabalho sujo do combate corpo a corpo, mas também determina em qual categoria ampla se encaixam seus inimigos e quão perigosos eles são. Por fim, tem o poder de ativar a sua segunda linha de defesa: o seu sistema imunológico adaptativo, que precisa de alguns anos de treinamento antes de ser empregado com eficiência. É *específico* e pode retirar de uma biblioteca incrivelmente grande os elementos para combater todos os inimigos possíveis que a natureza lance contra ele com armas poderosas. E, mesmo com todo esse poder, uma de suas tarefas mais importantes é fortalecer ainda mais o sistema imunológico inato.

Esses dois reinos estão interconectados de uma forma profunda e incrivelmente complexa. Nas interações entre esses dois sistemas reside um pouco da magia e da beleza do sistema imunológico.

Para explorar os diferentes reinos com a atenção que eles merecem, o restante deste livro está organizado em três partes. Na próxima parte, a 2, experimentaremos uma invasão que acontecerá através da sua pele por bactérias; já na 3, testemunharemos um sorrateiro ataque-surpresa à sua mucosa, causado por vírus. Na parte 4, veremos como tudo se encaixa e discutiremos distúrbios e doenças específicas, desde as autoimunes até o câncer.

Então, vamos descobrir o que acontece se suas fronteiras forem violadas.

Parte 2
Danos catastróficos

5 Conheça seus inimigos

PARA COMPREENDER SUAS DEFESAS, É EXTREMAMENTE IMPORTANTE ENTENDER QUEM está atacando. Como dissemos antes, para a maioria dos seres vivos você não é uma pessoa, mas uma paisagem coberta por florestas, pântanos e oceanos cheios de recursos valiosos e muito espaço para começar uma família e se estabelecer. Você é um planeta, um lar.

Grande parte dos micro-organismos que entram sem querer em seu corpo são eliminados com bastante rapidez, pois simplesmente não estão preparados para as duras medidas de defesa. Assim, a maioria dos seres vivos ao seu redor é apenas levemente irritante para o seu sistema imunológico.

Seus verdadeiros inimigos são um grupo de elite que encontrou maneiras de superar suas defesas de forma mais eficaz. Alguns até se especializaram em caçar humanos ou estão usando você como parte crucial do seu ciclo de vida – inimigos como o vírus do sarampo, por exemplo, que resolveu ser superirritante. Ou o *Mycobacterium tuberculosis*, que pode ter evoluído em paralelo conosco desde há 70 mil anos e ainda mata cerca de 2 milhões de pessoas por ano. Outros tipos, como o novo coronavírus, que causa a covid-19, esbarram conosco por acidente e mal podem acreditar na própria sorte.

No mundo moderno atual, quando pensamos em coisas que nos deixam doentes, estamos falando principalmente de bactérias e vírus. Apesar de que, nos países em desenvolvimento, os protozoários, "animais" unicelulares que causam doenças como a malária, que mata até meio milhão de pessoas por ano, ainda sejam um problema sério.

Qualquer tipo de invasor capaz de dar trabalho ao sistema imunológico é chamado de *patógeno* – o que apropriadamente significa "o criador do sofrimento". Assim, todo micro-organismo que cause uma doença é um patógeno, não importa a espécie, não importa quão grande ou pequeno. E quase tudo pode se tornar um patógeno nas circunstâncias adequadas. Por exemplo, uma bactéria comum que vive na sua pele pode não incomodar nem um pouco, mas pode se tornar um patógeno se você estiver passando por quimioterapia e estiver com o sistema imunológico comprometido, facilitando a invasão. Assim, sempre que você ler o termo "patógeno", lembre-se de que significa "uma coisa que te deixa doente".

Seu sistema imunológico está "consciente" de que existem tipos muito diferentes de patógeno, que exigem respostas muito diferentes para se livrar deles. Consequentemente, ele desenvolveu diversos sistemas de armas e de respostas contra qualquer tipo de invasor. Discutir todos de uma vez seria um pouco demais e tornaria o sistema imunológico ainda mais difícil de entender. Então, para simplificar, explicaremos seus complexos mecanismos de defesa com a ajuda de seus inimigos. Um de cada vez e um após o outro. Mais tarde, você conhecerá algumas doenças específicas e como elas tornam a sua vida miserável e, por último, veremos os perigos internos, como o câncer, as alergias e as doenças autoimunes.

Na parte 2 deste livro, trataremos de alguns micro-organismos bem conhecidos com os quais seu sistema imunológico precisa lidar: as *bactérias*. As bactérias estão entre os seres vivos mais antigos deste planeta e vêm farreando há bilhões de anos. São as menores coisas que podemos considerar vivas sem quebrar muito a cabeça. Se, como imaginamos anteriormente, uma célula fosse do tamanho de um ser humano, o tamanho mediano das bactérias seria o de um coelho. Assim como as células, as bactérias são robôs de proteínas unicelulares que aparecem em uma ampla variedade de formas e tamanhos, conduzidos pela química e seu código genético. Um equívoco comum é pensar nas bactérias como primitivas simplesmente porque elas são menores e menos complexas do que as nossas próprias células.

Mas as bactérias estão evoluindo há muito tempo e são exatamente tão complexas quanto precisam ser. E fazem um incrível sucesso na Terra! Elas são mestras da sobrevivência e podem ser encontradas basicamente em todos os lugares onde existem nutrientes. E, onde não há nenhum, às vezes começam a fazer os próprios, descobrindo maneiras de comer radiação ou outras coisas indigestas. As bactérias impregnam o solo onde você anda e a superfície da sua mesa. Flutuam no ar. Estão no livro que você está lendo agora. Algumas colonizam os ambientes mais hostis, como as fontes hidrotermais a milhares de metros abaixo da superfície do oceano, enquanto outras tomam lugares mais agradáveis, como suas pálpebras.

Há alguma controvérsia sobre o tamanho da soma da biomassa de todas as bactérias na Terra, mas, de acordo até com a estimativa mais conservadora, as bactérias têm pelo menos dez vezes mais massa do que todos os animais juntos. Em um grama de solo, até 50 milhões de bactérias estão lá fazendo suas coisas. Em um grama de placa em seus dentes, existem mais bactérias vivendo suas vidas do que humanos no planeta Terra neste momento (se você precisava de uma história convincen-

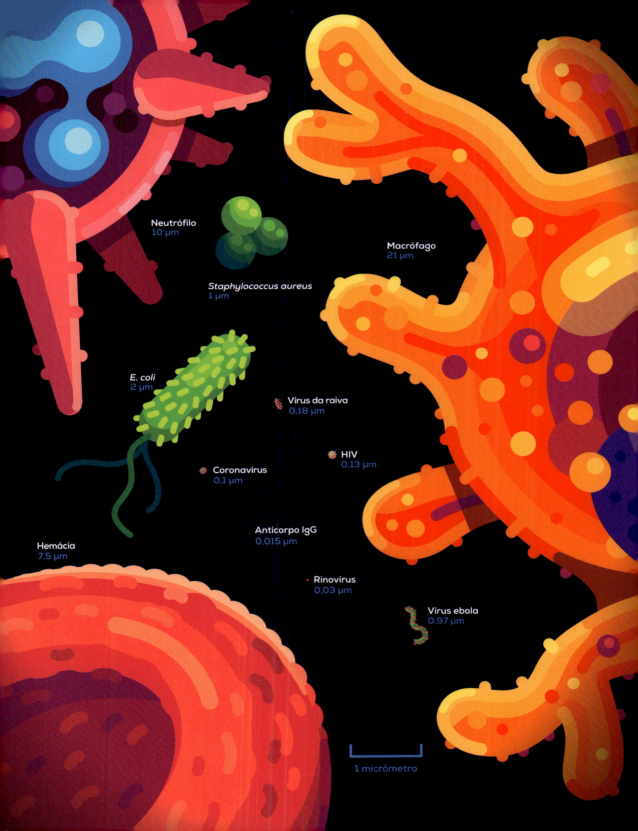

te para explicar a seus filhos por que eles devem escovar os dentes – e também para lhes provocar pesadelos –, aqui está).

Em um ambiente agradável, uma única bactéria pode se reproduzir uma vez a cada vinte ou trinta minutos, dividindo-se em duas bactérias. Portanto, depois de quatro horas se dividindo, já haveria 8 mil. Mais algumas horas e seriam milhões. Em mais alguns dias, haveria bactérias suficientes para encher todos os oceanos do mundo. Felizmente, essa matemática não funciona na vida real porque não há espaço nem nutrientes. Tampouco todas as espécies de bactérias podem se replicar tão rapidamente, mas isso é o que seria tecnicamente possível.

A questão é que o ciclo reprodutivo potencialmente super-rápido das bactérias é um grande desafio para o sistema imunológico. Uma vez que elas são tão onipresentes neste planeta, certamente você está totalmente coberto de bactérias o tempo todo e não tem a menor chance de se livrar delas. Assim, nossos corpos precisaram se ajustar a esse fato e tirar o melhor proveito disso. Uma vida sem bactérias é impossível. E, na verdade, não só a maioria das bactérias é inofensiva para nós como também nossos ancestrais fizeram um bom negócio com elas, o que nos proporcionou alguns benefícios. Trilhões de bactérias agem como vizinhas amigáveis e cúmplices e ajudam você a sobreviver mantendo afastadas as bactérias hostis e dissolvendo certas partes de alimentos. Em troca, ganham um lugar para chamar de lar e comida grátis. Mas essas não são as bactérias que nos preocupam neste livro.

Existem muitas bactérias patogênicas e hostis que tentam invadir seu corpo e deixá-lo doente. Causam uma grande e assustadora variedade de doenças, desde diarreia e todos os tipos de problemas intestinais até tuberculose e pneumonia, ou ainda doenças realmente assustadoras, como peste bubônica, lepra e sífilis. Se elas tiverem uma chance, também aproveitam qualquer oportunidade para infectar seu organismo quando você se machuca e deixar seus órgãos internos entrar em contato com o ambiente, onde elas estão espalhadas por absolutamente todos os lugares. Antes de os antibióticos começarem a ser usados, mesmo pequenas feridas poderiam levar a doenças graves ou mesmo à morte.[1]

---

1 Vamos dar um pouco mais de atenção a isso e lembrar que nossos avós de fato tiveram mais dificuldades na vida. Temos dados de um hospital de Boston, de 1941, que mostram que 82% das infecções bacterianas do sangue resultaram em morte. Mal podemos imaginar o horror que esse número representa: um arranhão e um pouquinho de sujeira literalmente poderiam significar que sua vida estava prestes a acabar. Hoje, nos países desenvolvidos, menos de 1% desses tipos de infecções é letal. O fato de não pensarmos muito nisso mostra como os humanos se esquecem rápido e seguem em frente, e como podemos ser felizes por viver no presente e não no passado.

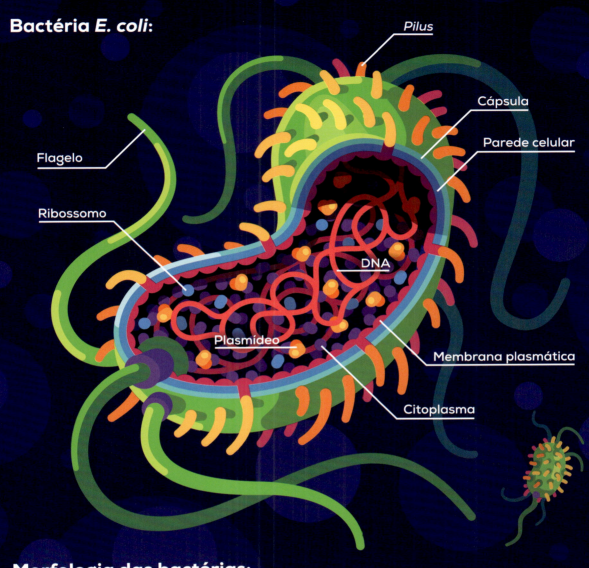

Bactéria *E. coli*:

Pilus, Cápsula, Parede celular, Flagelo, Ribossomo, DNA, Plasmídeo, Membrana plasmática, Citoplasma

Morfologia das bactérias:

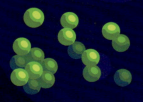
Cocos

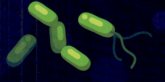
Bastonetes (bacilos)

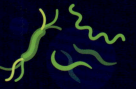
Espirais

Imunidade

Ainda hoje, com toda a magia da medicina moderna, as infecções bacterianas são responsáveis por boa parte das mortes todos os anos. Ou seja, são o ponto de partida perfeito para conhecermos o sistema imunológico! Vamos ver o que acontece quando algumas bactérias chegam com sucesso ao seu corpo! Mas, antes de chegarem lá, primeiro elas precisam superar uma poderosa barreira: o Reino Desértico da Pele.

6 O Reino Desértico da Pele

Sua pele é o envelope da parte interna do seu corpo e compreende quase tudo o que você considera como sua parte externa. Ela tem mais contato direto com o mundo do que qualquer outra parte do seu corpo. Isso torna crucial que a pele seja uma parede fronteiriça realmente eficiente para protegê-lo contra todos os tipos de invasão de micróbios. Mais do que isso, ao longo da vida, costuma sofrer lesões e se machucar, de forma que precisa se recuperar com frequência. Felizmente, o Reino Desértico da Pele é muito bom nisso! Uma série de estratégias geniais torna quase impossível que o reino seja assolado por um intruso. A primeira delas é estar sempre morrendo. Você pode imaginar a pele menos como um muro, ou uma parede, e mais como uma esteira rolante da morte. Para entender como isso acontece, precisamos mergulhar até o fundo, onde a pele é criada e produzida.

A vida das células da pele começa a cerca de um milímetro de profundidade. É onde fica o Complexo Industrial da Pele. Na camada basal, as células-tronco não fazem nada além de se multiplicar calmamente. Elas estão se clonando, dia e noite, produzindo novas células que iniciam uma jornada de dentro para fora. As células nascidas aqui são especiais porque têm um trabalho árduo. Para serem realmente duronas, não apenas em sentido figurado, produzem muita queratina – uma proteína muito sólida que compõe a parte rígida da pele, unhas e cabelos. Portanto, as células da pele são resistentes e repletas de um material especial que as torna difíceis de serem fragmentadas.

Assim que elas nascem, precisam sair de casa. As células-tronco da pele estão sempre produzindo novas células, e cada nova geração empurra as mais velhas para cima. Dessa forma, suas células são continuamente empurradas para cima por células mais jovens que surgem embaixo delas. Quanto mais se aproximam da superfície, mais precisam se preparar para se tornarem defensores vivos. Logo, à medida que amadurecem, as células da pele desenvolvem longos espinhos e se entrelaçam com as outras células ao redor para formar uma parede densa e intransponível. Posteriormente, começam a produzir corpos lamelares, pequenas bolsas que esguicham gordura, para criar uma capa impermeável que cobre as células e o pouco espaço que resta entre elas.

Imunidade

Essa capa faz três coisas: atua como outra fronteira física extremamente difícil de ser transposta; facilita a eliminação posterior das células mortas da pele; e está cheia de antibióticos naturais chamados *defensinas*, que podem matar inimigos sem rodeios, por conta própria. A variedade de células da pele é muito ampla: vai de uma célula recém-nascida a uma defensora habilmente treinada na jornada épica de proteger um único milímetro.[1]

À medida que são empurradas para a superfície, as células da pele começam a se preparar para sua tarefa final: morrer. Elas se tornam mais achatadas e maiores e começam a ficar ainda mais grudadas até se fundirem em grupos inseparáveis. E então liberam sua água e se matam.

Células que se matam não é uma ocorrência especial em seu organismo: a cada segundo pelo menos 1 milhão de células passam por alguma forma de suicídio controlado. Geralmente, quando se matam, o fazem de maneira a facilitar a remoção de seus cadáveres. No caso das células da pele, os cadáveres são, na verdade, muito úteis. Poderíamos até dizer que o propósito da vida delas é morrer no lugar certo e se tornar carcaças engenhosas. A parede de cadáveres de peles mortas fundidas é continuamente empurrada para cima. Até cinquenta camadas de células mortas, fundidas umas sobre as outras, formam a parte morta da sua pele e que idealmente cobre todo o seu corpo.

Quando você se olha no espelho, o que está realmente vendo é uma película muito fina de morte cobrindo suas partes vivas. À medida que a camada morta da sua pele é danificada e usada durante o processo da vida, ela é regularmente descartada e substituída por novas células que se movem para cima das células-tronco nas profundezas. Dependendo da sua idade, a pele leva entre trinta e cinquenta dias para se renovar completamente. A cada segundo, você perde cerca de 40 mil células mortas de pele. Assim, seu muro de fronteira externa está constantemente produzindo, emergindo e depois descartando. Pense em como essa defesa é engenhosa e incrível. As paredes do Reino da Fronteira da Pele não são apenas substituídas e reparadas de forma consistente,

---

1 As defensinas são criaturas realmente interessantes. Existem várias subclasses delas. Elas são produzidas principalmente pelas células fronteiriças do seu corpo e por certas células imunológicas quando estão em batalha. Mas o que elas fazem? Abrem pequenos orifícios nas coisas. Imagine que elas sejam pequenas agulhas, próprias para certos intrusos, como bactérias ou fungos. Dessa forma, caso essas agulhas encontrem um micro-organismo, injetam-se nele e criam um poro, uma pequena ferida onde a vítima sangra um pouco. Uma única agulha não matará uma bactéria, mas algumas dezenas, sim. Como têm uma atuação específica, as defensinas são completamente inofensivas para as células do corpo, mas podem matar totalmente os micro-organismos por conta própria.

Patógenos

É um deserto aqui!

Camada ácida

Células
mortas

Células
com corpos
lamelares

Desmossomos
("corpos de ligação")

Células
basais

Imunidade

mas, à medida que sobem, são revestidas por uma camada gordurosa de antibióticos passivos e naturais. E, mesmo que os inimigos encontrem um lugar para estabelecer sua morada e comecem a devorar as células mortas da pele, elas são sempre eliminadas do organismo, dificultando que os intrusos estabeleçam um ponto de apoio.[2]

Quando está quente, os seres humanos suam muito. O suor nos refresca e ao mesmo tempo transporta muito sal para a superfície da pele. A maior parte é reabsorvida, mas uma parcela permanece, deixando sua pele bastante salgada, o que não é apreciado por muitos micróbios. Como se isso não bastasse, o suor contém ainda mais antibióticos naturais que podem matar passivamente os micróbios.

Então sua pele faz de tudo para ser um verdadeiro inferno. Do ponto de vista de uma bactéria, é um deserto seco e salgado cheio de gêiseres que expelem fluido tóxico e expulsam os inimigos.

Mas isso não é tudo. Outra das grandes defesas passivas da pele é uma película muito fina de ácido que a cobre, apropriadamente designada *manto ácido*: uma mistura de suor e outras substâncias secretadas por glândulas localizadas abaixo da pele. O manto ácido não é tão perigoso a ponto de fazer mal – significa apenas que o pH da pele é ligeiramente baixo e, portanto, ligeiramente ácido, o que muitos micro-organismos não gostam. Imagine que sua cama foi polvilhada com ácido de bateria. Você provavelmente sobreviveria a uma noite, mas sofreria queimaduras químicas e não ficaria feliz com a situação. É exatamente assim que as bactérias se sentem.[3,4]

---

2 Falaremos sobre vírus com muito mais detalhes na parte 3 do livro, mas, como já estamos aqui, devemos mencionar que a pele é praticamente imune a vírus, graças ao modo como é construída. Como esses pequenos parasitas podem infectar apenas as células vivas e a superfície da sua pele só tem células mortas, não há nada que possam infectar aqui! Apenas um número muito pequeno de vírus desenvolveu formas de infectar sua pele, de maneira que as bactérias e os fungos representam uma preocupação muito maior para essa parte do corpo.

3 pH – ácidos e bases: o pH é uma daquelas coisas que muitas vezes não são explicadas adequadamente ou que acabam sendo esquecidas logo depois de receberem atenção. pH é a abreviação de potencial hidrogeniônico (*power of hydrogen*, em inglês), uma escala que descreve quantos íors de hidrogênio estão presentes em uma solução à base de água. A nota original da edição em inglês faz uma brincadeira com o fato de pH ser a abreviação de "poder de hidrogênio", dizendo que os cientistas nomearam o conceito com um nome tão bom que ele seria facilmente lembrado, só que depois mudaram de ideia e decidiram abreviá-lo, e agora ninguém mais sabe o que significa. Em português, a piada perde um pouco o sentido. [N. E.]

4 Espere aí, uma nota de rodapé dentro de outra? Isso é permitido? Apenas para ampliar o conceito de "potência". Nesse contexto, potência não significa que o hidrogênio seja superforte ou algo assim. Estamos mergulhando no maravilhoso universo da matemática. Trata-se da "potência matemática", cor-

O manto ácido tem outro grande efeito passivo, principalmente para as bactérias: a região interna e a região externa do corpo têm diferentes níveis de pH. Dessa forma, se uma bactéria se adaptar ao ambiente ácido da pele e conseguir uma oportunidade de entrar na corrente sanguínea através de uma ferida aberta, por exemplo, ela vai se deparar com um problema: o sangue tem um pH mais alto. E assim, inesperadamente, a bactéria se encontra em um ambiente ao qual não está adaptada e com muito pouco tempo para se adaptar, o que é um desafio considerável para algumas espécies.

Muito bem. Então a pele é como um deserto coberto de ácido, sal e defensinas, cujo chão é um cemitério de células mortas constantemente eliminadas, assim como todos os que têm a infelicidade de ficar por ali. Conhecendo tudo isso, pode-se pensar que é impossível que micróbios vivam em sua pele. Mas isso está longe de ser verdade. No universo infinito do micromundo, não há nada como um espaço desabitado. Por mais hostil que seja, todo esse espaço é cheio de imóveis que podem ser ocupados de graça. Mas seu organismo encontrou uma maneira de se aproveitar disso e de fortalecer ainda mais suas defesas. Além do intestino, que é basicamente formado e governado por bactérias convidadas para viver ali, sua pele é o segundo lugar mais populoso do seu corpo em termos de convidados que não são você, mas que são naturalmente bem-vindos. A pele de um indivíduo saudável comporta até quarenta espécies de bactérias distintas, uma vez que suas diversas áreas são ambientes bastante diferentes, com seus próprios climas e temperaturas específicos. Suas axilas, mãos, rosto e nádegas são lugares bem diferentes e abrigam vários tipos de convidados. Em geral, um centímetro quadrado de pele abriga cerca de 1 milhão de bacté-

---

retamente chamada de exponencial. Portanto, subir 1 potência na escala de pH significa ter 10 vezes menos íons de hidrogênio. Subir 6 potências na escala de pH significa ter 1 milhão de vezes menos íons de hidrogênio. (Por que subir na escala significa menos íons? Porque a escala é invertida – afinal, por que facilitar quando dá para complicar?)

Muitos íons de hidrogênio significam acidez: pense em um limão saboroso ou em um ácido de bateria não tão saboroso. Já um número baixo de íons de hidrogênio significa que algo é básico ou alcalino, como o sabão ou o alvejante, ambos nada saborosos. Em geral, não é aconselhável ter um número grande demais ou pequeno demais de íons de hidrogênio em um fluido, porque eles recebem ou doam prótons. Isso é bom em ácidos fracos, como quando você espreme um limão na comida para que ela fique mais saborosa, mas, se uma substância for muito alcalina ou ácida, ela terá uma ação corrosiva. Corrosão significa que destruirá e decomporá as estruturas que formam as células e causará queimaduras químicas. Pequenas diferenças no pH fazem uma diferença ainda maior no mundo dos micróbios.

Imunidade

rias. No total, cerca de 10 bilhões de bactérias amigáveis povoam as partes externas do seu corpo neste momento. E, mesmo que talvez não goste de pensar nisso, você precisa delas!

Você pode imaginar essas bactérias como uma espécie de horda de bárbaros em frente aos seus portões. Seu corpo construiu um enorme muro fronteiriço e convidou tribos bárbaras a se posicionarem do lado de fora. Elas podem viver da terra e desfrutar de recursos e espaços gratuitos se respeitarem a fronteira. Enquanto o equilíbrio for mantido, o Reino da Fronteira e as tribos vivem não só em harmonia como também em simbiose. Porém, se os bárbaros tentarem entrar, talvez porque a fronteira foi rompida por um ferimento, os soldados do sistema imunológico os atacarão e os matarão sem piedade. Então, o que esses bilhões de células de bactérias bárbaras fazem por você? O mais importante é apenas ocupar o espaço. É muito mais difícil ocupar uma casa se já houver pessoas morando lá.

O microbioma da pele está muito feliz com seu ambiente e não pretende compartilhá-lo com estranhos. Então as bactérias não apenas consomem os recursos disponíveis e ocupam fisicamente o espaço como também se comunicam, regulam e interagem diretamente com o Reino da Fronteira e as células imunológicas que vivem do outro lado. Algumas das suas bactérias guardiãs, por exemplo, podem produzir substâncias que prejudicam hóspedes indesejados. Além disso, aparentemente elas são capazes de regular as células imunológicas abaixo da pele e dizer quais substâncias nocivas devem produzir e em que quantidades.

Quando se atinge a idade adulta, a composição dos micróbios na pele permanece relativamente estável pelo resto da vida, o que significa que realmente há um benefício compartilhado entre as tribos bárbaras e o seu corpo para que encontrem um equilíbrio e vivam em paz. É um acordo que todos querem manter. Os cientistas ainda não entendem completamente como esse acordo é feito, como o sistema imunológico decide quem pode se estabelecer ou como as bactérias o educam sobre suas intenções. Mas sabemos que essa relação existe e que é muito importante.

Apesar de todas essas defesas incríveis, o reino ainda pode ser invadido. As células da pele podem ser valentes, mas o mundo é ainda mais. E sempre há bactérias prontas para aproveitar uma oportunidade, caso tenha uma. Vamos acompanhar o sistema imunológico em ação pela primeira vez.

Antes de mergulharmos em um caso, uma pequena observação: a forma como descreveremos uma infecção e a resposta do sistema imunológico é um exemplo imaginado. Nele, as coisas acontecem em uma sequência clara, com um nível de escalada após o outro, e cada nível sendo claramente desencadeado pelo que veio antes. Portanto, lembre-se: a realidade é bem mais complexa do que isso. Estamos simplificando sem incluir muitos detalhes e organizando as coisas de uma maneira objetiva e simples. Com isso em mente, vamos destruir sua pele e desafiar seu sistema imunológico!

7 O corte

PEQUENAS AÇÕES PODEM TER GRANDES CONSEQUÊNCIAS. ERROS SIMPLES PODEM LEvar a resultados catastróficos. Algo levemente irritante na escala do gigante humano é uma emergência completa na escala das células.

Imagine passear por um bosque em um agradável dia de verão. Está quente e úmido e você foi com sapatos leves e elegantes em vez de ir com suas botas resistentes, afinal é um bosque, não uma selva, e você é adulto e pode tomar suas próprias decisões! Você está subindo uma colina quando de repente sente uma dor aguda. Olha para baixo e vê que pisou em uma tábua podre – que em outros tempos devia estar pregada em uma árvore, mas agora decidiu se tornar uma armadilha mortal. Um prego longo e enferrujado penetra na sola do seu sapato. Você o arranca, pragueja e reclama muito do mundo em geral e do seu destino cruel em particular. Ninguém poderia ter previsto isso. Seja como for, não dói muito. Você tira o sapato e a meia para dar uma olhada e não vê nada muito sério, apenas um sangramento leve. Então continua caminhando e resmungando baixinho.

Enquanto isso, suas células tiveram uma experiência bem diferente. Quando o prego penetrou no sapato, a ponta dele entrou no dedão do seu pé. Ele rasgou sua pele, que é o que pedaços pontiagudos de metal costumam fazer. Para suas células, era um dia normal até que, de repente, o mundo delas explodiu. Do ponto de vista delas, um grande asteroide de metal acabou de abrir um buraco no mundo. Pior ainda, estava coberto de terra e sujeira e de centenas de milhares de bactérias que agora ultrapassaram os portões da sua parede fronteiriça de pele, outrora impenetrável. Agora a situação ficou difícil.

Imediatamente, as bactérias se espalham pelas cavidades quentes entre as células indefesas, prontas para consumir nutrientes e explorar um pouco. Isso é muito melhor do que o chão! Há comida e água; é quente e confortável, e existem apenas vítimas ao redor que parecem crianças indefesas. As bactérias não têm intenção de ir embora. E as bactérias do chão não são os únicos visitantes indesejados. Milhares de bactérias que faziam seu trabalho na superfície da sua pele e em suas meias úmidas agora também decidem conferir esse paraíso que acabou de aparecer do nada. Que legal! Que dia de sorte!

Seu corpo discorda elegantemente dessa avaliação. Centenas de milhares de células civis morreram, dilaceradas pelo objeto estranho que caiu de repente do céu. Outras estão feridas e angustiadas. E da mesma forma que em uma catástrofe na escala humana, os civis estão aterrorizados, enviando mensagens de alarme e pânico para qualquer um que possa recebê-las. Esses sinais de pânico, as vísceras das células mortas e o fedor de milhares de bactérias são transportados para o tecido circundante, acionando o alarme de urgência.

Seu sistema imunológico inato reage imediatamente. As células-sentinela são as primeiras a aparecer – elas estavam patrulhando pacificamente as instalações quando a colisão aconteceu e agora estão indo diretamente para o marco zero, atraídas pelos gritos e pelos detritos do local do acidente. São chamadas de *macrófagos* e são as maiores células imunológicas do corpo. Do ponto de vista físico, os macrófagos são bastante impressionantes. Se uma célula média fosse do tamanho de um ser humano, um macrófago seria do tamanho de um rinoceronte-negro. E assim como acontece com os rinocerontes-negros, é melhor não mexer com eles. O objetivo deles é devorar células mortas e inimigos vivos, coordenar defesas e ajudar a curar feridas. Tarefas que estão em alta demanda agora, porque neste momento bactérias enérgicas estão proliferando muito rápido – e elas precisam ser interrompidas imediatamente, antes que possam estabelecer uma presença efetiva.

O caos coloca os macrófagos em uma fúria ensandecida que nunca vivenciaram antes. Em segundos, arrastam as bactérias para a batalha e jogam seus próprios corpos violentamente contra elas – imagine um rinoceronte selvagem tentando matar coelhos em pânico. Os coelhinhos, obviamente, preferem não ser destroçados até a morte e fogem, tentando escapar do alcance dessa poderosa célula. Mas seu plano de fuga será em vão, uma vez que os macrófagos são capazes de alongar seus membros, mais ou menos como os braços de um polvo, guiados apenas pelo cheiro das bactérias em pânico. Quando conseguem pegar uma delas, seu destino está selado. O nível de aderência de um macrófago é muito forte e a resistência, inútil, pois ele puxa a infeliz bactéria e a engole inteira para digeri-la viva.

Apesar da eficiência cruel e do esforço vigoroso, a ferida é muito grande, o dano é enorme, e a superfície exposta é extensa. À medida que os macrófagos devoram

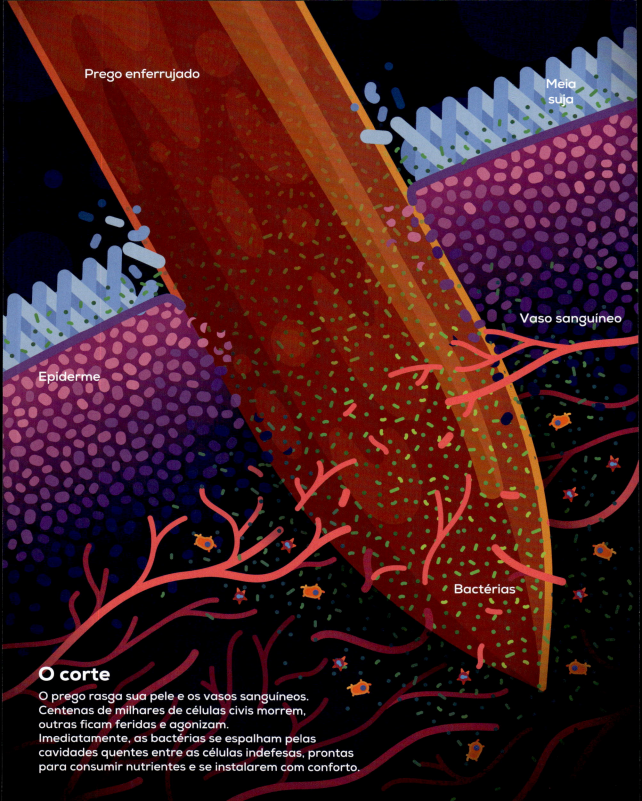

um inimigo após o outro, percebem que podem, na melhor das hipóteses, retardar essa invasão, mas não pará-la por completo. Começam a pedir ajuda, enviando sinais de alarme urgentes. Também começam a preparar o campo de batalha para os reforços que chegarão em breve. Para a sorte deles, a assistência já está a caminho. No sangue, milhares de *neutrófilos* ouviram os gritos de socorro e sentiram o cheiro de morte e começaram a se mexer. No local da infecção, deixam a torrente de sangue e entram no campo de batalha. Assim como os macrófagos, os sinais de pânico e o alarme os ativaram, transformando-os de sujeitos bem tranquilos em maníacos assassinos frenéticos.

Imediatamente, começam a caçar e a devorar bactérias inteiras, mas com muito menos cuidado com o ambiente. Os neutrófilos têm um cronômetro apertado: uma vez ativos, só dispõem de algumas horas antes de morrer de exaustão, pois suas armas não se regeneram. Por isso, tiram o melhor proveito da situação e as usam livremente – não apenas matando inimigos mas também provocando estragos de verdade ao tecido que, em princípio, deveriam proteger. Mas os danos colaterais não os preocupam agora, nem depois. Na verdade, nunca, pois o perigo de as bactérias se espalharem pelo corpo é muito grave para levar em conta os civis. Eles não só lutam como também se sacrificam – alguns explodem, lançando redes extensas e tóxicas ao seu redor nesse processo. Essas redes estão cravejadas de produtos químicos perigosos que vedam o campo de batalha, prendem e matam bactérias, além de dificultar que estas saiam e se escondam.

De volta ao mundo dos seres humanos, você se senta novamente para dar mais uma olhada no machucado. A pequena ferida já está coberta por uma película muito fina de crosta. A essa altura, a ferida já fechou superficialmente à medida que milhões de células especializadas do sangue inundaram o campo de batalha: as plaquetas, células sanguíneas que existem principalmente para atuar como socorristas e fechar feridas. Elas produzem uma espécie de rede grande e pegajosa que se une às infelizes hemácias, formando juntas uma barreira de emergência de proteção do mundo exterior, interrompendo rapidamente a perda de sangue e impedindo a entrada de mais intrusos. Isso permite que as células novas da pele comecem lentamente a fechar o maior buraco do mundo.[1]

---

1 Prepare-se para uma história rocambolesca! As plaquetas não são realmente células, mas fragmentos de outra célula chamada megacariócito. Os megacariócitos são enormemente grandes: aproxima-

Para você, o efeito mais evidente do que aconteceu é que seu dedo do pé inchou um pouco. Você sente que ele está quente e levemente dolorido. Com certeza é incômodo, mas nada preocupante, você pensa, enquanto se xinga pelo seu descuido e se prepara para continuar a caminhada mancando um pouco. Mas o que você sente como um leve inchaço é uma reação proposital do sistema imunológico. As células lutando no local da infecção iniciaram um processo de defesa crucial: a *inflamação*.

Isso significa que elas deram ordens para que os vasos sanguíneos se abrissem e deixassem o fluido quente se espalhar pelo campo de batalha, como uma represa que se abre em direção a um vale, o que provoca alguns efeitos. Por um lado, isso estimula e comprime as células nervosas que estão profundamente descontentes com a própria situação e que enviam sinais de dor para o cérebro, levando a pessoa a ficar ciente de que algo está errado e de que ocorreu uma lesão.

Ainda assim, isso não é de grande ajuda para combater as centenas de milhares de inimigos que já entraram no seu corpo. Felizmente, porém, o fluxo de fluido causado pela inflamação carrega um assassino silencioso para a zona de batalha. Muitas bactérias ficam atordoadas ou começam a se contorcer quando dezenas de pequenas feridas aparecem misteriosamente em suas superfícies, fazendo-as gotejar por dentro, o que é muito ruim, e matando-as. Vamos conhecer intimamente esse assassino silencioso mais adiante.

À medida que a luta continua furiosamente e mais e mais bactérias são mortas, os primeiros soldados imunológicos também começam a morrer. Eles deram tudo de si e agora só querem dormir. Milhões de células-soldado continuam a entrar e a bater em quantas cabeças puderem antes de morrer. Chegamos a uma encruzilhada. A batalha pode prosseguir de várias maneiras agora. Na maioria dos casos, se as coisas correrem bem, a extensão do dano será mais ou menos esta: todas as bactérias são mortas e o sistema imunológico ajuda as células civis a se curar. No final das

---

damente seis vezes maiores do que uma célula média. Vivem na medula óssea e têm braços muito longos, semelhantes aos de um polvo, que são empurrados até os vasos sanguíneos e então cultivados. Quando um desses braços esquisitos cresce o suficiente, pequenos invólucros se abrem. São mínimas partículas funcionais de células transportadas pelo sangue. Esses invólucros são as plaquetas. Sempre que você se corta, elas fecham a ferida. Um único megacariócito produz cerca de 10 mil plaquetas ao longo da vida, a partir de seus longos braços flácidos que se estendem dos ossos até o sangue. O corpo humano é realmente bizarro e incrível.

O corte

contas, acaba sendo uma pequena ferida, daquelas com que você costuma conviver o tempo todo e sobre as quais nunca se detém para pensar.

Mas nesta história as coisas não vão bem. Entre os intrusos existe um patógeno. Uma bactéria do solo realmente capaz de lidar com a resposta imunológica e de se multiplicar rapidamente. As bactérias são seres vivos capazes de reagir a situações e assim o fazem, desencadeando mecanismos de defesa que as deixam mais difíceis de serem mortas ou as tornam mais resistentes às armas do sistema imunológico. O melhor que o sistema imunológico inato pode fazer é mantê-las sob controle.

Dessa forma, outra célula imunológica toma agora uma decisão séria. Ela tem agido silenciosamente em segundo plano, monitorando os eventos no campo de batalha enquanto tudo estava em curso. Agora, horas depois que a catástrofe aconteceu e a infecção começou, finalmente chegou seu momento de brilhar.

A *célula dendrítica*, a poderosa mensageira e oficial de inteligência do sistema imunológico inato, não ficou só assistindo ao desenrolar do desastre. As células dendríticas estão posicionadas em todos os lugares em que o Reino da Fronteira pode ser penetrado. Abaladas pelo caos e pânico, começaram a coletar com urgência amostras do campo de batalha. Da mesma forma que os macrófagos, as células dendríticas têm longos tentáculos para capturar invasores e rasgá-los em pedaços. Mas seu objetivo não era devorá-los – não, elas prepararam amostras dos intrusos mortos para apresentar suas descobertas aos centros de inteligência do sistema imunológico. Após algumas horas de amostragem, as células dendríticas entram em ação, deixando o campo de batalha para trás para obter ajuda do sistema imunológico adaptativo. A célula dendrítica leva cerca de um dia para chegar ao seu destino; quando encontrar o que, ou melhor, quem está procurando, uma fera vai despertar do seu sono e trazer à tona o inferno.

Vamos fazer uma pausa aqui por um momento e considerar quão preparado seu corpo estava para essa emergência. Cortes, hematomas e feridas de coisas enferrujadas e pontiagudas não nos preocupam. É corriqueiro nos machucarmos de vez em quando e, quase sempre, um machucado só é um pouco incômodo. Se uma infecção não pode ser interrompida, uma ingestão de antibióticos geralmente dá conta do recado, mas durante boa parte da história humana essa medicação poderosa não estava disponível e uma pequena lesão poderia ser mortal.

Então, seu corpo precisou desenvolver maneiras para liquidar com rapidez e brutalidade uma invasão que inevitavelmente aconteceu quando seu Reino da Fronteira ficou comprometido. Mas seu sistema imunológico inato é bom nisso. Nós só conhecemos muito brevemente as células que são sua primeira linha de defesa: o macrófago, o neutrófilo e a célula dendrítica, mas essas células podem fazer muito mais! Isso para não falar da misteriosa força invisível que matou e atordocu os invasores, mas que ainda não nomeamos nem descrevemos.

8 Soldados do sistema imunológico inato: macrófagos e neutrófilos

Como acabamos de testemunhar, os macrófagos e neutrófilos são os soldados do sistema imunológico. Juntos, formam uma classe especial de células chamada *fagócitos*. Na verdade, esse não é o pior dos nomes em imunologia, pois significa "célula comedora". Sim, elas comem. *Macrófago* quer dizer "grande comedora", um nome bastante apropriado. Como as células não têm bocas minúsculas, comer é uma experiência bem diferente para elas.

Imagine que você não tem boca e quer comer como um fagócito. Seria mais ou menos assim: você pega um sanduíche e o segura contra a pele. Não importa exatamente onde, qualquer lugar do corpo serve. Sua pele se dobra sobre si mesma e puxa o sanduíche para dentro de você, prendendo-o em uma bolsa de pele que agora vai boiando até o estômago e se funde com ele, deixando o sanduíche cair no ácido estomacal.

Perturbador no mundo humano, esse sistema é muito prático no mundo celular. O processo é realmente muito fascinante. Quando um macrófago, por exemplo, quer engolir um inimigo, ele o alcança e o agarra com força. Graças à sua aderência firme, puxa sua vítima, dobra uma parte da sua membrana dentro de si mesmo e engole a vítima, prendendo-a em uma espécie de miniprisão que agora está dentro do macrófago. De certa forma, uma parte externa do macrófago torna-se uma espécie de saco de lixo bem fechado que é puxado para dentro. O macrófago está equipado com inúmeros compartimentos repletos de elementos análogos ao ácido estomacal – substâncias que têm a capacidade de dissolver o que chega até elas. Esses compartimentos se fundem então à minúscula prisão e derramam seu conteúdo letal sobre a vítima, dissolvendo-a em seus componentes, como aminoácidos, açúcares e gorduras, que são não só inofensivos como também bastante úteis. Alguns são transformados em comida para o macrófago em si e outros são cuspi-

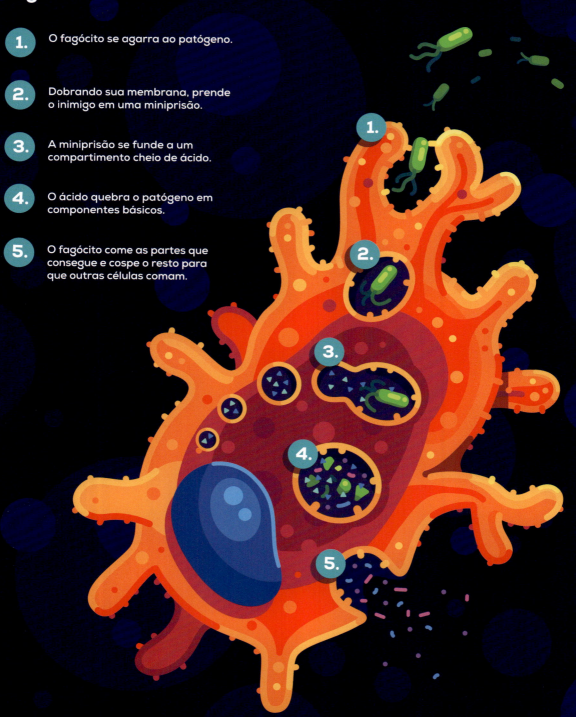

dos para que outras células também possam ter uma refeição. A vida odeia desperdiçar recursos.

Esse processo é extremamente importante porque é a principal maneira de seu corpo se livrar de exércitos inteiros de invasores e do lixo que descartam. De fato, um dos principais trabalhos dos macrófagos é comer e engolir coisas que o corpo não quer por perto, com ou sem batalha.

Curiosamente, as principais coisas que os macrófagos comem são, na verdade, alguns componentes do corpo. A maioria das células tem um cronômetro de vida limitado para evitar que se tornem defeituosas e se transformem em algo ruim, como um câncer, por exemplo. Assim, a cada segundo da sua vida, cerca de 1 milhão de células morrem por suicídio celular controlado, um fenômeno chamado *apoptose* (esse processo é muito importante e será mencionado algumas vezes ao longo do livro). Quando decidem que é o fim da linha, as células emitem um sinal especial para que todas saibam que chegou a sua hora. Então elas se destroem por apoptose, o que significa que se dividem em um punhado de pequenos volumes de lixo celular. Os macrófagos, atraídos pelos sinais emitidos por elas, recolhem os fragmentos das antigas células e reciclam algumas partes.

É provável que os macrófagos sejam uma invenção extremamente antiga do sistema imunológico, talvez até o primeiro tipo de célula dedicada à defesa, já que quase todos os animais multicelulares têm alguma forma de célula semelhante. Em certo sentido, os macrófagos se assemelham a organismos unicelulares. Sua principal tarefa é patrulhar a fronteira e ser uma unidade de coleta de lixo, mas também ajudam na coordenação de outras células, preparando o campo de batalha, provocando inflamação e incentivando a cicatrização de feridas após uma lesão. Como tarefa extra, se você tem uma tatuagem, é bem provável que boa parte dela esteja armazenada em seus macrófagos.[1]

---

1 Você já se perguntou por que seu corpo fica tranquilo com grandes quantidades de tinta abaixo da pele? Em geral, o sistema imunológico não fica nada bem com qualquer coisa que não seja ele mesmo ou que não teve uma permissão especial para conviver com o seu corpo. Mas, de alguma forma, você pode empurrar tinta com uma agulha de movimento rápido na segunda camada da pele e ela permanece lá por muitos anos. Embora o corpo não esteja muito contente com essa situação, se a pessoa que está introduzindo arte de bom gosto na sua pele estiver fazendo seu trabalho corretamente, isso não será particularmente prejudicial. Ainda assim, o sistema imunológico local não ficará satisfeito com a intromissão. Por isso, sua pele incha e algumas partículas de tinta são empurradas para fora. A maioria permanece no tecido – não porque os macrófagos não tentam devorá-las, mas porque a maior parte das partículas de tinta metálica é grande demais para ser engolida e, portanto, permanece onde está. Porém, as que são pequenas o suficiente para serem comidas o serão.

Os macrófagos vivem vários meses. Bilhões deles ficam logo abaixo da pele, patrulhando a superfície de órgãos como pulmões e o tecido que envolve os intestinos. Outros bilhões se espalham por todo o corpo. No fígado e no baço, pegam células sanguíneas velhas e as comem inteiras para reciclar o valioso ferro que carregam. Eles representam cerca de 15% de todas as células do cérebro e são extremamente tranquilos, de modo que não danificam acidentalmente células nervosas insubstituíveis de que você precisa para coisas importantes, como pensar em filmes ou respirar.

Os macrófagos não têm uma vida muito animada. Eles permanecem na área de sua responsabilidade, se mexem, recolhem lixo e células mortas. No entanto, se ficam irritados, tornam-se combatentes terrivelmente assustadores. Um macrófago irritado em ação pode engolir até cem bactérias antes de morrer de exaustão. Durante muito tempo, supôs-se que fossem uma espécie de zeladores agressivos, mas descobriu-se que, na verdade, os macrófagos desempenham papéis variados e interagem com muitas células distintas para cumprir as mais diferentes tarefas.

Portanto, pode ser melhor enxergá-los como uma espécie de capitães locais do sistema imunológico inato: na batalha, comunicam às outras células o que elas devem fazer e informam se ainda é necessário combater.

Por fim, quando uma infecção é tratada, os macrófagos podem retardar ou até suspender a resposta imunológica no local da batalha para evitar mais danos. Uma reação imunológica sem pausa ou sem fim não faz bem, porque as células imunológicas geralmente trazem estresse ao corpo e desperdiçam muita energia e recursos. Assim, à medida que uma batalha acaba, alguns macrófagos transformam o

---

Embora os macrófagos sejam mesmo bons em quebrar bactérias e outros resíduos celulares, não são de fato capazes de destruir a tinta. Por conta disso, apenas a mantêm dentro de si e a armazenam. Se você tem uma tatuagem, quando olhar para ela lembre-se de que ela está parcialmente aprisionada em seu sistema imunológico. Infelizmente, se alguns anos depois você decidir que os caracteres chineses que na verdade significavam "sopa" não são mais tão saborosos e desejar removê-los, seu sistema imunológico também dificultará muito a remoção da tatuagem.

O processo mais comum de remoção de tatuagem é com o uso de um laser especial que penetra na pele e aquece as partículas de tinta, a ponto de elas ficarem sob tensão e se desfazerem em pedaços menores. Algumas flutuam, outras são comidas por macrófagos. Isso pode tornar a remoção de tatuagens muito difícil, porque, mesmo que velhos macrófagos cheios de tinta morram em algum momento, novos substitutos chegam e engolem os restos de seus predecessores mortos, com toda a tinta dentro. E então se repete o que ocorreu antes: eles não podem destruí-la e, portanto, apenas armazenam a tinta e a ignoram. Dessa forma, as tatuagens ficam visíveis por anos. Com o tempo, a cada novo ciclo de substituição, parte da tinta se perde e é eliminada ou alguns dos novos macrófagos se mexem um pouco. Assim, sua tatuagem vai desbotando e ficando menos nítida nas bordas.

Soldados do sistema imunológico inato: macrófagos e neutrófilos

campo de batalha em um local de cultivo amigável e literalmente começam a comer os soldados restantes. Em seguida, liberam substâncias químicas que ajudam as células civis a se regenerar e a reconstruir estruturas danificadas, como os vasos sanguíneos, para que suas feridas possam cicatrizar mais rapidamente. Mais uma vez, o sistema imunológico demonstra que odeia desperdiçar qualquer coisa.

O *neutrófilo* é um pouco mais simples. Existe para lutar e morrer pelo coletivo. É a enlouquecida guerreira espartana suicida do sistema imunológico. Ou, se quiser ficar no reino animal, é como um chimpanzé de mau humor portando uma metralhadora. É uma espécie de sistema de armas multifuncional projetada para lidar rapidamente com os inimigos mais comuns que seu corpo encontra – especialmente as bactérias. É de longe a célula imunológica mais abundante no sangue e facilmente uma das mais potentes. Os neutrófilos são tão perigosos que vêm com um interruptor para matar. Eles têm um cronômetro apertado e vivem apenas alguns dias quando não são requeridos, antes de cometer suicídio controlado.

A vida do neutrófilo é curta e dura apenas algumas horas mesmo no campo de batalha. O risco de causar estragos na infraestrutura do corpo é claramente muito alto. Dessa forma, todos os dias, 100 bilhões de neutrófilos desistem voluntariamente de viver e morrem. E todos os dias nascem cerca de 100 bilhões a mais, prontos para lutar por você, se necessário.[2]

Entretanto, apesar do perigo que representam para o seu organismo, são indispensáveis para a sua sobrevivência no dia a dia. Sem eles, sua defesa ficaria seriamente prejudicada. Quando em combate, os neutrófilos têm dois sistemas adicionais de armas, além de comer os inimigos vivos. Podem jogar ácido nos inimigos e se matar para criar armadilhas letais. São células densamente embaladas com *grânulos*, que são basicamente pequenos invólucros com uma carga mortal. Imagine esses grânulos como pequenas facas e tesouras feitas para cortar e aleijar invasores. Assim, se um neutrófilo se deparar com um monte de bactérias, vai cobri-las com grânulos que rasgarão aqueles pontos que têm contato direto com o meio exterior. O problema desse tipo de ataque é que ele não visa especificamente o alvo e acerta quem tiver o azar de estar no caminho. Geralmente, isso significa que também atinge as células civis saudáveis. Essa é uma das razões pelas quais o corpo teme os neu-

---

2 Na verdade, você produz cerca de 1 bilhão de neutrófilos para cada quilo de peso corporal. Se quiser, faça as contas para ver o que isso significa para você.

trófilos. Essas células matam com muita eficiência, mas podem causar mais mal do que bem se ficarem muito exaltadas.[3]

Porém, quando estão em combate, o mais extraordinário que os neutrófilos fazem é criar redes mortais de DNA e se sacrificar ao longo do processo. Para você ter uma ideia do que isso significa, imagine que você é um ladrão e quer invadir um museu à noite para roubar e deixar seus amigos entrarem para festejar o roubo. Você está fazendo um ótimo trabalho se esgueirando das câmeras e sistemas de segurança, entrando nos cofres onde estão os objetos de valor. "As coisas estão indo muito bem", você pensa enquanto começa a colocar os quadros na mochila.

Mas, de repente, um guarda sai em seu ataque aos gritos – e aí você se prepara para uma briga. Só que, em vez de te bater, o guarda abre o peito, partindo as próprias costelas em inúmeras lascas afiadas enquanto arranca os intestinos. Não há nem tempo de ficar confuso – ele começa a balançar ameaçadoramente as vísceras perfuradas com as afiadas lascas de osso, como o chicote mais nojento do mundo. Você chora de dor e agitação enquanto ele te golpeia impiedosamente, provocando feridas profundas e te deixando atordoado e sem possibilidade de fugir. Então ele te dá um soco na cara. "Isso não foi como o esperado", você pensa, quando ele começa a te comer vivo.

É isso o que os neutrófilos fazem quando criam uma *armadilha extracelular de neutrófilos* (do inglês, *neutrophil extracellular trap*, ou NET). Se os neutrófilos têm a impressão de que são necessárias medidas drásticas, começam esse tipo louco de suicídio. Primeiro seu núcleo começa a se dissolver, liberando o DNA. À medida que a célula se enche, inúmeras proteínas e enzimas ficam grudadas nela – as lascas de osso afiadas da nossa pequena história. Então o neutrófilo literalmente cospe todo o seu DNA em torno de si, como uma rede gigante. Essa rede não só pode prender os inimigos no lugar e machucá-los como também cria uma barreira física que dificulta que as bactérias ou os vírus escapem e adentrem regiões mais profundas do corpo. Normalmente o corajoso neutrófilo morre fazendo isso, o que parece óbvio.

---

3 Os neutrófilos são realmente tão descuidados quando se trata de causar danos colaterais que há casos em que os macrófagos tentam esconder deles as células avariadas! Todos os dias, por razões variadas, algumas células morrem nos órgãos de maneira não natural, talvez porque você estava de olho no celular e esbarrou em uma placa de rua, por exemplo. Muitas vezes, porém, o dano é bastante leve e não requer uma forte reação do sistema imunológico. Aprofundaremos esse assunto mais tarde, mas as células mortas atraem os neutrófilos. Se eles encontrarem uma única célula morta, agravarão a situação e causarão ainda mais danos desnecessários. Então, para impedi-los, os macrófagos podem encobrir uma única célula morta com o corpo para literalmente escondê-la dos neutrófilos. Assim eles se confundem e vão embora.

Às vezes, mesmo vomitando o próprio DNA, essas bravas células guerreiras continuam lutando, jogando ácido nos inimigos ou engolindo-os inteiros e seguindo com a sua programação, antes de finalmente morrer de exaustão. A pergunta que poderia ser feita aqui é se uma célula que desistiu de todo o seu material genético ainda está viva. De qualquer forma, isso só pode durar até certo ponto: sem DNA, uma célula não tem como manter sua engenhoca interna. O que quer que essa célula seja – uma entidade viva ou não mais que um zumbi seguindo seus últimos comandos sem pensar –, ela continua fazendo o que foi feita para fazer: lutar e morrer por você para que você possa viver. Não importa o sistema de armas utilizado, o neutrófilo é uma das células-soldado mais ferozes, sendo muito temida pelos inimigos e por nossos próprios corpos.[4]

Macrófagos e neutrófilos têm mais um trabalho extremamente crucial para a sua defesa, o qual compartilham com outras partes do sistema imunológico: eles provocam a inflamação, um processo tão importante para a defesa e a saúde que precisamos verificá-lo com mais atenção. Por isso, antes de voltarmos ao campo de batalha e ao exército que sai em sua defesa, faremos uma pequena excursão para aprender sobre alguns mecanismos fascinantes e muito importantes que o sistema imunológico usa em uma batalha.

---

4 Outro pequeno detalhe interessante sobre os neutrófilos é que, quando perseguem um patógeno, geralmente o fazem em enxames que seguem as mesmas regras matemáticas dos enxames de insetos. Então imagine ser caçado por um bando de vespas do tamanho de vacas e você terá a mesma experiência estressante pela qual muitas bactérias devem passar em seus últimos momentos de vida.

9 Inflamação: brincando com fogo

PROVAVELMENTE VOCÊ NUNCA PENSOU MUITO A RESPEITO DE INFLAMAÇÕES POR SER algo tão banal. Você se machuca e a ferida incha e fica um pouco vermelha. Tudo bem, ninguém liga. Porém, na verdade, a inflamação é extremamente importante para a sua sobrevivência e para a sua saúde, permitindo que seu sistema imunológico trate de feridas e infecções repentinas.

A inflamação é a resposta padrão do sistema imunológico a qualquer tipo de invasão, dano ou ferida. Não importa se você se queima, se corta ou se machuca. Não importa se bactérias ou vírus infectam seu nariz, pulmões ou intestino. Não importa se um tumor jovem mata algumas células civis roubando-lhes os nutrientes ou se você tem uma reação alérgica a uma comida: a inflamação é a resposta. Danos ou perigos – inferidos ou reais – causam inflamações.

A inflamação é o inchaço vermelho e a coceira de uma picada de inseto, é a dor de garganta quando você está resfriado.

Em poucas palavras, o objetivo da inflamação é restringir uma infecção a uma área e impedi-la de se espalhar, além de ajudar a remover tecidos danificados e mortos e servir como uma espécie de via expressa para as células imunológicas e proteínas de ataque diretamente até o local da infecção![1]

---

1 A maneira como a inflamação ajuda as células imunológicas a chegar ao campo de batalha é muito estranha e fascinante. Basicamente, o que acontece é que os sinais químicos da inflamação desencadeiam uma alteração nos vasos sanguíneos próximos de onde vêm os sinais de inflamação e nas células imunológicas que são ativadas por esses sinais. Ambas as partes espicham muitas pequenas moléculas de adesão especiais que funcionam mais ou menos como um velcro. As células imunológicas que estão acelerando no sangue agora podem se prender às células que compõem os vasos sanguíneos e desacelerar perto do local da infecção. Além disso, a inflamação deixa os vasos sanguíneos mais porosos, o que facilita a locomoção das células imunológicas em direção ao campo de batalha, já que conseguirão se espremer por espaços minúsculos até chegar ao destino.

Paradoxalmente, a inflamação também é uma das coisas mais insalubres que podem acontecer caso se torne crônica. De acordo com pesquisas científicas recentes, a inflamação crônica está envolvida em mais da metade de todas as mortes a cada ano, uma vez que é a causa subjacente de uma ampla variedade de doenças – de vários tipos de câncer a derrames ou insuficiência hepática. Sim, você leu direito – *para pelo menos uma em cada duas pessoas que morreram hoje, a inflamação crônica foi a causa subjacente da doença que as matou*. Mas, apesar de a inflamação crônica ser tão desgastante para o corpo, a inflamação "regular" é indispensável para sua defesa.

A inflamação é um esforço coletivo, uma resposta biológica complexa do sistema imunológico para montar uma defesa rápida contra lesões ou infecções. Resumindo, a inflamação é um processo que leva as células dos vasos sanguíneos a mudar de forma, de modo que o plasma, a parte líquida do sangue, possa inundar um tecido ferido ou infectado. Você pode literalmente imaginar isso como se fossem comportas se abrindo, permitindo que um tsunami de água, cheio de sais e de todos os tipos de proteínas de ataque especiais, inunde os espaços entre suas células tão rapidamente que o tecido, na escala de uma área metropolitana, se expande. Onde quer que suas células suspeitem que algo de errado está acontecendo, ordenam a inflamação como uma primeira resposta dramática.[2]

Você pode constatar uma inflamação por meio de cinco indicadores: vermelhidão, calor, inchaço, dor e perda de função. Se, por exemplo, na história em que você pisou em um prego afiado, o dedo ferido foi inundado de líquido e ficou inchado, ele ficou vermelho por causa do sangue adicional no tecido.

O dedo ferido fica quente à medida que o sangue traz mais calor corporal. Esse calor produz coisas úteis: a maioria dos micro-organismos não gosta de altas temperaturas – portanto, a ferida mais quente deixa-os mais lentos e estressados. E você quer que os patógenos em seu corpo fiquem estressados – o máximo possível. Por sua vez, as células civis, responsáveis pela manutenção e pelos reparos, gostam muito da temperatura mais quente, já que o calor acelera o metabolismo delas e permite que a ferida se cure mais rapidamente.

---

2 Tudo que se refere ao sistema imunológico tem uma exceção. Existem algumas áreas do corpo que estão fora dessa regra, como o cérebro, a medula espinhal, parte dos olhos e testículos (se você tiver testículos). Todas essas são regiões extremamente sensíveis, onde a inflamação pode causar danos imediatos e irreparáveis. Portanto, essas áreas são chamadas de imunoprivilegiadas, o que significa que as células do sistema imunológico são mantidas fora das barreiras do tecido sanguíneo – e as que têm permissão para entrar recebem ordens superespeciais de como se comportar.

Inflamação

A inflamação é uma resposta biológica complexa do sistema imunológico para montar uma defesa rápida contra lesões ou infecções. Os vasos sanguíneos inundam o tecido, provocando vermelhidão, calor, inchaço, dor e perda de função.

Ferimento inflamado

Macrófago

Neutrófilo

Campo de batalha

Epiderme

Vasos sanguíneos

Vaso sanguíneo liberando plasma, inundando o campo de batalha de fluidos, proteínas e novos soldados.

Inflamação: brincando com fogo

Então vem a dor. Alguns dos produtos químicos liberados pela inflamação deixam as terminações nervosas mais suscetíveis à dor e, no inchaço, há pressão sobre as células nervosas com receptores de dor, motivando-as a enviar sinais de queixa para o cérebro. A dor é um estímulo muito eficaz, já que preferimos não senti-la.

Por último, há a perda de função. Esse indicador é bastante simples: se você queimar a mão e a inflamação provocar inchaço e dor, não poderá usá-la adequadamente. A mesma coisa acontece se pisar em um prego – seu pé simplesmente não vai gostar disso. Ao lado da dor, essa perda de função garante que você descanse e não sobrecarregue ou force a parte do corpo ferida. Isso o obriga a dar um tempo para se curar. Essas são as cinco características da inflamação.

Como veremos várias vezes neste livro, a inflamação é muito penosa para o corpo, uma vez que causa estresse no tecido afetado e atrai células imunológicas frenéticas como os neutrófilos, que causam danos. Por isso, a inflamação tem alguns mecanismos embutidos para reduzi-la. Os sinais químicos que causam inflamação, por exemplo, são usados rapidamente. Portanto, a inflamação precisa ser solicitada constantemente por suas células imunológicas, ou simplesmente acaba se dissipando sozinha. Você pode estar se perguntando: o que exatamente causa a inflamação? Bem, vários mecanismos.

A inflamação começa com as células mortas. Essa é uma das maneiras. Surpreendentemente, o corpo desenvolveu uma maneira de reconhecer se uma célula morreu de maneira natural ou violenta. O sistema imunológico precisa presumir que a morte não natural das células significa um grave perigo e, portanto, a morte é um sinal que causa inflamação.

Normalmente, quando uma célula chega ao fim da vida, ela se mata por apoptose, conforme já vimos. A apoptose é basicamente um suicídio tranquilo que mantém o conteúdo das células limpo e organizado. Porém, quando as células morrem de maneira não natural, como quando são rasgadas em pedaços por um prego pontiagudo, queimadas até a morte por uma panela quente ou envenenadas pelos resíduos de uma infecção bacteriana, as entranhas das células civis se espalham por todo lugar. Certas partes das entranhas das células, como o DNA ou o RNA, são gatilhos de alerta para o sistema imunológico e causam rapidamente uma inflamação.[3]

---

3 Provavelmente você aprendeu na escola que as mitocôndrias, a usina de energia das células, eram bactérias antigas que se fundiram com os ancestrais das suas células, gerando um organismo simbiótico. Hoje elas são organelas dentro das células que fornecem energia útil à célula. Porém, o sistema

Chegou o momento de apresentar uma célula muito especial que talvez você possa vir a odiar mais tarde, quando a conhecermos melhor – caso tenha tido uma reação alérgica grave em que seu corpo inchou de forma acelerada, essa célula provavelmente teve participação nisso: o *mastócito*. Os mastócitos são células grandes e inchadas, cheias de pequenas bombas com substâncias químicas extremamente potentes que causam uma inflamação local rápida e maciça. (Por exemplo, a coceira que você sente com a picada de um mosquito provavelmente foi causada por substâncias químicas liberadas pelos mastócitos.) Geralmente eles ficam embaixo da pele trabalhando, o que por sorte não ocorre sempre. Quando você se machuca e o tecido é destruído, e os mastócitos morrem ou ficam realmente agitados, eles liberam produtos químicos que alimentam muitíssimo a inflamação e aceleram imensamente esse processo.

Dessa forma, o tecido abaixo da pele tem um botão de emergência para a inflamação. Vale observar aqui que alguns imunologistas acreditam que os mastócitos desempenham um papel muito mais direto e central no sistema imunológico, embora isso não esteja na maioria dos livros didáticos. Provar que as ideias estabelecidas estão erradas é uma vitória para todos. Isso é o melhor da ciência. Portanto, daqui a alguns anos saberemos se os mastócitos merecem mais atenção.

Outra maneira mais eficiente de causar inflamação parte de uma decisão mais ativa: macrófagos e neutrófilos ordenam que ela comece quando estão envolvidos em uma batalha. Dessa forma, enquanto a luta continua, liberam substâncias químicas que mantêm o campo de batalha inundado e pronto para receber novos reforços. Mas essa é também uma das razões pelas quais manter qualquer tipo de batalha em curso por muito tempo é ruim.

Se, por exemplo, você tiver uma infecção pulmonar, como pneumonia ou covid-19, a inflamação e o fluido que ela gera, que se acumula no tecido pulmonar, podem dificultar a respiração e provocar sensação de afogamento. A sensação é terrivelmente precisa nesse caso, já que você está literalmente se afogando, com a diferença de que é um fluido que vem de dentro e não de fora.

Bem, chega de inflamação por enquanto. Apenas para resumir: se suas células estão morrendo de forma não natural, se você rompe ou irrita um mastócito abaixo

---

imunológico ainda se lembra delas como bactérias, como intrusas que não deveriam estar fora das células. Assim, se as células estouram e o sistema imunológico detecta mitocôndrias flutuando, suas células imunológicas reagirão extremamente alarmadas.

da pele ou se seu sistema imunológico está lutando contra inimigos, elas liberam substâncias químicas que causam inflamação. Uma enxurrada de fluidos e todos os tipos de produtos químicos que incomodam seus inimigos atraem reforços e facilitam a entrada deles no tecido infectado, o que facilita a defesa de um campo de batalha. Mas a inflamação é difícil para o corpo e, em muitos casos, representa um perigo real para a saúde.

10 Nuas, cegas e temerosas: como as células sabem para onde ir?

CHEGAMOS ATÉ AQUI IGNORANDO TOTALMENTE OUTRO DETALHE MUITO IMPORTANte: como as células sabem qual caminho seguir, para onde ir e onde são necessárias? Quando imaginamos as células como pessoas e lembramos que elas estão monitorando uma área equivalente ao continente europeu, uma das primeiras perguntas que podemos fazer é: como elas podem seguir o caminho certo? Será que não se perdem com frequência? Além disso, para que a coisa fique ainda mais desafiadora, as células são cegas — o que faz sentido se você pensar por um momento.

O processo de enxergar alguma coisa requer que ondas de luz atinjam a superfície de um objeto, voltem dessa superfície e cheguem a um órgão sensorial como o olho, onde algumas centenas de milhões de células especializadas as transformam em sinais elétricos que são enviados para o cérebro, onde são interpretados. Mas tudo isso parece ser um esforço um pouco excessivo para uma única célula.[1]

Mesmo que as células tivessem olhos, em sua escala, "ver" não seria muito útil. Porque o mundo delas é muito, muito pequeno, e, para uma única célula, as ondas de luz são enormes e impraticáveis. Se você fosse do tamanho de uma célula, a altura das ondas de luz visível seria dos seus pés até o seu umbigo! As bactérias já são tão pequenas que quase não são visíveis com microscópios ópticos, e as imagens são bastante granuladas. Os vírus são ainda menores, consideravelmente menores do que as ondas de luz, portanto, invisíveis em qualquer sentido que consideremos ver, exceto com ferramentas especializadas, como microscópios eletrônicos. Além disso,

---

1 Sim, existem organismos unicelulares que possuem fotorreceptores que lhes permitem observar a diferença entre o escuro e o não escuro, e a direção de onde vem a luz. Mas não é disso que estamos falando aqui.

Nuas, cegas e temerosas: como as células sabem para onde ir?

a maioria das áreas dentro do seu corpo é bem escura. Se suas entranhas estiverem bem iluminadas, alguma coisa está muito errada.

O mesmo princípio vale para a audição – a capacidade de detectar mudanças na pressão de gases e fluidos e de transformar essas diferenças em informações. A audição é mais um sentido para o qual dispomos de órgãos específicos e que se encaixa no ambiente em que os seres humanos vivem. No entanto, é inviável para as células. Tudo bem, "ver" e "ouvir" da maneira como os humanos estão acostumados não são boas opções para o micromundo. Como será, então, que as células sentem o mundo delas? Como elas o apreendem e como se comunicam umas com as outras?

Bem, de certa forma, as células farejam seu caminho ao longo da vida. Para as células, a informação é uma coisa física: *citocinas*. Em poucas palavras, as citocinas são proteínas muito pequenas usadas para transmitir informações. Existem centenas de citocinas diferentes. Elas são importantes em quase todos os processos biológicos que ocorrem dentro de você – desde o seu desenvolvimento no útero da sua mãe até a degeneração que acontece à medida que você envelhece. Mas é no sistema imunológico onde são mais relevantes, pois desempenham um papel crucial na resposta das células ao desenvolvimento de doenças. Em certo sentido, as citocinas são a linguagem das células imunológicas. Vamos nos deparar com elas várias vezes neste livro, então é bom ter uma ideia do que elas fazem.

Digamos que um macrófago esteja flutuando e tropece em um inimigo. Essa descoberta precisa ser compartilhada com outras células imunológicas para que ele libere citocinas que carregam a informação *"Perigo! Inimigo ao redor! Venham ajudar!"*. Essas citocinas, então, vão embora flutuando, transportadas puramente pelo movimento aleatório de partículas em fluidos corporais. Em outro lugar, outra célula imunológica, talvez um neutrófilo, cheira essas citocinas e "recebe" a informação. Quanto mais citocinas ele sente, mais forte reage a elas.

Então, quando o prego enferrujado penetrou na sua pele e causou mortes e uma destruição incalculável, milhares de células gritaram em uníssono e liberaram uma quantidade muito alta de citocinas de pânico, o que se traduziu na informação de que havia acontecido alguma coisa horrível e de que precisavam de ajuda urgente, avisando milhares de células para se mexer. Mas isso não é tudo, pois o cheiro das citocinas também funciona como um sistema de navegação.[2]

---

2 Do ponto de vista técnico, poderíamos ser mais precisos aqui. Existem duas classes gerais de citocinas relevantes neste momento: as citocinas que transmitem informações e as quimiocinas. As quimiocinas são uma família de pequenas citocinas secretadas pelas células. O nome significa "movimen-

Citocinas

As citocinas são proteínas muito pequenas usadas para transmitir informações. Elas desempenham um papel crucial no desenvolvimento de doenças e em como suas células são capazes de responder a elas. Em certo sentido, as citocinas são a linguagem das células imunológicas.

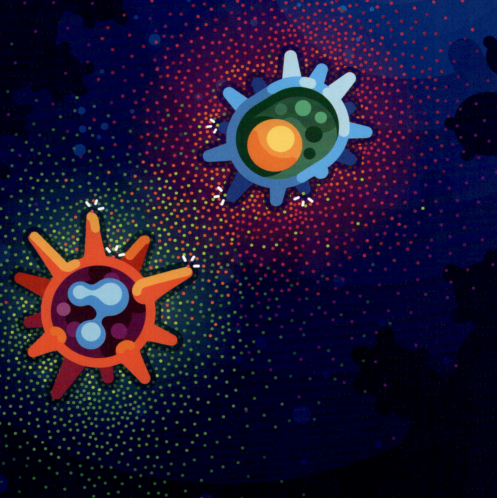

Quanto mais perto a célula estiver da origem de um cheiro, mais citocinas ela captará. Ao medir a concentração de citocinas no espaço ao redor, a célula pode localizar com precisão de onde está vindo a mensagem e começar a se locomover naquela direção. É uma questão de farejar onde o cheiro é mais intenso, e isso levará a célula para o local da batalha.

Para fazer isso, as células imunológicas não têm um único nariz; elas têm milhões, por todo o corpo, cobrindo suas membranas em todas as direções.

Por que tantos? Por duas razões: primeiro, por serem cobertas por narizes, as células têm um sistema olfativo de 360°. Elas podem dizer com bastante precisão de qual direção uma citocina está vindo. Esses narizes são tão sensíveis que, para algumas células, uma diferença de concentração de apenas 1% nos sinais de citocinas ao redor de uma única célula é suficiente para lhe dizer para onde deve ir. (O que é uma maneira elegante de dizer que pode haver apenas 1% a mais de moléculas em algum lado da célula.) Essa informação é usada para orientar a célula no espaço e fazê-la se movimentar na direção do alvo, sempre seguindo o caminho de onde vem a maioria das citocinas. Uma célula dá um passo e depois uma aspirada. E então dá outro passo e dá outra aspirada. Até chegar aonde é necessário.

Ter milhões de narizes também serve para evitar que as células cometam erros. Como são cegas, surdas e burras, as células imunológicas não têm como fazer perguntas. Não sabem se um sinal é verdadeiro ou se o estão interpretando corretamente. Por exemplo, um neutrófilo poderia pegar uma citocina que foi deixada para trás após uma batalha já vencida. Errar seria um desperdício de recursos ou poderia desviar o neutrófilo. A solução é confiar não em um único nariz, mas em muitos ao mesmo tempo. Farejar algo com um único nariz não produzirá nenhuma reação. Al-

---

to químico" e é muito apropriado, pois a principal aptidão delas é incentivar as células a se mover em determinada direção. Elas não ficam apenas flutuando ao redor – certas células civis também podem pegá-las e se "enfeitar" com elas para que funcionem como uma espécie de guia para as células imunológicas. Em poucas palavras, as quimiocinas são citocinas que estão guiando ou atraindo células imunológicas para um lugar. Quando os imunologistas falam sobre "citocinas", geralmente se referem a citocinas que oferecem informações como o que está acontecendo em uma infecção, que tipo de patógeno invadiu e qual célula é necessária para combatê-lo. Espere um pouco, isso está ficando confuso. As quimiocinas são citocinas, mas as citocinas também fazem coisas diferentes das quimiocinas? Bem-vindo ao mundo da imunologia, onde palavras existem para dificultar sua vida. Veja como vamos resolver isso neste livro: usaremos apenas a palavra citocinas porque, para entender os princípios gerais, é preciso compreender uma coisa: as citocinas são um grupo diversificado de proteínas de informação que incitam células imunológicas a fazer muitas coisas diferentes. Uma dessas coisas é fazê-las se locomover.

gumas dezenas de narizes cheirando algo vão deixar uma célula imunológica ligeiramente excitada. Mas algumas centenas ou mesmo milhares vão enfurecê-la (e muito!) e fazê-la reagir com uma violência impressionante.

Esse princípio é extremamente importante. Um sinal precisa passar por um limiar característico para obrigar uma célula a fazer algo. Esse é um dos engenhosos mecanismos reguladores do sistema imunológico. Uma pequena infecção com algumas dezenas de bactérias levará apenas algumas células imunológicas a enviar algumas citocinas e apenas algumas outras células a sentir o cheiro desses sinais. Porém, se a infecção for maior e mais perigosa, serão enviados muitos sinais e muitas células reagirão. E, devido à batalha de "fragrâncias" ao redor, elas reagirão de forma decisiva. A intensidade do cheiro não apenas atrai mais células para ajudar mas também coloca um fim na resposta imunológica. Quanto mais bem-sucedidos forem os soldados no campo de batalha e quanto menos inimigos permanecerem vivos, menos citocinas as células imunológicas liberarão. Com o tempo, cada vez menos reforços serão convocados. Mais tarde, as células de combate se suicidarão no campo de batalha. Se tudo correr bem, o sistema imunológico dá a luta por concluída.

Em alguns casos, todo esse sistema pode falhar, provocando consequências horríveis. Se houver muitas citocinas, o sistema imunológico pode perder o controle, ficar superenfurecido e reagir exageradamente – o que levará a uma *tempestade de citocinas*, um termo muito apropriado. Isso ocorre quando muitas células imunológicas liberam muitas citocinas, mesmo que não haja perigo. E as consequências disso são terríveis. A enxurrada de sinais de ativação desperta as células imunológicas em todo o corpo, que então podem liberar mais citocinas. A inflamação aumenta massivamente e já não se limita apenas ao local da infecção. As células imunológicas inundam os órgãos afetados, o que pode causar danos profundos. Os vasos sanguíneos em todo o corpo ficam com vazamentos, e o fluido corre para o tecido e para fora do sistema vascular. Na pior das hipóteses, a pressão arterial cairá para níveis críticos e os órgãos não receberão oxigênio suficiente e começarão a parar de funcionar, o que pode ser fatal. Felizmente, no dia a dia, não é necessário se preocupar muito com isso. Tempestades de citocinas só acontecem quando as coisas dão terrivelmente errado.

No entanto, meio que pulamos elegantemente uma pergunta: como exatamente as citocinas transmitem informações e o que isso representa? Como uma proteína diz a uma célula o que fazer? Como discutimos antes, as células são robôs de proteínas guiados pela bioquímica. A química da vida forma sequências de interações entre proteínas – os chamados caminhos. A ativação dos caminhos causa o comportamento. No caso das citocinas, as proteínas de informação do sistema imunológico, isso acontece por meio de caminhos que envolvem estruturas especiais na superfície celular denominadas *receptores*. São eles os narizes das suas células.

Resumindo, os receptores são máquinas de reconhecimento de proteínas que se aderem às membranas das células. Uma parte deles está fora da célula e outra parte está dentro. Na verdade, cerca de metade da superfície das células é coberta por miríades de receptores diferentes para todos os tipos de funções, desde ingestão de certos nutrientes até comunicação com outras células ou para servir como gatilhos para uma série de comportamentos. De forma simplificada, os receptores são como os órgãos sensoriais das células que permitem que o interior delas saiba o que acontece do lado de fora. Assim, se um receptor reconhece uma citocina, ele aciona um caminho dentro da célula – uma sequência de proteínas interagindo entre si que acabam sinalizando os genes da célula para serem mais ou menos ativos.

Em poucas palavras, proteínas interagem com proteínas algumas vezes, até que, finalmente, mudam o comportamento de uma célula. A verdadeira bioquímica do sistema imunológico é um pesadelo por si só, então vamos pular os detalhes aqui. (Mesmo assim, pode ser muito legal aprender, se você for paciente e tiver tolerância a nomes complicados.)

Vamos então resumir as partes importantes: as células têm milhões de narizes nos pontos que fazem a ligação com o meio externo, os chamados receptores. Eles se comunicam liberando proteínas que carregam informações, as chamadas citocinas. Quando uma célula cheira citocinas com seus receptores (narizes), elas desencadeiam caminhos em seu interior que alteram a expressão gênica e, portanto, o comportamento da célula. Assim, as células podem reagir à informação sem ser conscientes ou sem ter a capacidade de pensar, guiadas pela bioquímica da vida. Isso permite que façam coisas muito inteligentes, embora sejam tecnicamente muito burras. Algumas citocinas também funcionam como um sistema de navegação – uma célula imunológica pode sentir de onde vem o cheiro e literalmente seguir seus narizes até o campo de batalha.

Agora que aprendemos como as células percebem o ambiente, há um último princípio importante para entender o sistema imunológico antes de retornarmos ao campo de batalha. Como uma célula "conhece" o cheiro de uma bactéria? Por que as bactérias cheiram a bactérias? Como o sistema imunológico diferencia um amigo de um inimigo?

11 Farejando os alicerces da vida

UMA DAS PRIMEIRAS COISAS QUE APRENDEMOS FOI QUE O SISTEMA IMUNOLÓGICO inato distingue o *próprio* do *outro*. Mas como o sistema imunológico inato sabe o que e quem atacar? Quem é o *próprio* e quem é o *outro*? Mais especificamente, como as células-soldado sabem como é o cheiro de uma bactéria? Conforme discutimos anteriormente, uma das maiores vantagens dos micro-organismos em relação aos animais multicelulares é a capacidade de mudar e se adaptar com muita rapidez. Como a vida multicelular está em competição com micro-organismos há centenas de milhões de anos, por que as bactérias não encontraram meios de começar a esconder seu cheiro? A resposta está nas estruturas que constroem a vida.

Toda a vida na Terra é formada pelos mesmos tipos de moléculas essenciais organizadas de maneiras diferentes: carboidratos, lipídios, proteínas e ácidos nucleicos. Essas moléculas capitais interagem e se encaixam para criar estruturas. Estas, por sua vez, são os alicerces da vida na Terra. Já discutimos bastante os alicerces mais importantes: as proteínas. Portanto, para simplificar, vamos nos concentrar nelas, já que as proteínas representam a maioria deles – isso não significa que os outros não sejam importantes, mas o princípio é basicamente o mesmo. Além disso, é bom termos um foco.

Como dito antes, a forma de uma proteína determina o que ela pode fazer e como pode interagir com outras proteínas, as estruturas que pode construir e as informações que pode transmitir. Todas as formas são quase como peças de um quebra-cabeça 3D que, junto com outras peças, compõem o quebra-cabeça geral. As peças de um quebra-cabeça são um bom exemplo para imaginar as formas das proteínas porque também servem para explicar algo importante: apenas determinadas formas podem se conectar com outras. E, quando o fazem, se encaixam muito bem e com segurança. Uma vez que existem bilhões e bilhões de diferentes formas de proteínas possíveis, a vida tem uma grande variedade de peças à disposição quando quiser construir um novo ser vivo – digamos, por exemplo, uma bactéria. Você pode construir muitas bactérias diferentes a partir das peças disponíveis do quebra-cabeça de proteínas da vida. No entanto, existem limitações para essa liberdade.

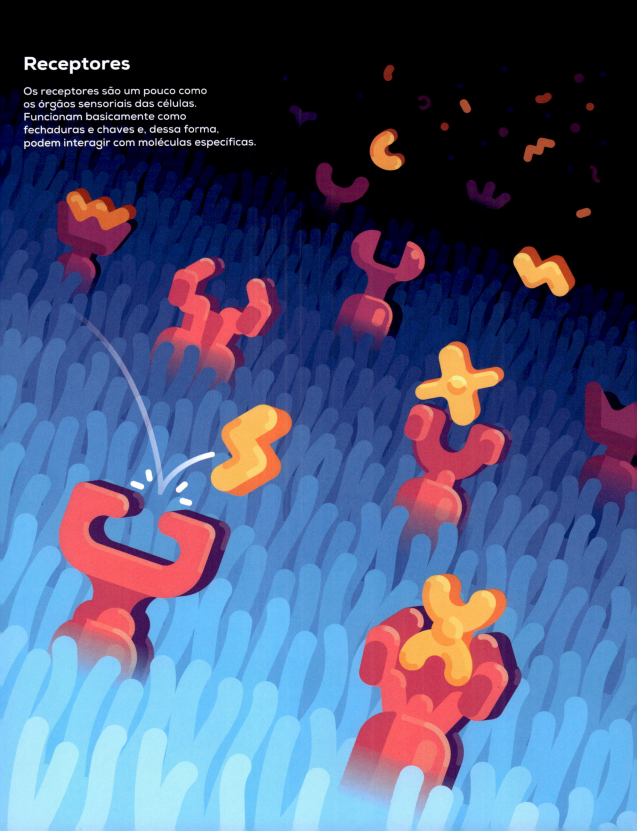

Receptores

Os receptores são um pouco como os órgãos sensoriais das células. Funcionam basicamente como fechaduras e chaves e, dessa forma, podem interagir com moléculas específicas.

Imunidade

Para algumas tarefas específicas, as peças não podem ser alteradas e ainda assim manter sua função. Não importa o grau de mutação de uma bactéria ou o novo tipo de combinação inteligente de proteínas que ela crie: existem certas proteínas que ela não pode parar de usar se quiser ser uma bactéria. Para exemplificar, pensemos em um automóvel: você pode fazer um carro com muitas formas e cores diferentes. Mas não é possível ignorar as rodas e os parafusos se quiser criar um carro. Acontece a mesma coisa com as bactérias. O sistema imunológico usa esse mesmo princípio para reconhecer se algo é *próprio* ou *outro*. Então, como isso funciona na realidade?

Um grande exemplo é o flagelo. Os flagelos são micromáquinas que algumas espécies de bactérias e micro-organismos usam para se mexer. São longas hélices de proteína presas às minúsculas extremidades das bactérias, capazes de girar rapidamente e impulsionar o minúsculo ser para a frente. Nem todas as bactérias têm flagelos, mas muitas, sim. É uma maneira bastante engenhosa de se movimentar no micromundo, especialmente se você estiver vivendo em águas rasas e estagnadas. As células humanas não os usam.[1]

Se uma célula imunológica reconhece que algo tem um flagelo, ela sabe que essa coisa é 100% *outro* e deve ser morta. Portanto, ao longo de centenas de milhões de anos, o sistema imunológico inato de muitos animais evoluiu para registrar as formas de certas peças de quebra-cabeça usadas apenas por inimigos, como as bactérias. Por falta de uma palavra melhor, o sistema "sabe" que certas peças sempre sig-

---

1 Ok, não, isso não é realmente verdade! Os espermatozoides usam um flagelo longo e poderoso para se movimentar (estruturas tecnicamente diferentes que funcionam de outra maneira, mas que são chamadas da mesma forma porque, bem, talvez porque aparentemente a biologia não seja complicada o suficiente). Seja como for, os espermatozoides são um exemplo fascinante. Pense: por que o corpo de uma mulher não os reconhece como *outro* e os mata imediatamente? Reconhece, sim! Essa é uma das razões pelas quais são necessários cerca de 200 milhões de espermatozoides para fertilizar um único óvulo! Logo após entrarem na vagina, os espermatozoides precisam lidar com um ambiente hostil. A vagina é um lugar bastante ácido e mortal para os visitantes, de forma que os espermatozoides se movem o mais rápido que podem para fugir desse ambiente. A maioria deles acessa o colo do útero e o útero em poucos minutos.

No entanto, são recebidos por um ataque de macrófagos e neutrófilos que matam a maioria dos visitantes amigáveis que estão apenas tentando trabalhar. Os espermatozoides estão minimamente equipados para lidar com o sistema imunológico hostil (um pouco como um patógeno especializado, se você pensar bem). Eles liberam uma série de moléculas e substâncias destinadas a inibir a ação das células imunológicas ao redor para ganhar um pouco de tempo. Pode ser que sejam capazes de se comunicar com as células que revestem o útero para que saibam que não são inimigos, o que pode diminuir a inflamação. Mas um número surpreendente de coisas ainda não é completamente compreendido nessas interações. De qualquer forma, dos milhões de espermatozoides que entram no útero, apenas algumas centenas alcançam as tubas uterinas e conseguem uma chance de fertilizar o óvulo.

nificam problema. É claro, suas células não sabem de nada porque são idiotas. Mas elas têm receptores! Acontece que as células imunológicas inatas têm receptores que podem reconhecer as formas do quebra-cabeça de proteínas que compõem os flagelos das bactérias e permitirão que as células do sistema imunológico os eliminem.

As proteínas que compõem o flagelo de uma bactéria são as peças correspondentes do quebra-cabeça para os receptores nos nossos soldados imunológicos. Quando um receptor de macrófago se encaixa a uma proteína de bactéria, duas coisas acontecem: o macrófago segura firmemente a bactéria e desencadeia um efeito cascata dentro da célula, informando-a de que encontrou um inimigo e que deve engoli-lo! Esse mecanismo básico é essencial para que o sistema imunológico inato saiba quem é um inimigo ou não.

No entanto, a proteína do flagelo não é o único tipo de peça que os soldados imunológicos conseguem reconhecer. O sistema imunológico inato pode identificar uma grande variedade de proteínas com alguns receptores. Assim como as citocinas, esses receptores especiais funcionam mais ou menos como órgãos sensoriais, como máquinas de reconhecimento de proteínas. Na verdade, trata-se de um mecanismo muito simples: os próprios receptores são peças especiais do quebra-cabeça, capazes de se conectarem a outra peça – que, nesse caso, significa a forma das proteínas dos flagelos. Se ocorrer um encaixe, o macrófago entrará no modo eliminação.

É assim que as células imunológicas inatas são capazes de reconhecer as bactérias, mesmo que nunca tenham encontrado uma espécie específica antes. Toda bactéria tem algumas proteínas das quais não consegue se livrar. E as células imunológicas inatas vêm equipadas com um grupo muito especial de receptores capazes de reconhecer as peças mais comuns de nossos inimigos: os *receptores do tipo Toll*, cuja descoberta valeu dois prêmios Nobel.

Toll significa "ótimo" ou "incrível" em alemão. É um nome muito apropriado para esse mecanismo de informação extremamente surpreendente. O sistema imunológico de todos os animais tem alguma variante de receptores do tipo Toll, o que indica que ele pode ser uma das partes mais antigas do sistema imunológico que provavelmente evoluiu há mais de meio bilhão de anos. Alguns receptores do tipo Toll podem reconhecer a forma dos flagelos, outros, certos cantinhos e fendas nos vírus, outros apontam indícios de perigo e caos, como o DNA flutuante.

Nenhuma bactéria, vírus, protozoário ou fungo pode se esconder completamente desses receptores, não importa o que façam. Existem receptores do tipo Toll que nem precisam tocar em um inimigo diretamente. Como dissemos no início deste capítulo, as bactérias fedem. Apenas por fazerem suas coisas e estarem vivos, os micro-

-organismos suam proteínas e outros lixos que podem ser captados pelos receptores das células imunológicas e que revelam sua presença e identidade. E as bactérias não conseguem evitar esse processo totalmente, mesmo não sendo o melhor para elas. O sistema imunológico inato evoluiu convivendo com bactérias por centenas de milhões de anos e aprendeu a farejar essas peças específicas de quebra-cabeça de bactérias. Esse mecanismo permite que os neutrófilos e os macrófagos as detectem, mesmo sem saber que tipo de bactéria entrou em seu corpo. Simplesmente reconhecem o odor dos inimigos e sabem que as cabeças deles precisam ser esmagadas.

Esse princípio de células que identificam as peças de quebra-cabeça dos inimigos com tipos de receptores sensoriais em suas superfícies é chamado de *reconhecimento de padrões microbianos*. Futuramente, isso será ainda mais importante para o sistema imunológico adaptativo, que usa o mesmo mecanismo básico, mas de forma muito mais engenhosa.

Ok, basta!

Chega de explicações de princípios! Munidos desses conhecimentos, podemos revisitar nosso campo de batalha e conhecer mais uma das armas poderosas e cruéis do sistema imunológico inato. Uma arma pequena mesmo para células e bactérias.

Você se lembra de quando estava caminhando e pisou no prego, como aquele exército invisível apareceu e começou a mutilar e matar inimigos enquanto o fluido do sangue inundava o campo de batalha durante a inflamação? Bem, é hora de aprender quem era esse exército. Infelizmente amaldiçoado com um dos piores nomes da imunologia, apresentamos: o sistema complemento.

12 O exército assassino invisível: o sistema complemento

O SISTEMA COMPLEMENTO É A PARTE MAIS IMPORTANTE DO SISTEMA IMUNOLÓGI-co, da qual você nunca ouviu falar – o que é muito estranho, porque boa parte do sistema imunológico é constituída para interagir com ele e, se ele não funcionar corretamente, as consequências para a saúde são imensas e bastante terríveis.

O sistema complemento é uma das partes mais antigas do sistema imunológico, uma vez que temos provas de que ele evoluiu nos animais multicelulares mais antigos da Terra, há mais de 500 milhões de anos. De certo modo, é a forma mais básica de resposta imunológica de qualquer animal, mas também é muito eficaz. A evolução não gosta de preservar coisas inúteis, então o fato de o sistema complemento ter permanecido em vigor por tanto tempo, sem mudar muito, revela quão incrivelmente valioso ele é para a sua sobrevivência. Não só *não* foi substituído à medida que os organismos se tornaram mais complexos, como suas outras deficiências imunológicas foram ajustadas para deixá-lo mais poderoso.

Entre outras razões, o sistema complemento é em grande parte desconhecido porque não é nada intuitivo e sua complexidade entorpece a mente e faz a cabeça explodir. Mesmo as pessoas que precisam estudá-lo a fundo na universidade podem ter dificuldades em obter uma imagem mental clara de todos os seus diferentes processos e interações. Nenhuma outra parte da imunologia foi tão amaldiçoada com os nomes piores e mais difíceis de lembrar para seus componentes. Felizmente, entender e recordar todos os detalhes é totalmente desnecessário para quem não está estudando imunologia avançada. Então, nós não vamos nos apegar aos detalhes, pois a vida é muito curta para isso. Se você for o tipo de pessoa que gosta de conhecer os pormenores, existem diagramas ilustrados com todos os nomes e mecanismos corretos.

Tudo bem, mas o que é o sistema complemento?

Basicamente, o sistema complemento é um exército de mais de trinta diferentes proteínas (não células!) que trabalham juntas em uma coreografia elegante para impedir que estranhos se divirtam dentro do seu corpo. Ao todo, cerca de 15 QUINTILHÕES

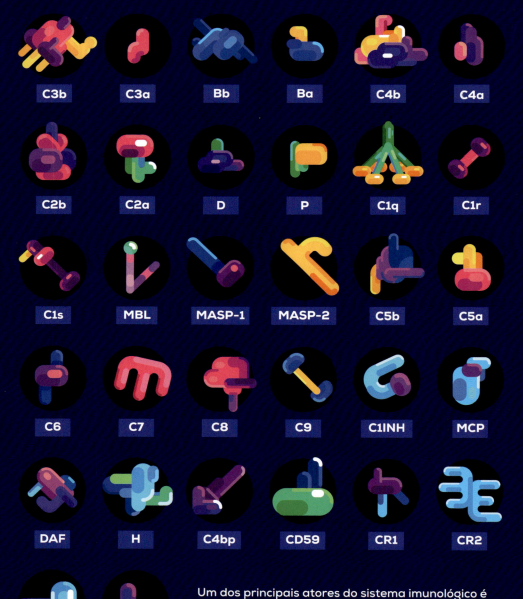

de proteínas do sistema complemento estão saturando todos os fluidos do seu corpo neste momento. Elas são minúsculas e estão por todo lado. Mesmo um vírus parece razoavelmente grande ao lado delas. Se uma célula fosse do tamanho de um humano, uma proteína do sistema complemento mal teria o tamanho do ovo de uma mosca-das-frutas. Como essas proteínas são ainda mais incapazes de pensar e de tomar decisões do que as células, elas são guiadas por nada mais que química. Mesmo assim, são capazes de cumprir vários objetivos diferentes.

Em poucas palavras, o sistema complemento faz três coisas:

- Mutila os inimigos e torna a vida deles miserável e sem graça.
- Ativa as células do sistema imunológico e as dirige para onde estão os invasores para que possam matá-los.
- Abre orifícios nas coisas até que elas morram.

Mas como? Afinal, são apenas muitas proteínas irracionais vagando aleatoriamente sem vontade ou direção. Na verdade, isso faz parte da estratégia delas. As proteínas do sistema complemento flutuam em uma espécie de modo passivo. Não fazem nada – até serem ativadas. Imagine essas proteínas como milhões de fósforos empilhados muito próximos uns dos outros. Se um único fósforo pegar fogo, ele acenderá os fósforos ao redor, e estes acenderão outros e, de repente, haverá uma grande fogueira.

No mundo das proteínas do sistema complemento, pegar fogo significa mudar de forma. Como dissemos antes, a forma de uma proteína determina o que ela pode ou não fazer, com o que ela pode interagir e de que maneira. Na forma passiva, as proteínas do sistema complemento não fazem nada. No entanto, na forma ativa, podem alterar a forma de outras proteínas do sistema complemento e ativá-las.

Esse mecanismo simples pode provocar um efeito cascata. Uma proteína ativa outra. Duas ativam quatro, que ativam oito, que ativam dezesseis. Em pouco tempo, milhares de proteínas terão sido ativadas. Conforme aprendemos brevemente quando falamos sobre a célula, as proteínas se movimentam extremamente rápido. Assim, em poucos segundos, as proteínas do sistema complemento podem deixar de ser um recurso totalmente inútil para se transformar em uma arma ativa e infalível que se espalha com uma força explosiva.

Vejamos como isso acontece na realidade. Pense novamente no campo de batalha, a lesão do prego. O estrago provocado pela lesão foi enorme e os macrófagos e neutrófilos ordenaram a inflamação, o que fez com que os vasos sanguíneos liberassem fluido no campo de batalha. Esse fluido carrega milhões de proteínas do sistema complemento que saturam rapidamente a ferida. Agora o primeiro fósforo precisa pegar fogo.

Isso significa, na realidade, que uma proteína específica e muito importante precisa mudar sua forma. Ela tem o nome incrivelmente inútil de "C3". Saber exatamente como a C3 muda de forma e é ativada é complexo, chato e nem um pouco importante agora, então vamos fingir que isso acontece aleatoriamente, por pura sorte.[1]

Tudo o que você realmente precisa saber é que a C3 é a proteína mais importante do sistema complemento, o primeiro fósforo que precisa acender para dar início ao efeito cascata. Quando isso acontece, ela se divide em duas proteínas menores com formas diferentes que agora estão ativadas. O primeiro fósforo foi aceso!

Uma dessas partes da C3, chamada muito criativamente de C3b, é como um míssil de busca. Dispõe de uma fração de segundo para encontrar uma vítima ou será neutralizada e automaticamente desligada. Se encontrar um alvo, digamos uma bactéria, se fixa com firmeza à superfície da bactéria e não a solta. Ao fazer isso, a proteína C3b muda sua forma novamente, o que lhe confere novos poderes e habilidades. (De certa maneira, as proteínas do sistema complemento são como minitransformadores de proteínas.) Em sua nova forma, é capaz de pegar outras proteínas do sistema complemento, mudar a forma delas e fundir-se com elas. Depois de algumas ações, transformou-se em uma plataforma de recrutamento.

Essa plataforma é especialista em ativar mais proteínas C3 que recomeçam todo o ciclo. Tem início uma série sucessiva de ampliação. O ciclo de ativação de novas formas começa novamente e se repete, de novo, e de novo. Cada vez mais C3b recém-ativadas se fixam às bactérias, criam novas plataformas de recrutamento e ativam ainda mais C3. Em questão de alguns segundos após a ativação da primeira proteína do sistema complemento, milhares de proteínas cobrem toda a bactéria.

Para a bactéria, isso é muito ruim. Imagine que você passa o dia cuidando da sua própria vida e de repente centenas de milhares de moscas, em sincronia, cobrem sua pele, da cabeça aos pés. Seria uma experiência horrível, impossível de ser ignorada. Para uma bactéria, esse processo pode enfraquecê-la e feri-la, tornando-a indefesa e desacelerando-a consideravelmente.

---

1 Na verdade, a ativação do sistema complemento aleatoriamente, por pura sorte, é uma das maneiras de ele ser acionado. Existem outras, mais complicadas. Para saber mais sobre isso, dê uma olhada em diagramas sofisticados. Mas será que essa ativação aleatória acontece mesmo quando não há inimigos por perto? Sim! As células têm defesas contra o próprio sistema complemento para evitar que sejam atacadas acidentalmente por essas proteínas.

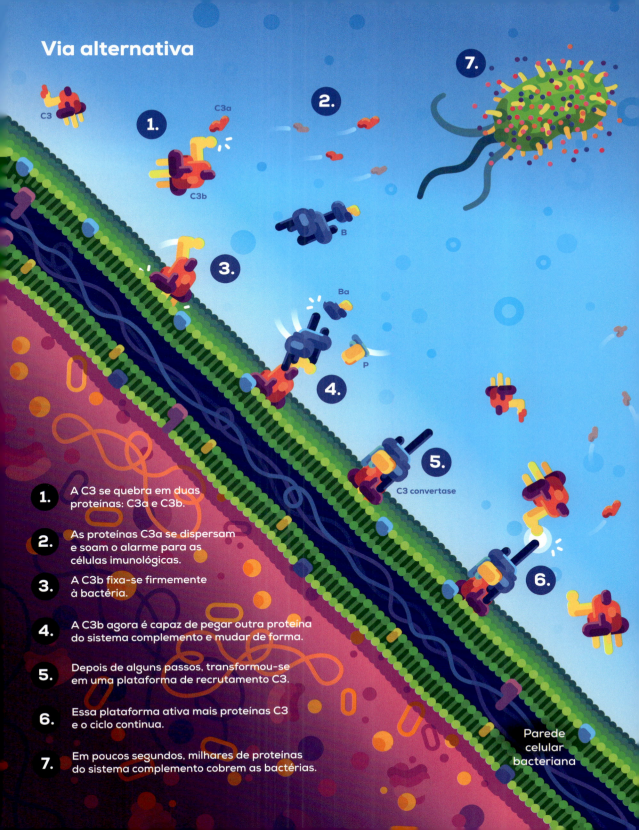

Mas isso não é tudo! Lembra da outra parte gerada a partir da proteína C3? É chamada de C3a – afinal, por que não? Ela funciona como um sinalizador de socorro, assim como as citocinas que discutimos dois capítulos atrás. Como uma mensagem, um sinal de alarme, milhares de C3a deixam o local da batalha, gritando por atenção. Células imunológicas passivas, como macrófagos ou neutrófilos, começam a farejá-las, captando-as com receptores especiais e despertando de seu torpor para seguir o rastro delas até o local da infecção. Quanto mais proteínas de alarme ativas do sistema complemento encontram, mais agressivas ficam, porque proteínas do sistema complemento ativas sempre significam que algo ruim as acionou. A trilha de C3a as direciona exatamente para o local onde são mais necessárias. Nesse caso, a C3a faz exatamente o mesmo trabalho que as citocinas, com a diferença de ser gerada passivamente e não precisar ser produzida pelas células.

Até agora, o sistema complemento desacelerou os invasores (moscas C3b cobrindo sua pele) e pediu ajuda (balizas de emergência C3a). Agora o sistema complemento começa a ajudar ativamente a matar o inimigo. Como discutimos antes, os fagócitos são as células-soldado: são células que engolem os inimigos inteiros. Porém, para engolir um inimigo, primeiro precisam pegá-lo. O que não é tão fácil quanto imaginamos, já que as bactérias preferem não ser agarradas e tentam escapar.

E mesmo que não insistissem em tentar não ser mortas, há uma espécie de problema de física: as membranas das células e das bactérias são carregadas negativamente – e, como aprendemos brincando com ímãs, cargas iguais se repelem. Essa carga não é tão forte que não possa ser superada por um fagócito, mas dificulta consideravelmente que as células do sistema imunológico consigam apanhar bactérias.

Porém...

O sistema complemento tem carga positiva. Assim, quando as proteínas do sistema complemento se fixam às bactérias, atuam como uma supercola, ou melhor, como pequenas alças – que ajudam as células imunológicas a agarrar e segurar suas vítimas. Uma bactéria coberta de proteínas do sistema complemento é presa fácil para os soldados imunológicos e, de certa forma, fica muito mais saborosa! Esse processo é chamado de *opsonização*, um termo do universo culinário derivado de uma antiga palavra grega que significa um saboroso prato de acompanhamento. Portanto, se um inimigo é opsonizado, ele fica mais gostoso!

Mas fica ainda melhor. Imagine ser coberto por moscas novamente. Agora imagine as moscas se transformando em vespas em um piscar de olhos. Outro efeito cascata está prestes a começar. Esse será letal. Na superfície da bactéria, a plataforma de recrutamento C3 muda novamente de forma e passa a ativar outro grupo de proteínas do sistema complemento. Em conjunto, dão início à construção de uma estrutura maior: um *complexo de ataque à membrana*, que, prometo, é o único nome decente dentro do sistema complemento. Peça por peça, novas proteínas do sistema complemento, constituídas como longas lanças, ancoram-se profundamente na superfície da bactéria, impossíveis de serem removidas. As lanças esticam e comprimem até abrirem um buraco que não pode ser fechado novamente. Literalmente uma ferida. Os fluidos correm para dentro da bactéria cujas entranhas se espalham. O que provoca rapidamente a morte da bactéria.

No entanto, se as bactérias não estão felizes com o sistema complemento, ele é ainda mais útil no combate aos vírus. Os vírus têm um problema: são pequenas coisas flutuantes que precisam viajar de célula em célula. Fora das células, os vírus basicamente esperam colidir de forma aleatória contra a célula certa para infectá-la por puro acaso, o que também os torna virtualmente indefesos enquanto flutuam. E aqui o sistema complemento é capaz de interceptá-los e feri-los para que se tornem inofensivos. Sem isso, as infecções por vírus seriam muito mais mortais. Falaremos mais sobre vírus depois.

De volta ao nosso ferimento provocado pelo prego, milhões de proteínas do sistema complemento mutilaram ou mataram centenas de bactérias, facilitando o trabalho de limpeza a cargo dos neutrófilos e macrófagos. Quanto menos bactérias encontrarem para se fixar, menos proteínas do sistema complemento serão ativadas. Dessa forma, a atividade do sistema diminui novamente. Quando não há mais inimigos por perto, o sistema complemento torna-se de novo uma arma passiva e invisível. Um belo exemplo de como um grupo de coisas irracionais pode fazer coisas inteligentes juntas. E de quão importante é a colaboração entre as diferentes camadas de defesa do sistema imunológico.

Muito bem. No que diz respeito ao poder ofensivo de luta, conhecemos os soldados mais importantes do corpo e aprendemos alguns dos princípios centrais que os mantêm em movimento e os fazem funcionar. Portanto, vamos resumir brevemente o que aprendemos até agora sobre o sistema imunológico inato antes de prosseguirmos.

Seu corpo está envolto por uma engenhosa parede fronteiriça autorreparável incrivelmente difícil de ser transposta e que o protege de forma extremamente eficiente. Se for violado, seu sistema imunológico inato reagirá de imediato. Primeiro, os rinocerontes-negros, os macrófagos, as enormes células que engolem os inimigos por inteiro, aparecem e distribuem a morte. Se percebem que há inimigos demais, usam as citocinas, as proteínas de informação, para chamar os chimpanzés com

Sistema imunológico inato – Aula 1:

 Barreira física
 Macrófagos
 Neutrófilos
Sistema complemento

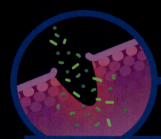
1. A parede fronteiriça (a pele) é violada.

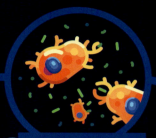
2. Os macrófagos comem e matam.

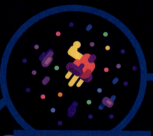
5. Chegam reforços, incluindo o sistema complemento.

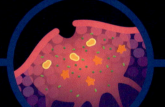
4. As células imunológicas ordenam a inflamação.

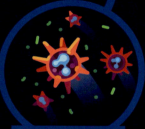
3. Os macrófagos chamam os neutrófilos.

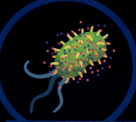
6. O sistema complemento identifica, mutila e mata.

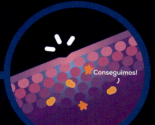
7. Os invasores são derrotados.

metralhadoras, isto é, os neutrófilos, os loucos guerreiros suicidas do sistema imunológico. Os neutrófilos não vivem muito e seu combate é prejudicial ao corpo porque matam as células civis. Ambas as células causam inflamação, trazendo fluidos e reforços para uma infecção e levando o campo de batalha a inchar. Um dos reforços são as proteínas do sistema complemento, um exército de milhões de minúsculas proteínas que apoiam passivamente as células imunológicas no combate e ajudam a identificar, prender, mutilar e eliminar os inimigos. Juntas, essas equipes poderosas são suficientes para a maioria das pequenas feridas e infecções com que você se depara no dia a dia.

Mas e se tudo isso não for suficiente? Afinal, só assumimos que tudo daria certo. A triste realidade é que muitas vezes não é o que acontece. As bactérias não são ingênuas. Elas desenvolveram uma série de estratégias para esconder ou evitar a primeira linha de defesa. Pequenas feridas podem ser uma sentença de morte se uma infecção não for contida e eliminada.

Então vamos aumentar a gravidade da situação.

13 Inteligência celular: a célula dendrítica

No ferimento provocado pelo prego enferrujado, as coisas começaram a sair do controle. Apesar de combater bravamente por horas e de matar centenas de milhares de inimigos, os macrófagos e os neutrófilos não conseguiram eliminar a infecção. De todas as diferentes bactérias que invadiram a ferida, todas foram mutiladas, massacradas e comidas, exceto uma única espécie, que não ficou nem um pouco impressionada com as suas defesas e resistiu a elas.[1]

Essas bactérias patogênicas do chão empregaram defesas na ferida infectada, multiplicaram-se rapidamente e consolidaram sua posição. Elas se alimentam com os recursos destinados às células civis e começam a defecar em todos os lugares, liberando substâncias químicas que ferem ou matam células, civis e defensoras. As proteínas do sistema complemento, que vieram com as primeiras ondas de fluidos do sangue, foram esgotadas, e cada vez mais células imunológicas que combateram por horas e dias estão desistindo e morrendo de exaustão.

Enquanto novos neutrófilos ainda chegam, o combate impulsivo torna-se cada vez mais um fardo. Eles ordenam mais inflamação, renovando a resistência do sistema complemento, mas também provocando cada vez mais inchaço no tecido. Os danos colaterais estão aumentando vertiginosamente. Agora, mais células civis estão morrendo, mas isso acontece mais por conta dos esforços do sistema imunoló-

---

1 Vamos nos divertir um pouco e ver um caso em que as bactérias resistem às defesas imunológicas. Muitas bactérias patogênicas não se importam muito com o sistema complemento, por exemplo. Embora o sistema possa ser supermortal para a maioria delas, os patógenos de verdade zombam dessas pequenas proteínas tolas e continuam a cuidar da própria vida, evitando-as cuidadosamente. Um exemplo admirável é a bactéria *Klebsiella pneumoniae*, um patógeno que causa, entre outras coisas horríveis, a pneumonia. Essa bactéria evita todo o trabalho do sistema complemento escondendo-se de proteínas por trás de uma estrutura pegajosa e viscosa chamada cápsula – literalmente uma camada adocicada e viscosa que as bactérias produzem para cobrir as moléculas que podem ser reconhecidas pelo sistema imunológico. Simples e eficaz, como um desodorante para bactérias.

gico do que pelas ações das bactérias. Por todo lado, aumenta rapidamente a contagem de mortos e não há um fim à vista.

Agora, na escala humana, você realmente começa a notar. Você terminou a caminhada um pouco aborrecido, voltou para casa, tomou banho e colocou um curativo no ferimento. Mas, no dia seguinte, caminhar ainda é um pouco desagradável. Seu dedo do pé inchou consideravelmente, está vermelho e lateja. Mesmo sem pressioná-lo, o dedo do pé dói. Ao examiná-lo, apertando o dedo, a ferida com crostas se abre e uma gota de pus amarelado escorre.

Essa substância de cheiro estranho pode emergir de feridas um ou dois dias depois do início de uma infecção. O pus é o conjunto dos cadáveres de milhões de neutrófilos que lutaram até a morte por você, misturados com restos de células civis, inimigos mortos e substâncias antimicrobianas utilizadas na batalha. Um pouco nojento, com certeza, mas também uma prova do esforço altruísta de suas células imunológicas engajadas em uma luta para mantê-lo vivo, e que deve terminar com a morte delas. Sem o sacrifício dos neutrófilos, essa infecção já teria se espalhado e talvez invadido a corrente sanguínea, o que daria aos intrusos acesso a todo o corpo e isso seria muito, muito ruim.

Mas ainda há esperança. Enquanto a batalha continua, a central de inteligência do sistema imunológico inato tem trabalhado silenciosamente em segundo plano: a célula dendrítica está a caminho.

Por muito tempo, as células dendríticas não foram realmente levadas a sério, o que faz sentido se você observá-las: elas são simplesmente ridículas. São células grandes com longos braços semelhantes a estrelas-do-mar balançando por toda parte, bebendo e vomitando sem parar. No entanto, elas têm dois dos trabalhos mais cruciais de todo o sistema imunológico: identificam que tipo de inimigo está infectando seu corpo, se é uma bactéria, um vírus ou um parasita, e tomam a decisão de ativar o próximo estágio de defesa: as células imunes adaptativas, armas pesadas e especializadas que precisam entrar em ação caso seu sistema imunológico inato esteja correndo o risco de ficar sobrecarregado.

As células dendríticas são células-sentinela muito cuidadosas e sossegadas. Ficam em quase todos os lugares do seu corpo, abaixo da pele e da mucosa, e estão presentes em todas as suas bases imunitárias, os linfonodos. O trabalho delas é simplesmente se embebedarem. A célula dendrítica é uma dedicada especialista dos fluidos corporais que circulam entre as células. De certa forma, trata-os como um vinho caro em um evento exclusivo de degustação de bebidas. Toma um gole, prova-o em sua boca imaginária para obter uma relação completa de todos os seus diferentes sa-

Células dendríticas

Conhecedora cuidadosa dos fluidos do corpo humano, a célula dendrítica, com seus braços flexíveis, engole e cospe continuamente os fluidos ao seu redor. Assim que experimenta pedaços de vírus ou de bactérias, fragmentos de células civis moribundas ou citocinas de alarme, para de cuspir e começa a engolir e armazenar amostras. Em seguida, deixa o campo de batalha e entra no sistema linfático para ativar o sistema imunológico adaptativo.

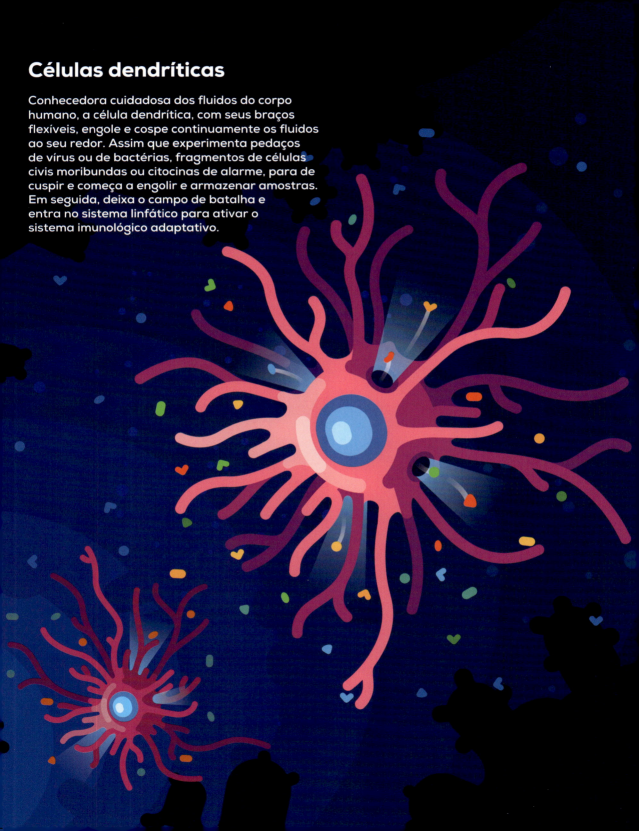

Inteligência celular: a célula dendrítica

bores e componentes e depois os cospe. Em um dia normal, degusta e cospe várias vezes o seu próprio volume.

A célula dendrítica está sempre à procura de alguns poucos sabores muito específicos – o sabor de bactérias ou de vírus, o de células civis moribundas ou o de citocinas de alarme de combate emitidas por células imunológicas. Quando toma um gole e reconhece qualquer um desses sabores, ela sabe que o perigo está presente e entra em um estágio mais ativo. Então, a célula dendrítica para de cuspir e começa a engolir. Ela tem pouco tempo para produzir amostras e está determinada a usar cada segundo. Assim como ocorre com os macrófagos, inicia uma fagocitose, pegando e engolindo qualquer lixo ou qualquer inimigo que esteja flutuando no campo de batalha, mas com uma grande diferença: a célula dendrítica não está tentando digerir nenhum inimigo. Ela continua decompondo os inimigos em pedaços, mas para recolher exemplares e identificá-los. A célula dendrítica não só é capaz de distinguir se um inimigo é, por exemplo, uma bactéria, como também pode distinguir entre diferentes espécies de bactérias e saber que tipo de defesa é necessária contra elas.

No seu dedo do pé infectado, por algumas horas, foi isto que a célula dendrítica fez: flutuou um pouco e engoliu quantas amostras foi capaz de pegar com seus longos e estranhos braços de tentáculo. Coletou, analisou e armazenou todos os tipos de produtos químicos e de cadáveres inimigos que pôde obter. Após algumas horas, seu cronômetro interno se esgota. De repente, a célula dendrítica para de recolher amostras. Ela já tem todas as informações de que precisa e, como fareja que a batalha ainda está ativa e dramática, começa a se locomover. A célula dendrítica decola e deixa o campo de batalha – seu destino é o grande ponto de encontro, o centro de inteligência onde aguardam milhões de parceiros em potencial.

Uma vez que uma célula dendrítica esteja a caminho, ela se torna uma espécie de registro instantâneo do estado do campo de batalha em determinado momento, uma mensageira do que estava acontecendo no local da infecção quando coletou suas amostras. Veremos isso detelhadamente mais tarde, mas, em poucas palavras, a célula dendrítica proporciona *contexto,* ou um pano de fundo, para o sistema imunológico adaptativo. Se continuasse a recolher amostras enquanto estivesse em trânsito, poderia causar dois problemas: em primeiro lugar, as amostras coletadas no campo de batalha seriam diluídas por amostras da viagem e assim o nível de perigo não seria tão facilmente identificado. Em segundo lugar, se as amostras fossem coletadas fora do campo de batalha, a célula dendrítica poderia pegar material inofensivo do seu corpo e acidentalmente causar uma doença autoimune. Você não precisa entender agora como isso funciona nem por quê. Discutiremos essas doenças horríveis e fascinantes mais tarde.

De qualquer forma, o registro instantâneo do campo de batalha, a mensagem, deve ser entregue a um linfonodo. Para chegar lá, a célula dendrítica precisa entrar na superestrada do sistema imunológico: o *sistema linfático* – agora é uma ótima oportunidade para conhecer o seu encanamento interno!

14 Superestradas e megacidades

PENSE NOVAMENTE NO CONTINENTE DE TECIDO HUMANO POR UM MOMENTO, NA escala absoluta de um ser humano pela perspectiva de uma célula. Para uma célula, você é uma gigantesca montanha de tecido, com uma altura dez vezes maior do que a do monte Everest. Porém, não se trata de uma pilha uniforme, mas de um volume organizado em muitas nações e países diferentes desempenhando as mais diversas funções – desde uma rede de fios elétricos de alta voltagem que transmite ordens e instruções da nação pensante do cérebro, até o oceano ácido do estômago e as nações unidas do intestino, que processam os recursos em estado bruto e os transformam em embalagens de alimentos caprichadas, que são então distribuídas pelos oceanos de fluido repletos de nadadores-entregadores.

Entre todos esses sistemas e nações, existe a rede de megacidades e de superestradas do sistema imunológico: o *sistema linfático*. Esse sistema não recebe tanta atenção nos livros didáticos porque ele não é tão bem definido, e sua utilidade não é tão evidente quanto a do coração com seus vasos sanguíneos ou a do cérebro com sua fiação elétrica. Ele não tem um órgão central gigante como o fígado, mas centenas de órgãos minúsculos, e, assim como o sistema cardiovascular, possui uma rede de vasos de longo alcance e seu próprio fluido especial. Sem ele, você estaria tão morto quanto se ficasse sem seu coração. Vamos explorá-lo brevemente.

Sua rede de *vasos linfáticos* tem quilômetros de extensão e cobre todo o corpo. Esse sistema é uma espécie de parceiro dos vasos sanguíneos e do sangue. A principal função do sangue é transportar recursos como oxigênio para todas as células. Para fazer isso, parte do sangue precisa efetivamente sair dos vasos sanguíneos e escoar para os tecidos e órgãos para entregar os bens diretamente às células. (O que faz todo o sentido se você pensar por um momento, mas ainda parece um pouco estranho.) A maior parte desse sangue é então reabsorvida pelos vasos sanguíneos. Mas algumas das partes líquidas do sangue permanecem no tecido entre as células e precisam ser transportadas de volta à circulação. O sistema linfático é o responsável por esse trabalho. Ele drena constantemente o corpo e os tecidos e entrega o excesso de fluido de vol-

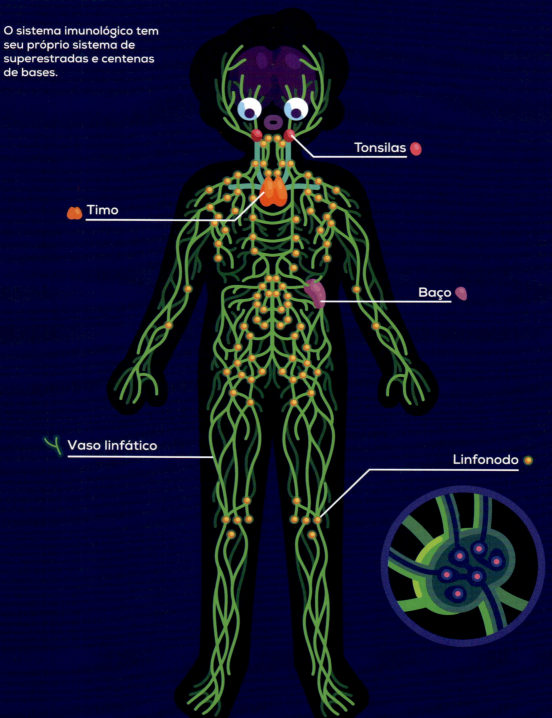

Superestradas e megacidades

ta ao sangue, onde pode circular novamente – se não o fizesse, com o tempo você incharia como um balão.

O sistema linfático começa como uma rede apertada e complexa de sistemas capilares espalhados pelos tecidos. Vasos volumosos e irregulares, construídos como uma série de válvulas unidirecionais – a água que vem dos tecidos pode entrar nos vasos, mas não pode fluir de volta. Há apenas uma direção, uma vez que gradualmente os pequenos vasos linfáticos se fundem e ficam maiores, e continuam a se fundir e ficam maiores ainda. Como o sistema linfático não tem um coração de verdade, a água flui lentamente. Se uma célula fosse do tamanho de um ser humano, o sangue seria como um fluxo estrondoso, movimentando-se várias vezes mais rápido que a velocidade do som. Em comparação, viajar pelos vasos linfáticos seria como fazer um cruzeiro tranquilo com passeios turísticos e sem pressa.

O coração bombeia e transporta cerca de 2 mil galões de sangue pelo corpo todos os dias, enquanto o sistema linfático transporta dos tecidos apenas cerca de três quartos desse volume de volta para o sangue. Esse movimento lento é possível em virtude da pressão negativa e de uma camada muscular muito sutil que envolve os vasos. Você pode imaginar isso como um pseudocoração muito fino, espalhado e em forma de bomba que cobre todo o seu corpo e só bate uma vez a cada quatro ou seis minutos.[1]

O fluido transportado pelo sistema linfático se chama *linfa*. Se você acha o sangue um pouco nojento, também não gostará dela. Em geral, a linfa tem uma coloração clara, mas em alguns lugares, como na região do intestino, pode ser branco-amarelada e ter a aparência de leite velho e nojento. Ela fica com essa cor porque não transporta apenas água; a linfa também é o sistema de gestão de resíduos e alarme. Quando drena o excesso de fluido entre as células, ela recolhe todo tipo de detritos e lixo: células do corpo danificadas e destruídas, bactérias mortas – às vezes até vivas – ou outros invasores, e todos os tipos de sinais químicos e de substâncias que encontra pelo caminho.

Isso é especialmente importante se você for acometido por uma infecção, porque a linfa capta uma espécie de corte transversal dos produtos químicos que flu-

---

1 "Bater" não é exatamente a expressão mais adequada, pois essas "batidas" não são sincronizadas – seria mais como mil tubos de pastas de dente sendo espremidos por todo o corpo de forma independente.

Imunidade

tuam pelos campos de batalha e os transporta diretamente para os centros de inteligência do sistema imunológico, os linfonodos, onde serão filtrados e analisados.[2]

Porém, se a linfa carrega muitas coisas diferentes, talvez seu trabalho mais importante seja servir como uma superestrada para as células imunológicas. A cada segundo, bilhões delas estão viajando por essa autoestrada, procurando um emprego. Esses empregos são distribuídos nas megacidades do sistema imunológico, por onde a linfa deverá passar antes de virar novamente parte do sangue. São as megacidades em forma de feijão, os *linfonodos* – os órgãos do sistema imunológico. Você tem cerca de seiscentos deles espalhados por todo o corpo.

A maioria dos linfonodos fica em volta dos intestinos, na região da axila, no pescoço e na cabeça, ou perto da virilha. Você pode tentar tocá-los. Coloque a cabeça para trás e sinta-os cuidadosamente na região macia abaixo dos cantos da mandíbula. Se eles estiverem muito pequenos para senti-los agora, com certeza você conseguirá senti-los quando estiver com dor de garganta ou resfriado, pois eles incharão e parecerão nódulos estranhos e firmes. As megacidades dos linfonodos são como as enormes plataformas de namoro que existem na internet. Nelas, o sistema imunológico adaptativo encontra o sistema imunológico inato para encontros ardentes. Ou melhor, é onde as células imunes adaptativas procuram seu par ideal. É aqui que a célula dendrítica viajante chega do campo de batalha após cerca de um dia tranquilo de viagem.

Um parêntese: o baço e as tonsilas – os melhores amigos do superlinfonodo

Uma parte da infraestrutura linfática é um pequeno órgão especial que a maioria das pessoas não conhece, embora ele seja muito importante. O *baço* é uma espécie de grande linfonodo, do tamanho de um pêssego, mas com o formato de um feijão. Assim como os linfonodos, funciona como uma espécie de filtro, porém com um alcance muito maior. Por um lado, o baço é o lugar do corpo onde 90% das células sanguíneas velhas são filtradas e recicladas quando a vida delas chega ao fim.

---

2 Curiosamente, e um fato muito estranho para não ser mencionado, o sistema linfático é o seu sistema de transporte de gordura. Ele pega as gorduras das comidas em torno dos intestinos e as despeja na corrente sanguínea para serem distribuídas depois.

Superestradas e megacidades

O baço armazena uma reserva emergencial de sangue, cerca de 240 mL, que é inestimável se algo ruim acontecer – de modo que, se você precisar, pode dispor de um pouco de sangue extra no corpo. Mas isso ainda não é tudo: de 25% a 30% de suas hemácias e 25% de suas plaquetas (os fragmentos de células que podem fechar feridas) são armazenadas nele para emergências.

Mas o baço não é apenas um reservatório emergencial de sangue em caso de ferimentos. Ele também é um dos centros das células-soldado, uma espécie de quartel. Além disso, é a principal casa para uma célula imunológica que não mencionamos antes, embora ela tenha ajudado durante o corte: o *monócito*. Os monócitos são basicamente células de reforço que podem se transformar em macrófagos e em células dendríticas. Cerca de metade dos monócitos patrulham o sangue, onde representam a maior célula individual que flutua no sistema cardiovascular. Se você sofrer uma lesão e logo uma infecção drenar e matar muitos macrófagos, eles chegam como reforços. Uma vez que entram no local da infecção, deixam de ser monócitos e se transformam em macrófagos novinhos em folha. Dessa forma, mesmo que você perca muitos macrófagos em uma batalha intensa, terá um novo fluxo deles, que não se esgotará.

A outra metade dos monócitos permanece no baço como uma força emergencial de reserva. Embora seja fácil pensar nos monócitos apenas como substitutos dos macrófagos, existem subclasses de monócitos com funções mais especializadas, como compressores em uma inflamação. Também podem ser convocados ao coração durante um infarto para ajudar o tecido cardíaco a se curar.

Além de servir como um reservatório de emergência e como um quartel, o baço é realmente apenas um enorme linfonodo que filtra o sangue (e não o fluido linfático, como fazem os linfonodos em geral) e faz todas as coisas que os linfonodos fazem. Então, quando discutirmos a função dos linfonodos mais detalhadamente, lembre-se de que o baço faz a mesma coisa. O detalhe é que ele atua com o sangue.

As pessoas perdem o baço com frequência. Isso acontece, por exemplo, após acidentes de trânsito, já que uma forte batida no tronco pode causar uma ruptura no pequeno órgão, que precisará ser removido. Surpreendentemente, isso não é tão mortal quanto se imagina. Outros órgãos, como o fígado, os linfonodos regulares e a medula óssea podem assumir a maior parte das funções do baço. Além disso, cerca de 30% das pessoas têm um segundo baço minúsculo, mas que crescerá e assumirá o trabalho se o primeiro for removido.

Mas não é bom perder o baço porque, como você pode ter imaginado, a maioria dos órgãos existe por uma razão. Pacientes que perdem o baço tornam-se, muitas

Imunidade

vezes, muito mais suscetíveis a certas doenças, como a pneumonia, que pode ser letal na pior das hipóteses. Embora não seja uma sentença de morte perder esse órgão minúsculo e estranho, se possível, tente mantê-lo!

Já as *tonsilas*, popularmente chamadas de amídalas, são conhecidas pelas pessoas apenas como coisas estranhas que ficam no fundo da garganta e às vezes precisam ser removidas cirurgicamente em crianças. Mas não são apenas pedaços irritantes de tecido inútil. Elas servem como um centro de inteligência do sistema imunológico na boca. Muitas células imunológicas diferentes que conheceremos neste livro funcionam ali para manter você saudável. Para obter amostras, as tonsilas têm vales profundos onde pequenos pedaços de comida podem ficar presos. São as células M (de *microfold*, em inglês, ou "microprega"), células muito curiosas que pegam todos os tipos de coisas da sua boca e puxam para dentro do tecido, onde mostram para as células imunológicas para que elas possam analisar o material.

Isso é basicamente útil de duas maneiras: na juventude, esse processo treina o sistema imunológico para capacitá-lo a reconhecer quais são os tipos inofensivos de alimentos que você come e que não devem ser combatidos. E para poder produzir armas contra invasores, se encontrar algum. Explicaremos todos esses mecanismos com mais detalhes no restante do livro, portanto não vamos nos aprofundar muito aqui. Se as suas tonsilas estiverem ansiosas demais e trabalhando muito, poderão ficar cronicamente inflamadas e inchar, o que pode causar inúmeros tipos de sintomas desagradáveis. Às vezes, por conta disso, acaba sendo necessário removê-las cirurgicamente, mas depende do caso e geralmente não é um grande problema se o paciente tiver mais de 7 anos e um sistema imunológico sólido. Em poucas palavras, o que você realmente precisa saber sobre as tonsilas é que elas são alicerces imunológicos que agem ativamente, efetuando amostras do que entra em seu corpo.[3]

Muito bem, está na hora de voltar para o nosso campo de batalha! Vamos criar um suspense por um momento. O sistema imunológico adaptativo desperta. Muito lentamente, como um adolescente que foi acordado pela mãe antes do nascer do sol, se estica e geme enquanto desliza devagar para fora da cama e reúne forças.

De volta ao local da infecção, sua presença é desesperadamente necessária.

---

3 Antes que as tonsilas fossem mais bem compreendidas, era um procedimento padrão e bastante comum removê-las se estivessem infectadas, ou às vezes até por precaução. Hoje em dia, a retirada das tonsilas é considerada com muito mais cuidado, uma vez que elas servem a um propósito. É incrível pensar na facilidade com que os seres humanos retiravam partes vivas do corpo só porque pareciam ser irritantes e não tão úteis.

15 A chegada das superarmas

DE VOLTA AO CAMPO DE BATALHA DO PREGO ENFERRUJADO, OS PRIMEIROS MENSA-geiros dendríticos, munidos de informações, partiram dias atrás, uma eternidade na escala de tempo das células. Durante todo esse intervalo, os soldados do sistema imunológico inato lutaram vigorosamente contra as bactérias patogênicas do solo que invadiram seu tecido. A essa altura, devem ter matado milhões. Empurraram-nas para fora repetidas vezes, mas as bactérias se espalharam em mais tecidos circundantes e ressurgiram com uma nova força. O campo de batalha é um caos de células civis e células-soldado mortas, NETs erguidas por neutrófilos (você sabe, essas armadilhas suicidas que parecem redes), toxinas e fezes de bactérias, sinais de alarme e proteínas do sistema complemento esgotadas. A morte está por toda parte. Milhões de células imunes lutaram até morrer. Em suma, em algum momento o sistema imunológico inato provavelmente vencerá essa batalha. Mas pode levar semanas e a vitória está longe de ser certa, pois ainda existe a possibilidade de que o sistema imunológico perca e que os invasores se aprofundem no gigante de tecido humano, causando mais caos e destruição.

Exausto por uma guerra aparentemente interminável, um macrófago se move lentamente sobre o campo de batalha à procura de bactérias para matar. O seu fim está se aproximando. O macrófago está tão, tão cansado. Tudo o que ele deseja é parar de lutar e desistir, abraçar o doce beijo da morte e dormir para sempre. Está prestes a fazer isso, mas então nota alguma coisa. Milhares de novas células chegam ao campo de batalha e se espalham rapidamente. Mas não são soldados.

São células T auxiliares!

As células especializadas do sistema imunológico adaptativo foram produzidas especialmente para essa batalha e existem apenas para combater essa específica bactéria do solo que tem trazido tantos problemas para os soldados! Uma dessas células T auxiliares se movimenta um pouco, farejando e reconhecendo o ambiente. Parece recolher-se por um momento. Então se dirige para o macrófago cansado e sussurra algo, usando citocinas especiais para transmitir sua mensagem. De repente, um choque de energia dispara através do corpo inflado do macrófago. Em um pis-

Imunidade

car de olhos, seu ânimo volta e ele parece recuperar as forças. Mas com uma novidade: uma raiva enorme. O macrófago sabe o que precisa fazer: matar bactérias, agora mesmo! Revigorado, lança-se contra os inimigos para rasgá-los em pedaços. Por todo o campo de batalha, isso começa a acontecer quando as células T auxiliares sussurram palavras mágicas para os soldados cansados, motivando-os a se recompor e a enfrentar as bactérias novamente, com ainda mais violência do que antes.

Mas isso não é tudo. Alguma coisa estranha está acontecendo. Outro pequeno exército – dessa vez formado diretamente pelo sistema imunológico adaptativo – juntou-se à luta. Aos milhões, inunda o campo de batalha, lançando-se contra os inimigos. Chegaram as forças especializadas dos anticorpos! E, embora sejam feitos de proteínas assim como o sistema complemento, os anticorpos são muito diferentes.

Se o sistema complemento luta como guerreiros com porretes e garras, os anticorpos lutam como assassinos com rifles de precisão. Nesse caso, o objetivo deles é mutilar e desarmar esse exato tipo de bactéria que está presente agora no local da infecção. Dessa vez não há saída. As bactérias que se escondem atrás das células ou que tentam escapar começam a chacoalhar à medida que são inundadas por milhares de anticorpos que se prendem nelas. Pior ainda, há grupos de bactérias grudadas, incapazes de se mover ou fugir.

Com a ajuda dos anticorpos, subitamente os soldados podem vê-las com muito mais clareza, e agora parecem ser muito mais saborosas do que antes, depois que foram opsonizadas.

Até o sistema complemento parece agora mais agressivo do que antes, já que mais uma vez começa a atacar e abrir orifícios nas vítimas. O que havia sido uma batalha desesperada e brutal durante dias agora se transforma muito rapidamente em um massacre unilateral. As bactérias patogênicas não têm como contra-atacar a tática coordenada do sistema imunológico. Aos poucos elas são erradicadas e exterminadas sem piedade.

Em algum momento, a última bactéria em pânico é devorada inteira pelo macrófago anteriormente cansado. A batalha está vencida. Agora o sussurro de citocinas das células T diminui lentamente e os macrófagos começam a se sentir exaustos. Os soldados em volta, principalmente os neutrófilos que lutaram com tanta bravura, começam a se matar. Sua presença não é mais necessária e eles sabem que fariam mais mal do que bem se continuassem a agir. Os restos de seus corpos são limpos por macrófagos jovens e cheios de disposição, que tomarão seus lugares como os novos guardiões do tecido.

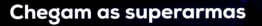

Chegam as superarmas

Quando o sistema imunológico adaptativo chega ao campo de batalha, os invasores são retirados com bastante rapidez.

Armadilha extracelular do neutrófilo (NET)

Macrófago enfurecido

Patógenos opsonizados e aglomerados

Célula T auxiliar

Anticorpos

Seu primeiro trabalho é ajudar as células civis a curar a ferida enviando mensagens encorajadoras que as incentivam a se reconstruir. A maioria das células T auxiliares se junta ao suicídio controlado em massa, mas algumas permanecem no antigo local da infecção e se instalam para proteger o tecido de um futuro ataque.

A inflamação se retrai e os vasos sanguíneos se contraem novamente, enquanto o excesso de fluido deixa o antigo campo de batalha, transportado pelos vasos linfáticos. O tecido inchado se contrai aos poucos e volta para suas dimensões anteriores. O tecido danificado já está crescendo de novo e jovens células civis tomam o lugar das que caíram em batalha. A regeneração está a caminho.

Na escala humana, alguns dias depois do seu infeliz encontro com o prego enferrujado, você acorda e percebe que o dedo do pé está muito melhor. O inchaço desapareceu, a ferida fechou e não deixou nada além de uma leve marca vermelha. Coisa pouca. As feridas cicatrizam, nada de mais. Você ignora por completo os eventos dramáticos que suas células tiveram de enfrentar. Para você, todo o sufoco foi um pequeno aborrecimento, mas para milhões de células foi uma luta desesperada de vida ou morte. Elas cumpriram seu dever e deram suas vidas para proteger você.

O que aconteceu aqui? Como os reforços do sistema imunológico adaptativo conseguiram mudar a situação no campo de batalha de forma tão massiva e decisiva a ponto de eliminar as bactérias? E não que você esteja reclamando, mas por que seu sistema imunológico demorou para agir?

16 A maior biblioteca do universo

Não foi uma coincidência que, quando o sistema imunológico adaptativo apareceu, a batalha desesperada se transformou em um banho de sangue brutal que devastou as bactérias invasoras. Elas nunca tiveram chance, porque as células de reforço e os anticorpos nasceram especialmente para combatê-las. Neste momento, seu sistema imunológico adaptativo tem uma arma específica contra todos os possíveis inimigos do universo: para cada infecção que já existiu no passado, para todas que estão no mundo agora e para cada uma que possa vir a surgir no futuro, mas que ainda nem existe. De certa forma, essa é a maior biblioteca do universo.

Espere um pouco. O quê? Como assim? E por quê? Bem, porque é necessário.

Os micro-organismos têm uma enorme vantagem sobre nós gigantes de tecido humano. Considere quanto esforço é preciso para fazer uma única cópia sua e das suas trilhões de células. Para se multiplicar, primeiro você tem de encontrar outro gigante de tecido humano que goste de você. Então precisa passar por uma dança complicada que, espera-se, leve à fusão de duas células de ambos.

Depois disso, é necessário esperar por meses e meses enquanto a célula mesclada se multiplica repetidamente, até que se torne alguns trilhões de células, e que elas sejam liberadas no mundo como um humano provavelmente saudável. E mesmo assim você produziu apenas um único mini-humano, muito fraco e que precisa de anos de atenção e cuidado antes de deixar de ser totalmente dependente. Ainda são necessários mais anos antes que a prole possa repetir a dança e se multiplicar novamente. Qualquer tipo de adaptação evolutiva a um novo problema é extremamente lenta com esse método ineficiente.

Uma bactéria é composta de uma única célula. Ela pode produzir outra bactéria totalmente adulta em cerca de meia hora. Isso significa não apenas que as bactérias podem se multiplicar e crescer com rapidez mas também que crescem muito mais rápido do que os humanos. Para uma bactéria, você não é uma pessoa, mas um ecossistema hostil onde ocorre pressão seletiva. Seu sistema imunológico pode exterminar milhares e milhões delas, mas, por puro acaso, de vez em quando haverá um indivíduo que se adapta às suas defesas e se torna um patógeno: um micro-organismo que provoca doenças, como vimos na nossa batalha. Pior ainda, mesmo com uma infecção em curso, o código genético dos invasores pode mudar de forma e torná-los mais difíceis de matar. As bactérias são muitas coisas, mas não são fracas – ao longo dos anos, as mais perigosas desenvolveram maneiras engenhosas de evitar nossas defesas e, se tiverem oportunidade, vão se aperfeiçoar ainda mais. De forma que você – uma montanha enorme de células – simplesmente não pode confiar apenas em suas defesas inatas contra os poderosos inimigos do mundo dos micro-organismos.

Assim, para sobreviver a esses inimigos em constante mudança, e que existem em centenas de milhões de variedades, você precisa de algo que também possa se *adaptar*. Algo *específico*. Uma arma para cada inimigo diferente. Por estranho que pareça, o sistema imunológico tem exatamente isso. Mas isso parece impossível, não? Como o vagaroso continente de tecido humano pode se adaptar para criar defesas específicas para cada um dos milhões de micro-organismos diferentes e os milhões mais que ainda nem existem?

A resposta é tão simples quanto desconcertante: o sistema imunológico não se adapta tanto a novos invasores porque já estava adaptado quando você nasceu. Centenas de milhões de células imunológicas diferentes já vêm pré-instaladas – para cada possível ameaça que você possa encontrar no universo. Neste momento, você tem pelo menos uma célula que é uma arma específica contra a peste bubônica, qualquer variante da gripe, o coronavírus e as primeiras bactérias patogênicas que surgirão em uma cidade de Marte daqui a cem anos. Você está pronto para todos os micro-organismos possíveis deste universo.

O que você aprenderá agora pode ser considerado o aspecto mais surpreendente do sistema imunológico. Serão apresentados ao longo dos próximos capítulos não apenas alguns princípios impressionantes que te mantém vivo mas também as suas melhores células de defesa e coisas como anticorpos, algo que ouvimos com bastante regularidade na mídia, especialmente depois do novo coronavírus.

17 Cozinhando receitas saborosas com receptores

PARA ENTENDER COMO AS CÉLULAS IMUNOLÓGICAS ADAPTATIVAS SÃO CAPAZES DE RE-conhecer todos os possíveis inimigos do universo, precisamos voltar a um de nossos capítulos anteriores: "Farejando os alicerces da vida". Vamos refrescar um pouco a memória porque os princípios explicados lá são cruciais para entendermos o que veremos a seguir.

Como discutimos antes, todos os seres vivos na Terra são feitos dos mesmos componentes básicos, mas principalmente de proteínas. As proteínas podem ter inúmeras formas diferentes, e você pode imaginá-las como peças de um quebra-cabeça 3D. Para reconhecer uma bactéria e agarrá-la, as células imunológicas precisam se conectar às peças do quebra-cabeça de proteínas das bactérias.

Graças àqueles receptores especiais que apresentamos, os receptores do tipo Toll, o sistema imunológico inato é capaz de reconhecer algumas peças comuns do quebra-cabeça de proteínas que nossos inimigos usam. Mas isso limita um pouco o alcance do sistema imunológico inato, porque ele só é capaz de reconhecer as estruturas que podem se conectar aos receptores do tipo Toll. Nada mais que isso.

Embora os micro-organismos não possam evitar totalmente o uso de algumas dessas proteínas comuns, eles ainda têm um enorme conjunto de outras proteínas disponíveis para usar como material de construção. Na linguagem da imunologia, um pedaço de proteína reconhecido pelo sistema imunológico é chamado de *antíge-no*. Existem centenas de milhões de possíveis antígenos que o sistema imunológico inato não reconhece, e, graças à magia da evolução, sempre haverá novos que serão criados no futuro. O antígeno é um desses conceitos importantes que serão essenciais para o resto do livro, então aqui vai a frase que o define para que você se lembre com mais facilidade: *um antígeno é um pedaço de um inimigo que o sistema imunológico pode reconhecer*. Existem centenas de milhões de antígenos em potencial, centenas de milhões de diferentes proteínas possíveis. Para resolver esse problema, o sistema imunológico adaptativo tem uma solução engenhosa. Neste exato momen-

Imunidade

to, há em seu corpo pelo menos uma célula imunológica com um *receptor* capaz de reconhecer um dos muitos milhões de antígenos diferentes que podem existir no universo. Vamos repetir isto: *para cada antígeno possível no universo, você tem o potencial de reconhecê-lo dentro do seu corpo agora.*

Vamos pensar nisso por um momento. É fácil passar batido por esse fato se não empregarmos uma dose adequada de admiração. Que tática estranha. E é ainda mais estranho que funcione.

Mas espere um pouco. Os receptores são feitos de proteínas e, como discutimos anteriormente, um gene é um código para a construção de uma proteína. Se você tem centenas de milhões de receptores diferentes para cada forma de proteína possível no universo, será que também tem centenas de centenas de milhões de genes apenas para os receptores das células imunológicas? Não é bem assim. O genoma humano tem apenas cerca de 20 mil a 25 mil genes. Ora, então como é possível obter uma variedade tão grande de receptores se o nosso código genético é muito menor? E, para melhorar: a maioria dos seus 20 mil a 25 mil genes codificadores de proteínas está fazendo coisas que não estão relacionadas ao sistema imunológico – como produzir proteínas para manter a célula viva. Para gerar a maior biblioteca conhecida do universo, a evolução deu ao sistema imunológico uma pequena quantidade de fragmentos de genes – não genes inteiros, partes deles. Então, como essa biblioteca existe? A resposta é uma combinação deliberada desses fragmentos para criar uma diversidade impressionante. Vamos tentar entender como isso é possível.

Imagine que você é o cozinheiro do jantar mais fantástico do universo.

Há algumas centenas de milhões de convidados possíveis para o jantar. Eles são extremamente seletivos e irritantes. Cada um exige uma receita única e exclusiva. Se não tiverem o que querem, ficarão irritados e tentarão matá-lo. E, para dificultar as coisas, você não sabe de antemão quem são os convidados, de forma que precisa ser criativo.

Você dá uma olhada na despensa da cozinha e encontra apenas 83 ingredientes diferentes no total, divididos em três categorias: verduras e legumes, carnes e carboidratos. Caso essa descrição seja confusa, aí vai uma explicação: os ingredientes representam segmentos de genes! Seja como for, você decide misturá-los para fazer receitas diferentes.

Para começar, há cinquenta verduras e legumes diversos: tomate, abobrinha, cebola, pimentão, cenoura, berinjela, brócolis, e assim por diante. Você escolhe um. Então passa para a carne, que é mais simples porque há apenas seis opções: carne bovina, suína, frango, cordeiro, atum e caranguejo. Escolhe uma delas. Por último,

Cozinhando receitas saborosas com receptores

escolhe um carboidrato entre 27 possibilidades diferentes: arroz, espaguete, batata frita, pão, batata assada, etc. Com três categorias sortidas e várias opções em cada, cria receitas como estas:

Tomate, frango, arroz
Tomate, frango, batata frita
Tomate, frango, pão
Abobrinha, carne, espaguete
Abobrinha, frango, espaguete
Abobrinha, cordeiro, penne
Cebola, porco, batata assada
Atum, batata frita, cebola
Porco, batata frita, cebola
Etc.

E por aí vai. Você entendeu a ideia. Ao todo, com apenas 83 ingredientes diferentes, combinando todas as possibilidades, você obteve 8.262 receitas especiais para o prato principal! Muito, mas não o suficiente para ter um prato exclusivo para cada convidado em potencial que possa aparecer!

Então você decide adicionar um prato de sobremesa. E faz a mesma coisa novamente, com menos ingredientes, mas seguindo o mesmo princípio:

Chocolate, canela, cerejas
Caramelo, canela, cerejas
Marshmallow, noz-moscada, morangos
Etc.

E assim sucessivamente, até chegar a mais 433 sobremesas combinando diferentes doces e especiarias! Você pode combiná-las aleatoriamente com os pratos principais para obter ainda mais variedade. Assim, multiplicando 8.262 pratos principais por 433 sobremesas, você consegue 3.577.446 combinações de jantar exclusivas para seus convidados! Agora que você tem milhões de pratos, decide explorar a imaginação e usá-los como base para o seu jantar. Adiciona ou remove aleatoriamente partes dos ingredientes. Por exemplo, para algumas receitas, corta meia cebola; para outras, acrescenta um tomate. Cada ação possível faz explodir o número de pratos que são potencialmente diferentes. Uma de suas receitas finais pode ser assim:

Tomate, frango, arroz, meia cebola como prato principal; marshmallow, pimenta, morangos e um quarto de banana como sobremesa.

Após um longo dia cozinhando e combinando ou subtraindo ingredientes aleatoriamente, você consegue no mínimo *bilhões* de refeições exclusivas, o que é suficiente para esses 100 milhões de possíveis convidados para o jantar. A maioria tem um gosto estranho. Mas o objetivo foi oferecer variedade para seus convidados complicados, e não sabor.

Em princípio, é isso que suas células imunológicas adaptativas fazem com os fragmentos de genes. Elas pegam segmentos de genes e os combinam aleatoriamente, depois fazem a mesma coisa de novo; em seguida, retiram ou acrescentam ao acaso algumas partes para criar bilhões de novos receptores. Elas têm três grupos diferentes de fragmentos de genes. Escolhem aleatoriamente um de cada grupo e os reúnem. Esse é o prato principal. Depois fazem isso outra vez, mas com menos fragmentos, para a sobremesa. Então, quando terminam, removem ou adicionam de forma arbitrária algumas partes. Assim, suas células imunológicas adaptativas criam pelo menos centenas de milhões de *receptores únicos*.

Cada um deles se adéqua a um possível convidado para o jantar, que nesse caso é um *antígeno de um micro-organismo* que pode invadir seu corpo. De modo que, por intermédio da recombinação controlada, seu sistema imunológico está preparado para todos os possíveis antígenos que um inimigo possa produzir. Mas há um problema: essa maneira engenhosa de criar uma variedade tão impressionante leva suas células imunológicas adaptativas a se tornar uma ameaça para você. Vejamos: o que as impede de desenvolver receptores capazes de reconhecer o *próprio*, os elementos do seu próprio corpo? Bem, o que as impede é a educação delas.

Então vamos finalmente abordar o nosso órgão mais importante – um órgão do qual você nunca ouviu falar.

18 Timo: a universidade de assassinos

IR PARA A ESCOLA OU PARA A FACULDADE PODE SER BASTANTE DESAGRADÁVEL E IR-
ritante. Há horários, testes e muita pressão; há outras pessoas com quem devemos socializar e ainda é preciso acordar cedo. Tudo isso enquanto você está se transformando de adolescente, o pior estágio do ciclo de vida dos seres humanos, em – idealmente – um adulto funcional. Mas a escola humana é inofensiva, até mesmo risível, se comparada à universidade em que suas células imunológicas adaptativas têm de se formar: a Universidade de Assassinos do Timo. O timo é um órgão absolutamente crucial para sua sobrevivência e, de certa forma, ele vai decidir com que idade você morrerá, de modo que poderíamos pensar que ele deveria ser tão conhecido quanto o fígado, os pulmões ou o coração. Mas, estranhamente, a maioria das pessoas nem sabe que tem esse órgão. Talvez porque ele seja bastante feio.

O timo é um conjunto pouco atraente e muito sem graça de tecido que se parece um pouco com dois peitos de frango velhos e rugosos costurados juntos. Apesar de sua feiura, é uma das universidades de células imunológicas mais importantes (entre as outras está a medula óssea para as células B, por exemplo, mas vamos ignorá-las agora porque elas terão seu próprio capítulo mais tarde). Algumas de suas células imunológicas adaptativas mais poderosas e cruciais são educadas e treinadas aqui: as *células T*.[1]

Encontramos brevemente um grupo de células T no campo de batalha, quando elas vieram correndo para o combate, embora ainda não tenhamos começado a descobrir todas as suas habilidades. As células T fazem várias coisas, desde organizar as outras células imunológicas para que sejam superarmas antivírus, até matar as

---

1 Na verdade, as células T recebem esse nome por conta do timo, porque estudam lá! Note que se trata de uma convenção estranha de nomenclatura. Imagine se você fosse batizado com o nome de "Humano NW" e sua irmã "Humana B", só porque você estudou na Universidade Northwestern e ela na Universidade Brown.

O timo

O timo é a Universidade de Assassinos pela qual toda célula T deve passar. Não apenas para deixar os pais orgulhosos como também para se manter viva.

Treinamento da célula T

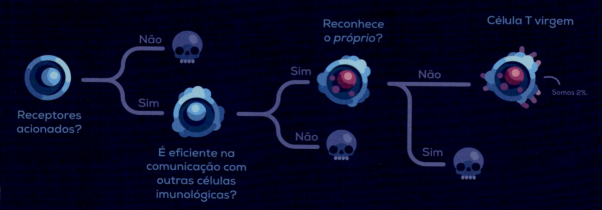

células cancerosas. Mais tarde falaremos em detalhes sobre essa célula incrível e todas as coisas surpreendentes que ela faz. Por enquanto, não se esqueça: sem as células T você está morto – elas podem ser a sua célula imunológica adaptativa mais importante. Porém, antes que possam combater a seu favor, elas precisam passar pelo currículo horrivelmente perigoso do timo. Falhar em um teste aqui não significa receber notas ruins. Falhar aqui significa a morte.

Apenas os melhores dos melhores alunos evitam esse destino. Como discutimos no capítulo anterior: *O sistema imunológico adaptativo mistura segmentos de genes para produzir uma variedade incrível de receptores diferentes, capazes de se conectar a todas as proteínas possíveis – nesse contexto chamadas de antígenos – do universo. Isso significa que cada célula T individual nasce com UM tipo específico de receptor, capaz de reconhecer UM antígeno específico.* Mas há uma falha fundamental: com tantos receptores diferentes, é certo que haverá um grande número de células T com receptores capazes de se conectar a proteínas de suas próprias células. Esse não é um perigo teórico, mas a causa de uma série de doenças muito reais e graves que milhões de pessoas estão sofrendo neste momento: as doenças autoimunes.

Digamos, por exemplo, que um *receptor de células T* possa se conectar a uma proteína na superfície de uma célula da pele. Ele não entenderia que está se conectando a um amigo e simplesmente tentaria matá-lo. Ou pior, uma vez que existem muitas células da pele no corpo humano, pensaria que estaria acontecendo uma grande invasão com inimigos em muitos lugares e alertaria o resto do sistema imunológico para entrar em modo de ataque, provocando inflamação e todo tipo de caos. Como se já não fosse suficientemente ruim, isso também pode afetar células cardíacas ou nervosas, levando a situações ainda mais perigosas.

Pelo menos 7% dos norte-americanos sofrem de doenças autoimunes, mas vamos aprender mais sobre elas adiante. Em poucas palavras, uma doença autoimune acontece quando o sistema imunológico adaptativo pensa que as suas próprias células são inimigas, que são *outro*. Não é exagero dizer que esse é um perigo decisivo para a sua sobrevivência.

Como você pode imaginar, o corpo leva essa questão extremamente a sério e criou a Universidade de Assassinos do Timo para enfrentá-la. Assim que nascem, as jovens células T viajam para a universidade e iniciam seu treinamento, que consiste em três etapas, ou melhor, três testes.

O primeiro teste é basicamente garantir que as células T sejam capazes de fazer receptores operacionais de células T. Se fosse uma escola regular, seriam os profes-

Imunidade

sores verificando se os alunos trouxeram todos os seus cadernos e o material de leitura – com a diferença de que não mandariam os alunos para casa caso tivessem esquecido alguma coisa, simplesmente acabariam com eles.[2]

As células T que passam no primeiro teste têm receptores operacionais. Ótimo trabalho até agora! O segundo teste se chama *seleção positiva*: aqui as células professoras verificam se as células T são realmente eficientes em reconhecer os receptores das células com as quais precisarão trabalhar. É como se o professor estivesse verificando se as canetas que os alunos trouxeram estão todas carregadas de tinta e se os cadernos estão em boas condições. Mais uma vez, a morte é a punição por falhar no segundo teste.

Após os dois primeiros obstáculos, o último e mais importante teste aguarda as células T aprendizes: a *seleção negativa*. Esse talvez seja o mais difícil de todos. O exame final simplesmente consiste no seguinte: a célula T pode reconhecer o que é *próprio*? Seu receptor pode se conectar às principais proteínas dentro do corpo? Às proteínas que fazem você? A única resposta aceitável é: "Não, de jeito nenhum".

Assim, no exame final, as células T são apresentadas a todos os tipos de combinações de proteínas usadas pelas células do corpo. A propósito, a maneira como isso acontece é bastante fascinante: as células professoras do timo que aplicam o teste têm uma licença especial para fazer todos os tipos de proteínas especiais que normalmente são produzidas apenas em órgãos como o coração, o pâncreas ou o fígado, além de hormônios, como a insulina. Dessa forma, podem mostrar à célula T todas as proteínas marcadas como *próprias*. Se uma célula T for capaz de reconhecer qualquer uma dessas autoproteínas, é retirada e eliminada imediatamente.[3]

Ao todo, de cem estudantes que entram na universidade, 98 não sobreviverão ao treinamento e serão mortos antes de se formarem. Cerca de 10 a 20 milhões de células T deixarão seu timo hoje. Elas representam os 2% sobreviventes bem-sucedidos. Esses sobreviventes são tão diversos que, no fim, você terá pelo menos uma cé-

---

2 Tecnicamente, nenhuma célula T é morta no timo. Na verdade, elas são instruídas a se matar pelas células professoras. Dessa forma, são obrigadas a cometer suicídio. Apenas uma sutileza semântica.

3 Há uma pequena exceção que pode salvar alguns dos piores alunos. Vamos conhecê-la mais tarde, mas, em poucas palavras, é o seguinte: uma célula T bastante eficiente em reconhecer o *próprio* pode ser transformada em uma célula especial chamada *célula T reguladora*. Sua finalidade é acalmar o sistema imunológico e evitar a autoimunidade. Mais dessa célula adiante.

Timo: a universidade de assassinos

lula T que pode reconhecer basicamente todos os inimigos possíveis que o universo poderia lançar contra o seu corpo.[4]

Infelizmente, a sua Universidade de Assassinos já está em processo de fechamento. Seu timo basicamente começa a encolher e a murchar quando você ainda é uma criança. O processo é acelerado com a chegada da puberdade. A cada ano de vida, mais e mais células do timo se transformam em células de gordura ou apenas em tecido inútil. A universidade fecha cada vez mais departamentos e piora à medida que você envelhece, até que por volta dos seus 85 anos ela fecha os portões para sempre. O que é bem ruim, se você gosta do conceito de estar vivo e saudável. Existem outros lugares no corpo onde as células T podem ser educadas, mas, para a maior parte das pessoas, a partir daqui o sistema imunológico se torna mais limitado do que antes. Como o timo se foi, precisamos nos virar com as células T que treinamos até aqui. A ausência da universidade de células imunológicas é uma das principais razões que explicam por que os idosos são muito mais fracos e suscetíveis a doenças infecciosas e ao câncer do que os mais jovens. E por quê? Bem, o problema é que a natureza não se importa conosco quando não estamos mais fazendo bebês, de modo que não há uma pressão evolutiva real para nos manter por aqui na velhice.[5]

Muito bem. Nos dois últimos capítulos aprendemos que nosso sistema imunológico adaptativo tem a maior biblioteca do universo. Tomamos conhecimento de que, após nascerem, as células T reorganizam alguns fragmentos de genes selecionados para criar bilhões de receptores diferentes (cada célula T carrega apenas um tipo de receptor), e que, no total, essas muitas células T diferentes, cada uma com seu próprio receptor único, são capazes de reconhecer todos os antígenos possíveis no universo. Para ter certeza de que as suas próprias células imunológicas adaptativas não reconhecem e atacam acidentalmente seu próprio corpo, as células T preci-

---

4 Você está se perguntando o que acontece com todos os alunos eliminados? Há muitos macrófagos em seu timo, e a tarefa deles é comer todos os infelizes que não passaram no teste.

5 Alguns dos esforços mais promissores dos profissionais que estudam maneiras de prolongar a vida estão em encontrar formas de retardar o encolhimento do timo ou até mesmo conseguir que seu tecido volte a crescer. Enquanto este livro estava sendo escrito, um estudo bem-sucedido foi realizado com voluntários. Os autores da pesquisa afirmam ter regenerado com sucesso o tecido do timo – embora a amostra seja muito pequena e seus resultados ainda não tenham sido repetidos e confirmados por mais estudos e com mais participantes. Mas, se você for razoavelmente jovem quando estiver lendo isto, pode haver uma chance de que, quando você se aposentar, existam medicamentos ou tratamentos para regenerar seu timo!

Imunidade

sam passar por um treinamento rigoroso ao qual apenas uma pequena minoria sobrevive. No final, porém, você consegue ficar com algumas células imunológicas para cada possível inimigo que possa infectá-lo.

Tudo isso parece ótimo, mas, como tudo na vida, é claro que existem mais alguns probleminhas.

19 Trazendo informações em bandeja de ouro: a apresentação do antígeno

TAL COMO TESTEMUNHAMOS NA INFECÇÃO SIMPLES DO DEDO DO PÉ, TER APENAS algumas células imunológicas não é muito útil no caso de uma invasão completa. Precisamos de centenas de milhares, se não milhões delas para combater eficazmente um inimigo forte. Embora tenha bilhões de células diferentes, cada uma com um receptor para cada possível inimigo, seu sistema imunológico adaptativo talvez tenha apenas de dez a doze células com cada receptor único.

O que faz sentido se pararmos para pensar. Se você tivesse milhões de células para cada patógeno entre as centenas de milhões de possíveis patógenos diferentes, você seria uma massa de quatrilhões de células imunológicas e nada mais. Por um lado, provavelmente nunca ficaria doente porque estaria muito bem preparado, porém, novamente, seria apenas uma poça de lodo. Sobreviver sozinho é chato, então a natureza encontrou uma maneira muito melhor e extremamente elegante de resolver esse enigma.

Quando ocorre uma infecção, o sistema imunológico determina qual é a defesa específica necessária e qual a quantidade de defesa requerida. O sistema imunológico adaptativo trabalha em conjunto com o sistema imunológico inato para encontrar as poucas células que têm os receptores certos contra essa invasão específica, para localizá-las entre bilhões de outras em seu vasto corpo e, então, produzir rapidamente mais unidades delas.

Esse método não apenas possibilita que você tenha somente algumas células para cada inimigo possível como também assegura que o sistema imunológico não produzirá armas em excesso e desperdiçará recursos – o que é bom, porque o sistema imunológico já gasta muita energia para ser como ele é. Mas então como isso é feito? Por meio de uma *apresentação*.

Imunidade

O sistema imunológico adaptativo não toma nenhuma decisão concreta sobre quem combater e quando ativar defesas – isso é tarefa do sistema imunológico inato. É aqui que entra em ação a célula dendrítica, grande e estranha, com muitos braços semelhantes aos de um polvo que coletam amostras. Quando ocorre uma infecção, ela se cobre com uma seleção de antígenos do inimigo e tenta encontrar uma célula T auxiliar que seja capaz de reconhecer um deles com seus receptores específicos. É justamente por isso que a célula dendrítica é tão essencial. Sem ela não haveria uma segunda linha de defesa. A cena da batalha contra a infecção do dedo do pé não teria tido uma reviravolta no estágio final.[1]

Nas primeiras horas de uma infecção, a célula dendrítica recolhe uma amostra do campo de batalha e coleta informações sobre o inimigo – essa é uma maneira agradável de dizer que ela engole inimigos e desmonta seus componentes, ou *antígenos*. A célula dendrítica é uma *célula apresentadora de antígenos* – uma forma complicada de dizer que "ela se cobre com as entranhas de seus inimigos". As células dendríticas literalmente desmontam os patógenos em pedaços do tamanho de antígenos e depois os embalam em engenhocas especiais em suas membranas. Na escala humana, isso seria como matar um soldado inimigo e depois se cobrir com pedaços de seus músculos, órgãos e ossos para que outros possam examiná-los. Extremamente brutal para nós, mas, para as nossas células, algo bastante eficiente, normal e corriqueiro.

Coberta de tripas, a célula dendrítica então viaja pelo sistema linfático para *apresentá-las ao sistema imunológico adaptativo ou, mais precisamente, às células T auxiliares.*

Todas as células apresentadoras de antígenos têm algo em comum: uma molécula muito especial que é tão importante quanto os receptores do tipo Toll e, portanto, merece ser comentada, embora tenha um desses nomes difíceis da imunologia: *complexo principal de histocompatibilidade de classe II* (de *major histocompatibility complex class II*, em inglês). Ou, resumindo, *MHC de classe II*, o que é um pouco melhor, mas não muito.

Você pode imaginar o receptor MHC de classe II como um pãozinho de cachorro-quente que pode ser recheado com uma saborosa salsicha. A salsicha nessa metáfora é o antígeno. A molécula do pãozinho de cachorro-quente MHC é importante porque representa outro mecanismo de segurança. Outra camada de controle.

---

1 Vamos usar este momento para aprender algo mais: as células são tolas. As células dendríticas são tolas. Nenhuma delas toma qualquer tipo de decisão ou faz qualquer análise conscientemente. As coisas que estamos descrevendo aqui estão acontecendo por acaso. A magia do seu sistema imunológico é que ele desenvolveu uma configuração que aumenta as chances de esses acontecimentos, aparentemente impossíveis, ocorrerem a ponto de se tornarem uma verdadeira proteção para o seu corpo. Vamos explorar com mais detalhes como isso funciona nos capítulos seguintes.

Apresentação do antígeno ou "cachorros-quentes"

1. Uma bactéria é capturada e engolida por um fagócito.

2. A bactéria é dilacerada em pedacinhos chamados antígenos (a salsicha na nossa história do cachorro-quente).

3. O antígeno é carregado nas moléculas do MHC de classe II (o pãozinho na nossa história do cachorro-quente).

4. A molécula do MHC de classe II viaja até a superfície para apresentar o antígeno a uma célula T auxiliar.

Antígeno

MHC de classe II

Molécula do MHC de classe II:
O pãozinho de cachorro-quente

Antígeno:
A salsicha

Célula dendrítica

Imunidade

Tal como mencionamos brevemente antes e falaremos em detalhes nos próximos capítulos, as células do sistema imunológico adaptativo são extremamente poderosas. Ativá-las por acidente é algo a ser evitado a todo custo – portanto, alguns requisitos especiais devem ser atendidos antes que elas sejam ativadas. Um deles está relacionado ao receptor MHC de classe II, o pãozinho do cachorro-quente.

As células T auxiliares são capazes de reconhecer um antígeno apenas se ele for apresentado em uma molécula do MHC de classe II. Ou, em outras palavras, elas só comem uma salsicha se ela estiver em um pãozinho de cachorro-quente. Pense nas células T auxiliares como consumidoras realmente exigentes – elas NUNCA pensariam em tocar e comer uma salsicha que flutuasse sozinha. Não senhor, isso seria nojento! As células T auxiliares só consideram comer uma salsicha se ela lhes for devidamente apresentada em um pãozinho de cachorro-quente.

Isso garante que as células T auxiliares não possam ser ativadas por acidente só porque capturaram antígenos flutuando livremente no sangue ou na linfa. Elas precisam ser apresentadas a um antígeno por uma molécula do MHC de classe II, ou seja, por uma célula apresentadora de antígeno. Só assim a célula T auxiliar tem a confirmação de que existe um perigo de verdade e que deve ficar ativa!

Tudo bem, as coisas parecem muito estranhas e não há problema se ainda soarem contraintuitivas para você. Vamos explicar de novo, mas desta vez seguindo uma célula dendrítica da nossa história com o prego enferrujado para verificarmos como esse mecanismo funciona na prática.

De volta ao nosso campo de batalha, onde os soldados estão engajados em uma luta épica, as células dendríticas engolem uma seção transversal de tudo que flutua ao redor, incluindo inimigos. Se elas pegam uma bactéria, dilaceram-na em pequenos pedaços, os antígenos (as salsichas), e os põem em moléculas do MHC de classe II (os pãezinhos de cachorro-quente), que cobrem suas áreas expostas ao meio externo. A célula agora está coberta por pequenas partes de inimigos mortos e detritos do local da infecção.

Em seguida, a célula dendrítica percorre o sistema linfático até o linfonodo mais próximo para procurar uma célula T auxiliar. Lembra-se de como nas megacidades do linfonodo existem áreas especiais para a paquera e o namoro? Lugares para as células dendríticas dos campos de batalha e as células T auxiliares que viajam pelo corpo se conhecerem e encontrarem o amor? Bem, vamos ver o que ocorre em um desses encontros.

Nossa célula dendrítica, coberta de antígenos (as salsichas) que ficam nas moléculas do MHC de classe II (pãezinhos de cachorro-quente), vai de célula T em célula T e esfrega o corpo coberto de antígenos contra elas para ver se isso provoca alguma reação. Quando acontece de uma célula T auxiliar ter o receptor correto, com a forma certa que reconhece o antígeno na molécula do MHC de classe II, rola uma conexão! Assim como duas peças de quebra-cabeça que se encaixam perfeitamente e fazem "clique" ao se unirem.

É um momento emocionante. A célula dendrítica encontrou a célula T auxiliar certa entre bilhões! Mas isso *ainda* não é suficiente para ativar a célula T auxiliar. É necessária mais uma sinalização, transmitida por outra série de receptores em ambas as células.

Essa segunda sinalização é como um beijo suave da célula dendrítica, se podemos usar essa metáfora. É outro sinal de confirmação que mais uma vez comunica com clareza: "É verdade, você foi mesmo ativada corretamente!". Por que é tão importante que mencionemos isso? Este é o outro mecanismo de segurança que impede que as células T auxiliares sejam ativadas por acidente – somente se uma célula dendrítica, que representa aqui o sistema imunológico inato, for ativada por um perigo real, o sistema imunológico adaptativo, representado pela célula T auxiliar, deve ser ativado.

Vamos resumir uma última vez porque isso é muito importante e muito difícil: para ativar o sistema imunológico adaptativo, uma célula dendrítica precisa matar os inimigos e destroçá-los em pedaços chamados antígenos, que podemos imaginar como salsichas. Esses antígenos são colocados em moléculas especiais, chamadas moléculas do MHC de classe II, que seriam como pãezinhos de cachorro-quente.

Por outro lado, as células T auxiliares reorganizam os segmentos dos genes para criar um único receptor específico capaz de se conectar a determinado antígeno (uma salsicha em particular). A célula dendrítica está procurando a célula T auxiliar correta, de modo que possa atar seu receptor específico ao antígeno.

Se uma célula T correspondente for encontrada, as duas células se interligam. Mas então é preciso haver uma segunda sinalização, como um beijo gentil e encorajador na bochecha que diga à célula T que está tudo bem e que a sinalização do antígeno apresentado é verdadeira. Só então a célula T auxiliar é ativada.

Parece muito complicado?

Será que essa dança incrivelmente complexa é realmente necessária? Por que todos esses passos adicionais? Bem, para reiterar: seu sistema imunológico adaptativo tem tantos recursos e é tão poderoso, e, honestamente, tão perigoso para você, que seu sistema imunológico quer ter *realmente* certeza absoluta de que ele não será ativado por acidente.

Imunidade

Claro que o sistema imunológico não quer nada, pois ele não é consciente – provavelmente é por isso que os animais cujo sistema imunológico adaptativo podia ser ativado com mais facilidade não sobreviveram.

Há outro aspecto muito interessante na ativação do sistema imunológico adaptativo. De certa forma, o que está acontecendo é que as informações sobre uma infecção são transmitidas do seu sistema imunológico inato para o seu sistema imunológico adaptativo.

Anteriormente, chamamos a célula dendrítica de mensageira. Ao recolher amostras do campo de batalha e coletar essas amostras em seus receptores, as células dendríticas se tornam portadoras vivas de informações sobre um campo de batalha em determinado momento. Quando uma delas sai da batalha, para de coletar amostras e se fecha.

Depois de chegar a um linfonodo, a célula dendrítica tem cerca de uma semana para encontrar a célula T correta, antes que um cronômetro interno se esgote e ela tenha de se matar, como fazem muitas células imunológicas. Quando isso acontece, ela apaga do seu corpo as informações antigas do campo de batalha. Essa limpeza de informações é outro mecanismo que o sistema imunológico utiliza para se regular. De certa forma, a célula dendrítica é como um jornaleiro carregando jornais com as últimas notícias para o sistema imunológico adaptativo.

Ao enviar novas informações instantâneas, ou jornais, a cada poucas horas e, eventualmente, excluí-las, o sistema imunológico coleta e fornece um fluxo constante de informações frescas sobre o campo de batalha. Ao excluir o fluxo regularmente, garante que não opera com informações antigas. O jornal de hoje com notícias de última hora pode trazer informações úteis, enquanto o de ontem é papel velho, bom apenas para embrulhar peixe.

Conforme a infecção diminui, nenhuma novidade das células dendríticas é enviada para o sistema imunológico adaptativo. As séries de informações mais antigas morrem e nenhuma nova célula T é ativada. Eis aqui um princípio crucial que encontraremos repetidamente: o sistema imunológico precisa de estímulo constante para se manter ativo e, com o envio de notícias do campo de batalha, que ele próprio exclui depois de um tempo, pode responder com o vigor necessário.

Antes de prosseguirmos, devemos citar um fato realmente interessante: os genes responsáveis pelas moléculas do MHC são os mais diversos na reserva genética humana, o que promove uma enorme variedade de moléculas do MHC entre os indivíduos. Entre tantas coisas diferentes entre os humanos, por que as moléculas do MHC são tão únicas, exclusivas, para cada pessoa?

Bem, diferentes tipos de moléculas do MHC são melhores ou piores em apresentar antígenos de diferentes inimigos. Um tipo pode ser especialmente bom em apresentar um antígeno de um vírus específico, enquanto outro pode ser ótimo em apresentar um antígeno de uma bactéria. Para os humanos, como espécie, isso é extremamente benéfico porque dificulta muito que um único patógeno possa nos eliminar.

Quando a peste bubônica devastou a Europa na época medieval, por exemplo, havia pessoas cujas moléculas do MHC de classe II eram naturalmente muito boas em apresentar os antígenos da bactéria *Yersinia pestis*, que causou a doença. Elas tinham uma chance maior de sobreviver e garantir que os humanos como espécie sobrevivessem.

Esse aspecto é tão crucial para nossa sobrevivência coletiva que a evolução pode tê-lo ajudado a selecionar parceiros. Em palavras humanas: você acha mais atraentes parceiros em potencial com moléculas do MHC diferentes das suas. Espere aí, como assim? Como é possível saber isso? Bem, dá para, literalmente, cheirar a diferença! A forma de suas moléculas do MHC influencia uma série de moléculas especiais que são secretadas pelo corpo – que captamos subconscientemente do odor corporal de outras pessoas –, ou seja, você comunica que tipo de sistema imunológico tem através do seu cheiro individual!

Existe até um ditado popular alemão para isso: "Jemanden gut riechen können", que literalmente quer dizer "ser capaz de cheirar alguém muito bem". Traduzindo de forma mais direta, significa "gostar de alguém em um nível intuitivo". Essa coisa do cheiro é verdadeira! Além do aspecto intuitivo, que pode parecer correto, muitos estudos revelaram que todos os tipos de animais – incluindo os humanos – preferem o cheiro de parceiros com moléculas de MHC diferentes. Acabamos de descobrir que, se um parceiro em potencial tem um sistema imunológico diferente, ele tem um cheiro mais *sexy*. Esse mecanismo extra de atração é também uma forma de evitar a endogamia, fazendo com que irmãos biológicos não tenham um cheiro atraente em nível sexual e diminuindo as chances de membros próximos de uma mesma família se envolverem entre si. O que faz sentido: combinando genes que criam um sistema imunológico diversificado, as chances de ter descendentes saudáveis aumentam imensamente. Então, da próxima vez que você abraçar seu parceiro (ou sua parceira), saiba que o sistema imunológico dele (ou dela) é provavelmente uma das razões pelas quais você sente atração por ele (ou por ela)!

Com tudo isso em mente, é hora de finalmente conhecermos as superarmas do sistema imunológico em ação.

20 Acordando o sistema imunológico adaptativo: as células T

O DESPERTAR DO SISTEMA IMUNOLÓGICO ADAPTATIVO GERALMENTE COMEÇA NOS lugares reservados para a paquera nos linfonodos, onde as células dendríticas, cobertas de pãezinhos de cachorro-quente recheados de antígenos, tentam encontrar as células T perfeitas. As células T têm um conjunto de funções muito mais variado do que os macrófagos ou neutrófilos que conhecemos mais intimamente antes. Para começar, existem várias classes de células T: células T auxiliares, células T assassinas e células T reguladoras, cada uma capaz de se especializar ainda mais em várias subclasses, para todos os tipos possíveis de infecção.[1]

Você não ficaria muito impressionado se visse uma célula T. Ela tem um tamanho mediano e não parece especial de forma alguma, mas é absolutamente indispensável para a sua sobrevivência. Pessoas que não têm células T suficientes, por causa de alguma questão genética, devido a uma quimioterapia ou por conta de uma doença como a aids, têm uma chance muito alta de morrer de infecções e de câncer.

---

1 Se você já jogou Dungeons & Dragons, o jogo de RPG (*role-playing game*), já pode ter encontrado o mesmo princípio de classificação. Ao criar seu personagem, há várias opções de classe, como um guerreiro, um mágico ou um clérigo. Mas essas classes se dividem em subclasses. Um lutador, por exemplo, pode se especializar e se tornar um cavaleiro, ou um mestre de batalha, ou um campeão (e assim por diante, existem muitas). Cada um dos personagens dessas subclasses continua sendo combatente, de forma que estraçalha cabeças com armas brancas, mas também possui diferentes especialidades que os tornam mais fortes em diferentes situações. Portanto, sem a necessidade de criar classes totalmente novas, essas subclasses oferecem muito mais diversidade e opções para você como jogador.

É exatamente assim que seu sistema imunológico se comporta. Basicamente, a maioria das células imunológicas tem várias subclasses com diferentes trabalhos e especializações e os cientistas estão sempre descobrindo novas. Para nós, não é necessário aprender sobre cada subclasse, de Th1 a Th17. É complicado demais e muitas vezes as diferenças entre elas são muito sutis. Como um cavaleiro usando uma espada e um campeão usando uma lança, no fim, ambos apunhalam monstros com coisas afiadas até detê-los. Mencionaremos as subclasses específicas apenas quando for importante.

Carreira da célula T

Pré-célula T

Treinamento do timo

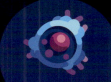
Célula T virgem

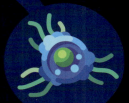
Célula T regulatória

Ativação através do MHC de classe II

Ativação através do MHC de classe I

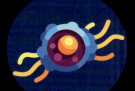
Célula T auxiliar

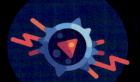
Célula T assassina

Fim da infecção

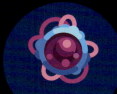
Células T de memória residentes no tecido

Células T de memória efetora

Células T de memória central

Infelizmente, mesmo com os avanços que a nossa medicina moderna oferece, muitas vezes a vida de pacientes sem células T não pode ser salva. Porque, tal como aprenderemos daqui a pouco, as células T são as coordenadoras do sistema imunológico. Elas orientam outras células e ativam diretamente suas armas mais pesadas.

As células T são viajantes cuja origem se dá na medula óssea, onde misturam e combinam os fragmentos de genes criados por seus receptores exclusivos de células T antes de visitarem a Universidade de Assassinos do Timo para serem educadas. Se as células T sobreviverem ao processo educacional, vão se locomover através da rede linfática da megacidade à procura de um antígeno que se enquadre exatamente no que buscam e a fim de obter o beijo encorajador de uma célula dendrítica para serem ativadas.

Pode ser que você ainda pense que o funcionamento desse princípio seja realmente uma pequena loucura. Afinal, quais são as chances de uma célula dendrítica portadora de um antígeno específico encontrar exatamente a célula T que tenha o receptor correspondente para um determinado inimigo? Quais são as chances de escolher uma peça aleatória do quebra-cabeça entre milhões e encontrar a única célula, entre bilhões, que carrega a peça correspondente do quebra-cabeça que, por acaso, se encaixa perfeitamente nela?

Para começo de conversa, não é apenas uma única célula dendrítica. Em uma infecção, pelo menos dezenas delas seguem viagem. Além disso, o sistema dispõe de viagens rápidas. As células T atravessam a sua superestrada linfática inteira uma vez por dia – imagine o que isso significaria em escala humana. Você precisaria dirigir de Nova York a Los Angeles, o que dá mais ou menos uns 5 mil quilômetros, todos os dias, parando em centenas de cidades e postos no caminho para perguntar se haveria alguém ali procurando por você. É isso o que as células T fazem. Portanto, contar com as chances de encontrar exatamente a célula dendrítica certa com o antígeno correspondente ao seu receptor de célula T funciona muito bem. Quando esse encontro acontece, a célula T é ativada e o caos se instaura.

Por enquanto, vamos falar apenas sobre a *célula T auxiliar* para manter as coisas agradáveis e simples, mas conheceremos as outras classes de células T com mais profundidade mais tarde. Já mencionamos algumas vezes a célula T auxiliar, mas agora vamos ter uma visão mais completa dela.

Voltemos a pensar na nossa infecção. Cerca de um dia depois de a célula dendrítica deixar o campo de batalha, milhões de neutrófilos e macrófagos estão combatendo e morrendo de forma dramática. A essa altura, pode haver apenas uma única célula T auxiliar ativada em um de seus linfonodos. Esse é o estado do sistema

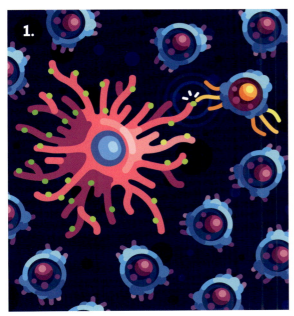

A célula dendrítica apresenta o antígeno (a salsicha) e procura uma célula T com receptores correspondentes.

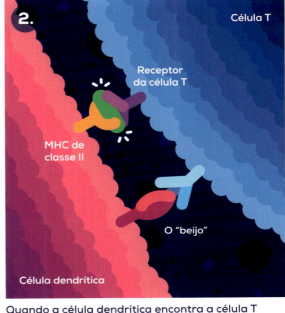

Quando a célula dendrítica encontra a célula T específica, as duas se conectam e compartilham outro sinal por meio de uma série diferente de receptores (o beijo). A célula T auxiliar é ativada!

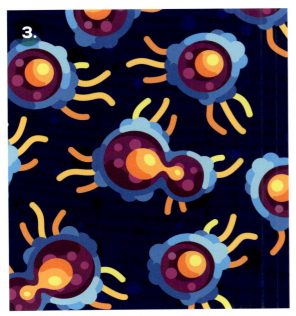

A célula T auxiliar ativada se multiplica rapidamente no linfonodo e se divide em dois grupos.

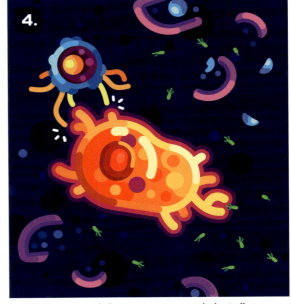

Um dos grupos viaja para o campo de batalha e assume o comando. O grupo põe os macrófagos no modo assassino e decide quando a batalha termina.

imunológico adaptativo. De alguma forma, agora ele precisa assumir o controle da situação.

A célula T auxiliar não pode ficar sozinha se quiser ajudar a combater a infecção, então sua primeira tarefa é fazer mais de si mesma. O que descreveremos informalmente nos próximos dois capítulos chama-se *teoria da seleção clonal*. Sua descoberta rendeu um Prêmio Nobel, e essa teoria descreve um dos princípios mais importantes relacionados ao funcionamento do sistema imunológico.

Basicamente é assim: a célula T ativada deixa a célula dendrítica que a ativou para trás e vagueia para uma parte diferente da Cidade dos Linfonodos, onde começa o seu processo de clonagem. Ela se divide repetidamente, multiplicando-se o mais rápido possível. Uma célula T auxiliar ativada se torna duas, duas se tornam quatro, quatro se tornam oito e assim por diante. Em poucas horas, há milhares delas. (E como cada um dos clones tem o mesmo receptor exclusivo de célula T, assim como a primeira célula T auxiliar que foi ativada, seu sistema imunológico agora tem milhares de células com esse receptor exclusivo que se ajusta perfeitamente ao inimigo.)

Esse crescimento é tão rápido que todas as novas células T auxiliares começam a lotar a megacidade.

Uma vez que tenham sido feitos clones suficientes, as células individuais se dividem em dois grupos. Vamos seguir o primeiro agora mesmo! Eles precisam de um momento para se orientar, farejar profundamente as citocinas e sentir os sinais de perigo que foram transportados pela linfa até o linfonodo. Então seguem o rastro químico até o campo de batalha o mais rápido possível.

De cinco dias a uma semana depois que a ferida foi criada, as células T auxiliares chegam ao lugar da infecção, onde começam a atuar como comandantes locais. Embora não entrem em combate, as células T auxiliares aumentam consideravelmente o poder de fogo das células de defesa locais, especificamente das mais fortes. Para começar, liberam citocinas importantes que têm uma série de funções diversificadas, desde pedir mais reforços até aumentar a inflamação. Mas as células T auxiliares também contribuem mais diretamente para a batalha melhorando a capacidade de combate de seus soldados. Vimos anteriormente o que elas fazem: com um sussurro para o rinoceronte-negro, deixam-no em um frenesi de luta selvagem, um estado de raiva que o macrófago pode alcançar apenas com a ajuda das células T auxiliares.

O que faz sentido se pararmos para pensar: os macrófagos são monstros poderosos e perigosos e a decisão de liberar totalmente seu poder deve ser tomada após uma análise cuidadosa. Se eles entrassem em uma batalha selvagem frenética sempre que algumas bactérias aparecessem, poderiam prejudicar muito o corpo.

Porém, se as células T auxiliares lhes ordenam que se zanguem de verdade, isso significa que a infecção foi tão grave que o sistema imunológico adaptativo despertou – o que permite que o sistema imunológico inato libere todo o seu potencial. Assim, os comandantes de células T auxiliares no local de uma infecção desempenham o papel de amplificadores e usam o próprio poder do sistema imunológico inato para enfrentar inimigos hostis.

No entanto, o trabalho das células T auxiliares não é apenas colocar os macrófagos no modo assassino. Uma vez que o delírio da batalha for desencadeado, elas também serão necessárias para mantê-los vivos. As células T auxiliares monitoram o campo de batalha e, enquanto sentirem que há perigo, são estimuladas e sabem que o combate ainda é necessário. Os macrófagos que lutam no modo frenético são submetidos a um cronômetro e se matarão depois que o tempo acabar. Esse é outro desses mecanismos de segurança para garantir que o sistema imunológico seja limitado até certo ponto. As células T auxiliares podem redefinir esse temporizador de suicídio dos macrófagos repetidas vezes. De forma que, enquanto houver perigo, dizem aos seus guerreiros exaustos para continuar, estimulando-os repetidamente.

Até que decidem parar de fazer isso. Uma vez que percebem que o sistema imunológico está claramente vencendo a luta, as células T auxiliares param. Assim, aos poucos, cada vez mais soldados exaustos dão fim à própria vida. As células T auxiliares não apenas aumentam a violência mas também determinam quando todos devem se acalmar.

Quando a batalha é vencida, a última coisa que a maioria das células T auxiliares faz no campo de batalha é se matar, juntando-se aos outros soldados em sua autodestruição para proteger o corpo de si mesmas. Algumas delas, no entanto, tornam-se *células T auxiliares de memória*. Sempre que você escutar que é imune a uma doença, significa que tem células de memória que lembram de um inimigo específico. E esse inimigo pode voltar. Diante dessa possibilidade, elas ficam rondando e tornam-se poderosas guardiãs. As células de memória são capazes de reconhecer um inimigo familiar muito mais rápido do que o sistema imunológico inato. No caso de outra infecção por um inimigo já conhecido, é desnecessária a longa viagem da célula dendrítica ao linfonodo, porque as células T auxiliares de memória podem ser ativadas imediatamente e pedir reforços pesados.

Essa reação de memória é tão rápida e tão brutalmente eficiente que a maioria dos patógenos tem apenas uma única chance de provocar uma infecção. Porque o nosso sistema imunológico adaptativo se adaptou e se lembra deles. Mas as células de memória terão seu próprio capítulo mais tarde. Vamos parar de falar sobre elas por enquanto.

Imunidade

A importância da célula T auxiliar não para por aqui – não estamos nem perto disso. Lembre-se: seguimos apenas um grupo do linfonodo até o campo de batalha. Um segundo grupo permaneceu e o que está prestes a fazer pode ser ainda mais importante: ativar algumas das armas imunológicas mais eficientes que você tem à disposição. A poderosa *célula B*, sua fábrica viva de armas.

21 Fábricas de armas e rifles de precisão: células B e anticorpos

As células B são grandes, semelhantes a blocos. E compartilham algumas características e propriedades com as células T: também têm origem na medula óssea e precisam passar pela mesma educação brutal e mortal – só que isso não acontece no Timo, mas diretamente na medula óssea.[1]

Assim como suas colegas células T, todas as células B vêm com pelo menos *centenas de milhões a bilhões de receptores diferentes para milhões de antígenos diferentes*; e igual às células T, *cada célula B individual tem um receptor específico capaz de reconhecer um antígeno específico.*

O que torna as células B especiais, e muito perigosas para amigos e inimigos, é que elas produzem a arma mais potente e especializada que o sistema imunológico tem à disposição: os anticorpos. Os anticorpos são coisas estranhas, bastante complexas e fascinantes, de modo que vamos dar uma pincelada aqui e discutir sobre eles com o detalhe que merecem um pouco adiante. Em poucas palavras, os anticorpos são basicamente *receptores de células B*. São uma coisa meio caranguejo, meio rifle de precisão, e uma vez que foram produzidos contra um antígeno específico – e, portanto, um inimigo específico –, no sentido metafórico, atingem um patógeno exatamente entre seus olhos.

---

1 Seria natural pensarmos que o "B" no nome "célula B" foi escolhido porque as células B são originárias da "medula óssea" (*bone marrow*, em inglês), já que o "T" da célula T vem de "timo". Mas não é bem assim. O "B" vem de "bursa de Fabricius", um miniórgão em forma de saco que fica logo acima do final do intestino em pássaros. Esse órgão era conhecido há centenas de anos, mas ninguém tinha ideia do que ele fazia. Até que um estudante de pós-graduação efetuou algumas pesquisas com galinhas cujas bursas foram removidas e percebeu que elas eram incapazes de produzir anticorpos. Ele descobriu as células B, as fábricas que produzem anticorpos, e que elas eram feitas nesse pequeno órgão estranho dos pássaros – foi um grande avanço na imunologia, o qual deu início a um novo campo de estudo. Os humanos não têm bursa: nossas células B são produzidas na medula óssea. E sim: apesar de o nome fazer sentido, ainda assim foi uma oportunidade perdida.

Espere um pouco: como algo pode ser um receptor e uma arma flutuante ao mesmo tempo? Basicamente, os anticorpos ficam presos à superfície das células B e funcionam como seus receptores, o que significa que podem aderir a um antígeno e ativar a célula. Uma vez ativada, a célula B começa a produzir milhares de novos anticorpos e a vomitá-los para que possam atacar seus inimigos – até 2 mil anticorpos por segundo. Todos os anticorpos são produzidos assim. Mas eles terão o amor e a atenção que merecem quando terminarmos de explicar as células B que os produzem. Por enquanto, lembre-se apenas de uma coisa: os anticorpos são receptores de células B vomitados pela célula. Elas vomitam milhares deles por segundo quando estão ativadas!

Antes de continuarmos, um breve aviso: a ativação das células B e seu ciclo de vida são complicados. Muitas coisas que já aprendemos vão aparecer aqui e muitos acontecimentos estão ocorrendo simultaneamente, porque muitas partes do sistema imunológico estão fortemente entrelaçadas. Assim, a leitura dos próximos parágrafos pode levá-lo a pensar "Vixe, é coisa demais para absorver". Mas não se preocupe: faremos pausas, resumiremos e solidificaremos o que formos aprendendo neste capítulo.

Este é o processo mais complexo que descreveremos neste livro, então vamos devagar, dando um passo de cada vez. A recompensa realmente vale a pena, porque, uma vez que você entenda minimamente esse nível de complexidade, mesmo superficialmente, poderá de fato apreciar quão sério é o seu sistema imunológico. O resto do livro é moleza.

Muito bem, vamos continuar! Como dissemos no início, as células B nascem na medula óssea, onde misturam e recombinam os segmentos gênicos responsáveis pelos seus *receptores de células B* para que possam se conectar a um antígeno específico (se você se lembrou da nossa metáfora de cozinhar muitos pratos saborosos, cada célula B, com seus receptores específicos, representa um prato). Depois disso, assim como as células T, elas precisam passar por uma educação dura e mortal para garantir que não sejam capazes de conectar seus receptores exclusivos às proteínas e moléculas do seu corpo. As sobreviventes tornam-se células B virgens itinerantes, células inativas que se movem pelo sistema linfático todos os dias, assim como as células T, fazendo a viagem de Nova York a Los Angeles, parando em centenas de cidades e postos para verificar se alguém está procurando por elas.

Aqui terminam as semelhanças entre as células T e B.

Nas megacidades dos linfonodos existem áreas reservadas para as células B, onde elas passeiam um pouco, tomam um café e batem papo, esperando para ver se serão necessárias. As células B são muito perigosas, portanto precisam de uma rigorosa

Carreira da célula B

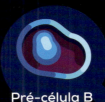
Pré-célula B

Treinamento na medula óssea

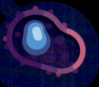
Célula B virgem

Ativação #1 através de antígeno

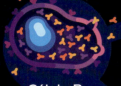
Célula B

Ativação #2 através de célula T

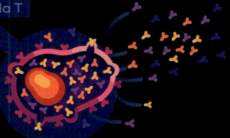
Célula plasmática

Fim da infecção

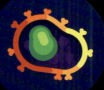
Célula B de memória

Fim da infecção

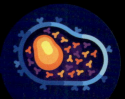
Plasmócitos de vida longa

autenticação dupla para serem realmente ativadas: uma ativação por parte do sistema imunológico inato e outra por parte do sistema imunológico adaptativo!

Vamos dividir isso em várias etapas e fazer um resumo no final.

Etapa 1: ativação das células B pelo sistema imunológico inato

Para entender o primeiro passo, precisamos pensar na infraestrutura do sistema imunológico e em como ele está conectado. Vamos nos lembrar da infecção do seu dedo do pé, onde uma batalha massiva está acontecendo há um ou dois dias, entre seus macrófagos e neutrófilos e as bactérias que infectaram seus tecidos.

Não foi uma batalha sem baixas. Muitas e muitas bactérias foram mortas. Diversas foram engolidas inteiras por macrófagos, mas isso não é tudo. Outras tantas foram destroçadas pelas armas perigosas dos neutrófilos ou acabaram atacadas pelas proteínas do sistema complemento (o exército invisível), que abriram orifícios nas bactérias ou foram diláceradas tentando escapar de uma armadilha extracelular de neutrófilos, a NET (se você se esqueceu dela, trata-se da parte em que os neutrófilos basicamente explodem o DNA deles, enriquecido com produtos químicos nocivos para criar barreiras ao redor deles com o objetivo de prender patógenos). Através dos esforços violentos das reações imunológicas, muita morte foi distribuída.

Com tempo suficiente, por fim as células imunológicas vão botar ordem em tudo, mas, por enquanto, estão mais preocupadas em matar e combater as bactérias que permanecem vivas. O campo de batalha está cheio de morte e sofrimento. Um número considerável de pedaços de bactérias e carcaças flutua no local da infecção, muitos deles cobertos por proteínas do sistema complemento. É realmente como uma guerra em que os combatentes ficam atolados até os joelhos nos corpos sangrentos e dilacerados de inimigos e amigos.

Mas os mecanismos engenhosos da infraestrutura do sistema imunológico já começam a limpar e filtrar. Como mencionamos antes, a inflamação ordenada pelas células imunológicas e provocada por outras células moribundas desvia muito fluido do sangue para uma infecção, que inunda consideravelmente o campo de batalha. Quanto mais longa for a batalha, mais fluido entrará. Mas isso não pode durar para sempre ou seu tecido explodiria, então parte do fluido também precisa deixar o local da infecção novamente.

Fábricas de armas e rifles de precisão: células B e anticorpos

Aprendemos anteriormente o que o corpo faz com o excesso de fluidos no tecido. Leva-os embora constantemente, direto para o sistema linfático. Os fluidos e muitos detritos do campo de batalha, com partes de bactérias mortas e citocinas gastas e outros resíduos, passam a fazer parte da *linfa*. Lembre-se de que a linfa é esse fluido estranho e levemente nojento que é continuamente coletado de todos os tecidos do corpo. No caso de uma infecção, ela carrega consigo todas as bactérias mortas e desmanteladas, muitas delas cobertas de proteínas do sistema complemento. Dessa forma, a linfa que flui através de você é um *veículo líquido de informações*.

Essas informações são direcionadas para a próxima base do sistema imunológico, as megacidades e centros de inteligência dos linfonodos. Uma vez que chegam ali, são drenadas pela área das células B, onde ficam milhares de células B virgens. As células B ficam bem no meio do fluxo de informações e deixam a linfa fluir ao redor delas e dos seus receptores, que peneiram e exploram todos os antígenos e detritos provenientes dos tecidos.

As células B virgens procuram especificamente por antígenos com os quais possam se conectar a partir de seus receptores de células B especiais e únicos. Elas estão pescando o único antígeno com o qual podem se conectar, então sabem que podem ser ativadas!

Até agora está tudo bem, mas você deve ter notado algo: não há nenhuma célula dendrítica aqui. Isso significa que as células B não precisam passar por essa dança com outra célula? Isso tem a ver com uma enorme diferença entre os receptores de células T e os receptores de células B. Isso é bastante importante e merece uma explicação agora mesmo. Vamos usar o exemplo das salsichas de novo!

Lembra-se da molécula do MHC de classe II? O pãozinho de cachorro-quente que apresentou um antígeno, a salsicha, aos receptores das células T para que pudessem ser ativadas? Os receptores de células T são consumidores realmente exigentes que comem apenas salsichas e somente se elas estiverem dentro de pãezinhos. Mas isso tem uma consequência importante para as células T: os antígenos que podem ativar os receptores de células T devem ser bem curtos, porque a molécula do MHC de classe II só pode transportar antígenos curtos. O pãozinho de cachorro-quente na célula dendrítica só pode conter salsichas. Já os receptores de células B não são tão exigentes.

Ambos os receptores de células T e B são feitos para reconhecer um antígeno específico, mas as células B são muito menos restritas. Assim, as células T e B reconhecem coisas muito diferentes em tamanho e dimensão. As células B não apenas

Imunidade

podem pegar antígenos diretamente dos fluidos ao seu redor e se ativarem como também podem apanhar um pedaço muito maior de carne, para voltar à nossa metáfora alimentar.

As salsichas são carnes altamente processadas que não têm grande semelhança com as partes dos animais de que são feitas. E assim são os antígenos que as células T podem reconhecer. Os antígenos que os receptores das células B podem reconhecer são um pouco como enormes coxas de peru assadas, com osso e pele. As células T são muito exigentes; as células B não se importam nem um pouco.

As células B não precisam de uma molécula do MHC e não têm necessidade de receber uma apresentação vinda de outra célula, como as células T. Nada disso, as células B podem apanhar grandes pedaços de antígenos (as coxas de peru) diretamente da linfa que flui através dos linfonodos.

Muito bem. Acabamos de aprender duas coisas: as células B virgens ficam nos linfonodos, onde se banham em linfa e absorvem todos os antígenos que são transportados do campo de batalha mais próximo. Seus receptores de células B podem simplesmente pegar grandes pedaços de antígenos diretamente da linfa e é assim que as células B podem ser ativadas.

Tem mais: as células B recebem ajuda mais direta do sistema imunológico inato. Você achou suspeito que continuamos mencionando que as bactérias do campo de batalha estavam cobertas de proteínas do sistema complemento? As células B não podem apenas reconhecer os antígenos das bactérias mortas; elas também possuem receptores especiais capazes de reconhecer as proteínas do sistema complemento.

Mencionamos anteriormente que o sistema imunológico inato é responsável por ativar e fornecer um quadro da situação para o sistema imune adaptativo e nos deparamos aqui com esse princípio mais uma vez! Como está ligado aos patógenos, o sistema complemento está confirmando oficialmente à célula B que existe um perigo real. Assim, as proteínas do sistema complemento ligadas a um antígeno facilitam em cerca de cem vezes a ativação de uma célula B em relação ao que seria ativá-la sem isso. Essa complexidade de vários níveis de elementos interagindo com tanta elegância e se comunicando com tanto cuidado é um dos fatores que tornam o sistema imunológico tão bonito e incrível. (Você pode imaginar as proteínas do sistema complemento em um antígeno como um molho muito bom na coxa de peru, o que a deixa ainda mais saborosa para as células B.)

Uma curiosidade: esse foi apenas o primeiro passo da ativação da célula B, mas já é superimportante porque desencadeará uma reação rápida a uma infecção. Sem nenhuma etapa extra, esses mecanismos simples que acontecem por conta própria, porque o sistema linfático está sempre drenando os tecidos, estão criando uma resposta relativamente rápida. Isso é especialmente importante nos estágios iniciais de uma infecção, quando poucas células dendríticas alcançaram os linfonodos para ativar as células T auxiliares.

Agora respire um pouco e revise o que acabamos de aprender: campo de batalha, bactérias mortas cobertas de proteínas do sistema complemento, linfa levando embora as carcaças, células B dentro do linfonodo pegando-as e, agora, finalmente: a ativação precoce das células B!

E como acontece essa ativação antecipada? Bem, em primeiro lugar, a célula B ativada vai para outra área no linfonodo e começa a se clonar. Uma vira duas, duas viram quatro, quatro viram oito, e assim por diante. Essa clonagem continua até que haja aproximadamente 20 mil clones, todos com cópias do receptor específico que foi capaz de se conectar ao antígeno original, as primeiras células B virgens coletadas. Esses clones de células B começam a produzir anticorpos, que pegam uma carona com o sangue e chegam até o local da infecção, inundando o campo de batalha e ajudando no embate – embora sejam anticorpos de segunda categoria. Eles são bons em seu trabalho, mas não incríveis; são atiradores que acertam mais tiros no corpo do que na cabeça.

Sem uma segunda etapa, sem a ativação número dois, a maioria desses clones de células B se matará em um dia. O que faz muito sentido, na verdade, porque, se não forem ativadas novamente, essas células B terão de presumir que a infecção foi bastante leve e que elas não são realmente necessárias – então, para não desperdiçar recursos ou causar danos desnecessários, elas se matam.

Para serem despertadas de verdade, precisam da segunda parte da autenticação, constituída de dois fatores. Essa segunda parte é fornecida às células B por suas colegas do sistema imunológico adaptativo ou, mais precisamente, pelas células T auxiliares ativadas.

Etapa 2: ativação de células B pelo sistema imunológico adaptativo

Como aprendemos no último capítulo, depois que uma célula T auxiliar foi ativada e fez muitos clones de si mesma, uma parte desses clones se desloca para o campo de batalha enquanto outro grupo sai para ativar células B.

Imunidade

Em poucas palavras, uma célula T ativada precisa encontrar uma célula B ativada e AMBAS as células precisam ser capazes de reconhecer o mesmo antígeno! Tudo bem, vamos com calma. Quer dizer que duas células misturam fragmentos de genes aleatoriamente, com centenas de milhões a bilhões de resultados possíveis? Daí aparece um patógeno e, coincidentemente, ambas precisam ser ativadas de forma independente e depois precisam se encontrar? Só então, nesse caso absurdamente específico e aparentemente improvável, a resposta imunológica será totalmente ativada? Sim, é isso mesmo, apesar de a maneira como a operação funciona ser um pouco alucinante e do fato de a natureza ter criado todo esse processo revelar um alto nível de sofisticação.

Basicamente, para serem ativadas adequadamente, as células B precisam se tornar *células apresentadoras de antígenos*. Isso funciona porque os receptores de células B são muito diferentes dos receptores de células T, que precisam do pãozinho de cachorro-quente para reconhecer um minúsculo pedaço de antígeno. Consumidor exigente *vs.* consumidor não exigente, lembra?

Quando um receptor de célula B se conecta a uma coxa de peru, que é um pedaço grande de antígeno, a célula o engole e o processa dentro de si, exatamente como uma célula dendrítica faria. Ela corta o grande pedaço de carne em dezenas ou até centenas de pequenas fatias, como se fossem salsichas, e todas do tamanho de salsichas. Essas pequenas partes são então colocadas em moléculas do MHC (pãezinhos de cachorro-quente) na superfície da célula B. *Basicamente, uma célula B pega um antígeno complexo e o transforma em muitas peças processadas, mais simples, que então são apresentadas à célula T auxiliar.*

Pense no que o sistema imunológico está fazendo aqui: a operação descrita aumenta a chance de uma célula B e de uma célula T serem capazes de se ajustar uma à outra, combinando-se entre si, *em massa*. A célula B não está apresentando apenas um único antígeno específico. Está apresentando dezenas ou até centenas de diferentes antígenos em suas moléculas do MHC! Centenas de diferentes pedaços de coxinha de peru do tamanho de uma salsicha em centenas de pãezinhos de cachorro-quente diferentes. *Então, tecnicamente, as células B e T não reconhecem exatamente o mesmo antígeno.* Isso é bom o suficiente para o sistema imunológico adaptativo, porque significa que, se uma célula T auxiliar pode se conectar ao antígeno apresentado por uma célula B, há um inimigo lá fora, e ambas as células são capazes de reconhecê-lo. Este é o segredo da ativação das células B: as células B só podem ser totalmente ativadas por meio da autenticação de dois fatores.

Ok, vamos parar um pouco! É muita informação.

Fábricas de armas e rifles de precisão: células B e anticorpos

Se, neste exato momento, sua cabeça estiver fumegando e os olhos girando, é uma reação normal. Há muitas coisas acontecendo, em um grande intervalo de tempo, em muitos lugares e envolvendo células diferentes. Portanto, caso você esteja confuso, está em boa companhia. Chegou a hora de resumir o que aconteceu aqui.

Etapa 1: Uma batalha precisa ocorrer e os inimigos mortos, que são grandes pedaços de antígenos (coxas de peru), precisam flutuar através do linfonodo. No linfonodo, uma célula B, com um *receptor específico*, precisa se conectar ao antígeno. Se o inimigo morto estiver coberto de proteínas do sistema complemento, a ativação será muito mais fácil. Isso ativará a célula B, que fará muitas cópias de si mesma e produzirá anticorpos de baixo grau. Mas as células B morrerão após cerca de um dia se nada mais acontecer.

Etapa 2: Enquanto isso, uma célula dendrítica precisa pegar inimigos no campo de batalha e transformá-los em antígenos (salsichas), que serão colocados nas moléculas do MHC de classe II (pãezinhos de cachorro-quente) e viajarão para a área de namoro de células T no linfonodo. Nessa área, precisa encontrar uma célula T auxiliar que seja capaz de reconhecer o antígeno com seu receptor exclusivo de células T (comendo a salsicha do pão). Se isso acontecer, a célula T auxiliar será ativada e fará muitas cópias de si mesma.

Etapa 3: A célula B quebra o grande pedaço de antígeno (coxa de peru) em dezenas ou centenas de pequenos antígenos (do tamanho de uma salsicha) e começa a apresentá-los em moléculas do MHC de classe II (pãezinhos de cachorro-quente).

Etapa 4: Uma célula B ativada apresentando centenas de antígenos diferentes (salsichas) precisa encontrar uma célula T que possa reconhecer um desses antígenos com seu receptor específico de células T – a segunda sinalização para a célula B.

Somente se essa sequência exata de eventos ocorrer, uma célula B será realmente ativada. Que tal, ficou impressionado com a biologia?[2]

Você percebe o nível de sofisticação do que está acontecendo aqui? Quão insano é fazer bilhões de células T e B individuais, ativá-las individualmente por diferentes caminhos e esperar que elas se encontrem? A evolução e o tempo são realmente incríveis na criação de mecanismos extremamente complexos e sofisticados. Quando

---

2 Veja só: na verdade, estamos simplificando e deixando de lado alguns detalhes que são realmente muito importantes. Abordaremos alguns deles em outras partes do livro. Mas, honestamente, essas coisas são absurdamente difíceis e pouco intuitivas, mesmo quando muito simplificadas. Se você conseguir lembrar que as células B são ativadas pegando coisas e depois reativadas pelas células T, isso já será fantástico. Não precisa se lembrar de mais detalhes do que isso para conhecer muitíssimo bem seu sistema imunológico! Mas essas coisas são legais demais para não tentarmos compreender sua magia.

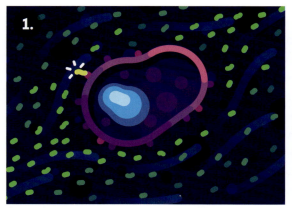

Os antígenos de um campo de batalha flutuam através do linfonodo, onde se conectam a uma célula B virgem.

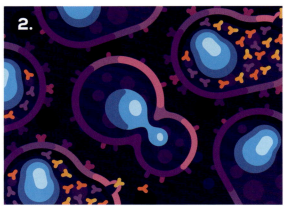

Isso ativará discretamente a célula B, que faz muitas cópias de si mesma.

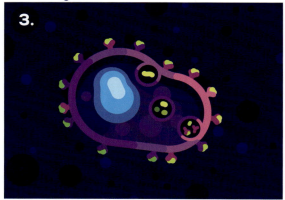

A célula B decompõe os antígenos em outros menores e os apresenta a moléculas do MHC de classe II.

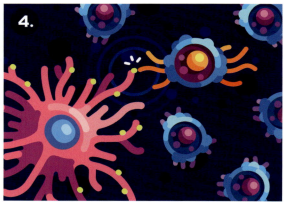

Enquanto isso, as células dendríticas captam antígenos, apresentam-nos a moléculas do MHC de classe II e ativam as células T correspondentes.

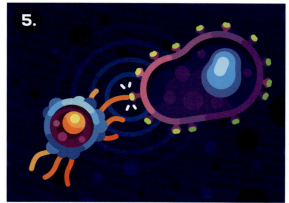

A célula B encontra a célula T ativada que pode reconhecer um desses antígenos com seu receptor de célula T específico.

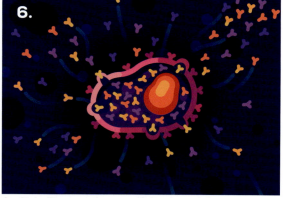

A célula B agora é uma célula plasmática totalmente ativada!

essa sequência de eventos acontece, o último e mais poderoso estágio do sistema imunológico adaptativo finalmente acorda e começa de verdade. Agora, todas as condições que o sistema imunológico poderia pedir foram cumpridas. Ele já sabe com certeza que há muitos inimigos ativos dentro do corpo.

A célula B que foi devidamente ativada por meio da autenticação de dois fatores agora se transforma. Ela esperou a vida toda por esse momento. Começa a inchar, quase dobrando de tamanho, e se transforma em sua forma final: a célula plasmática.[3]

A célula plasmática agora começa a produzir anticorpos de verdade. Pode liberar até 2 mil anticorpos por segundo, saturando a linfa, o sangue e os fluidos entre os tecidos. Como as baterias de foguetes soviéticos na Segunda Guerra Mundial, que podiam enviar uma enxurrada interminável de mísseis às posições inimigas, os anticorpos são produzidos aos milhões e se tornam o pior pesadelo de todos os inimigos, de bactérias a vírus ou parasitas. Até mesmo células cancerígenas. Ou, se você der azar e tiver uma doença autoimune, suas próprias células.

Ufa! Que coisa complicada! Mas espere só mais um momento... Há ainda um último aspecto da ativação da célula B que torna esse processo ainda mais genial. Agora seu sistema imunológico realmente começa a derrotar os micróbios no jogo deles ao iniciar uma linda dança – uma dança que torna suas defesas ainda melhores e mais fortes.

---

3 Se você conhece mangás e animes, isto pode significar alguma coisa: de certa forma, as células B são Saiyajins e as células plasmáticas são Super Saiyajins. Para todos que não estão familiarizados com o universo de *Dragon Ball*, foi apenas um jeito charmoso de dizer que as células B são combatentes fortes e as células plasmáticas, combatentes extremamente fortes – e talvez também sejam loiras e usem muito produto no cabelo. Mas vamos terminar logo esta nota de rodapé antes que ela fique ainda mais embaraçosa.

22 A dança de T e B

Um aspecto que, elegantemente, evitamos citar até o momento é quão eficientes os receptores de células B são em reconhecer antígenos. Já descrevemos esses receptores e antígenos como peças de quebra-cabeça que se encaixam perfeitamente. Bem, desculpe, mas meio que mentimos para você. Como se costuma dizer, o ótimo é inimigo do bom e, durante uma infecção perigosa, seu sistema imunológico não tem tempo para esperar pela combinação *perfeita* – se ocorrer uma combinação boa ou até razoável já vai ser bem legal. Dessa forma, as células B podem ser ativadas se seus receptores forem *bons o suficiente* para reconhecer um antígeno.

O sistema imunológico evoluiu desse jeito porque é melhor ter *algumas* armas funcionando o mais rápido possível do que armas perfeitas depois que o estrago estiver feito. Mas isso também enfraquece a defesa imunológica. Como dissemos, no âmbito das proteínas, a *forma* é tudo, e ter anticorpos com uma forma muito boa que se encaixa muito bem em um antígeno é uma vantagem incrível que pode fazer a diferença entre a vida e a morte. E seu sistema imunológico quer uma resposta rápida e uma defesa perfeita.

Assim, ele criou uma maneira de produzir anticorpos razoáveis o mais rápido possível, mas com um sistema engenhoso para ajustá-los e melhorá-los, tornando-os armas perfeitas contra o antígeno. E tudo começa com uma dança.

Dissemos antes que as células B precisam ser ativadas por células T auxiliares (que foram ativadas por células dendríticas) para se transformarem em células plasmáticas, mas, na verdade, esse processo é um pouco mais surpreendente e sofisticado. O sistema imunológico garante que apenas as células B capazes de produzir anticorpos *incríveis* se transformem em células plasmáticas. Muito bem, então como isso funciona?

Bem, para ser honesto, esse processo é um pouco confuso, então vamos simplificar um pouco as coisas. Em poucas palavras, se uma célula T reconhece um antígeno que uma célula B lhe apresenta, isso estimulará a célula B. Essa estimulação é como um beijo suave ou um abraço caloroso, que não só prolonga a vida da célula B como também a motiva a tentar aperfeiçoar o anticorpo!

A dança de T e B

Cada vez que uma célula B recebe uma sinalização positiva de uma célula T auxiliar, ela inicia uma rodada de mutação intencional. Esse processo é chamado de *hipermutação somática* (também conhecido como *maturação de afinidade*). Nunca mais usaremos esse termo desajeitado.

Assim como um cozinheiro que prepara e aprimora uma receita que recebeu elogios dos críticos gastronômicos, a célula B começa a aprimorar e a refinar sua própria receita. Assim, ela *muta* os fragmentos de genes que produzem seus receptores e, portanto, seus anticorpos.

O que as células B fazem aqui é basicamente voltar para a cozinha durante o jantar. A essa altura, os convidados já chegaram e já sabem que tipo de refeição querem comer. Assim, elas começam a mudar aleatoriamente as receitas um pouco, aqui e ali. O objetivo é preparar o prato *perfeito*, como um restaurante três estrelas Michelin. Que não seja bom, que não seja ótimo, mas perfeito! Talvez, na receita original, as cenouras fossem picadas e a carne assada. Agora a célula B pode cortar as cenouras em forma de palito e grelhar a carne. Sem ingredientes novos, mas aprimorando a maneira como eles se combinam para criar o prato final.

O objetivo é planejar o jantar perfeito para os convidados, algo tão bom que eles vão entrar em êxtase. O anticorpo perfeito para os patógenos. Mas como os *chefs* das células B descobrem se os convidados gostam mais da receita aprimorada do que da primeira, ou seja, se o novo anticorpo é mais adequado do que o original? Bem, exatamente da mesma forma que as células B foram ativadas da primeira vez: basicamente, banham seus receptores novos e aprimorados no fluxo de linfa que passa pelo linfonodo, vindo do campo de batalha. Se uma batalha ainda estiver em andamento, deverá haver bastante antígeno pelo caminho.

Se a mutação aleatória (o aperfeiçoamento do prato) trouxer uma deterioração para o receptor da célula B, então será mais difícil captar antígenos. Ele não receberá estímulos e beijos das células T, o que o deixará triste e, depois de um tempo, o levará a se matar.

Porém, se a mutação trouxer uma melhora para o receptor da célula B, agora ele será ainda melhor no reconhecimento do antígeno, e a célula B receberá novamente uma sinalização de ativação! Uma vez que isso acontece, ela pega o pedaço de antígeno (a coxa de peru) e o corta em muitos pedaços menores (as salsichas) e mais uma vez tenta apresentá-los a uma célula T auxiliar. Você pode imaginar isso como se o *chef* da célula B estivesse superanimado e feliz com sua receita aprimorada e quisesse contar isso ao mundo!

Em nossa metáfora culinária, as células T auxiliares podem ser um crítico gastronômico vindo da sala de jantar e enchendo a célula B de elogios e beijos. Esse incentivo motiva os *chefs* das células B a melhorar ainda mais os pratos! E o ciclo se repete.

Com o tempo, ocorre uma seleção natural. Quanto mais os receptores de células B se aprimoram no reconhecimento do antígeno que flui pelo linfonodo, mais estímulo e encorajamento recebem. Ao mesmo tempo, as células B que pioram ou não melhoram se matam.

No final, apenas as melhores células B sobrevivem e continuam a fazer muitos novos clones de si mesmas! Essas são as células B que no fim se transformam em células plasmáticas, são as que aperfeiçoam seus receptores e são capazes de fazer as melhores armas possíveis contra o inimigo. É por isso que os anticorpos são tão mortalmente eficazes e capazes de atingir um inimigo entre os olhos como um franco-atirador. Eles não foram apenas escolhidos aleatoriamente, mas foram moldados, aprimorados e ajustados até ficarem perfeitos. É por isso que, mesmo que você não saiba nada sobre o sistema imunológico, provavelmente já ouviu várias vezes os médicos se referirem ao termo "anticorpo". O anticorpo é uma superarma – é ele que não deixa as pessoas sucumbirem a infecções graves, que permite a sua sobrevivência.

Esse mecanismo faz com que o sistema imunológico adaptativo realmente se *adapte* ao inimigo em tempo real. Perguntamos antes como você poderia acompanhar os bilhões de inimigos diferentes que também são capazes de se transformar. *Essa é uma maneira.* Trata-se de um sistema que pode se replicar muito rapidamente, que tem um alvo definido e pode se adaptar a ele rapidamente, que ajusta e aprimora suas armas até que fiquem perfeitas. Que solução bonita e engenhosa! Isso demonstra que o sistema imunológico adaptativo realmente merece o nome que tem. Ele realmente pode vencer os micróbios com destreza.

Se você concluiu a leitura dos dois últimos capítulos, ótimo trabalho. Falo sério, porque essas coisas não são fáceis e, acredite ou não, apresentamos uma versão simplificada dos processos. Infelizmente, o sistema imunológico e o universo em geral não são feitos para serem compreendidos de forma intuitiva por criaturas acostumadas a ter tudo em *smartphones*. É necessário um mergulho profundo, o que às vezes dificulta a compreensão, mesmo se for um tópico importante. Mas você não precisa se lembrar de tudo o que acabou de ler em detalhes.

Na verdade, eu apostaria que é impossível lembrar exatamente o que você aprendeu se leu este capítulo apenas uma vez. Isso é totalmente compreensível. Você aprendeu princípios e também conseguiu passar pela parte mais difícil do livro! Este foi o auge da complexidade. A partir de agora, a maior parte é bastante tranquila. Vamos voltar a contar histórias de batalhas malucas em breve!

Para oferecer uma visão completa do sistema imunológico, agora só precisamos falar sobre as verdadeiras armas... os rifles de precisão!

23 Anticorpos

OS ANTICORPOS ESTÃO ENTRE AS MELHORES E MAIS ESPECIALIZADAS ARMAS QUE O sistema imunológico tem à disposição. Produzidos pelas células B, os anticorpos em si não são particularmente mortíferos. Na verdade, nada mais são do que feixes de proteínas irracionais que podem grudar nos antígenos. Mas fazem isso com extrema eficiência.

Você pode imaginá-los como uma espécie de hashtag da morte. Os anticorpos mais comuns têm a forma de pequenos caranguejos com duas pinças e são realmente muito pequenos: para uma célula imunológica de tamanho médio, um anticorpo tem o mesmo tamanho que um grão de quinoa na escala humana. Em certo sentido, são comparáveis às proteínas do sistema complemento – que também nada mais são do que pequenas proteínas flutuantes –, mas com uma enorme diferença: as proteínas do sistema complemento são genéricas, enquanto os anticorpos, como acabamos de aprender, são específicos.

Isso torna incrivelmente difícil para um patógeno se esconder dos anticorpos, já que os anticorpos são feitos especificamente para eles. Como um ímã, os anticorpos vão procurá-los e agarram a vítima com suas pequenas pinças. Uma vez que um anticorpo se acoplou, não se soltará novamente. Isto é basicamente o que eles são: pequenas proteínas semelhantes a caranguejos muito bons em segurar os inimigos para os quais foram feitos, melhor do que qualquer outra coisa que o corpo tem a oferecer, porque, como mencionamos brevemente antes, os anticorpos *são* receptores das células B.

A anatomia dos anticorpos os torna excepcionalmente eficazes. Todos eles têm essas duas pinças, cada uma delas capaz de agarrar um antígeno específico com extrema firmeza. Eles têm bumbuns bonitinhos que se unem muito bem às células imunológicas. As pinças são para os inimigos; o outro lado, para os amigos. Com essas ferramentas, os anticorpos fazem várias coisas: primeiro, assim como o sistema complemento, podem *opsonizar* os inimigos. Nesse contexto, isso significa que os anticorpos, como um enxame, rodeiam o inimigo e o agarram, o que torna sua vítima mais deliciosa para a refeição das células-soldado. Eles pegam o patógeno como um caranguejo bravo, que belisca se estiver irritado. Seria muito difícil ter uma vida feliz se você estivesse coberto de minúsculos caranguejos zunindo e zumbindo – dos quais nunca poderia se livrar. Parece uma cena de filme de terror.

Quando o exército de anticorpos chegou ao nosso dedo do pé infectado, as bactérias que foram cobertas por eles estavam igualmente descontentes com a vida e totalmente desamparadas. Mas os anticorpos não só deixam os patógenos indefesos como também podem mutilá-los e torná-los incapazes de se movimentar. Ou, no caso dos vírus, os anticorpos podem neutralizá-los diretamente e deixá-los sem capacidade de infectar as células.[1]

E a situação para os inimigos ainda pode piorar, porque os anticorpos têm mais de uma pinça. Podem agarrar mais de um inimigo e, assim, os dois ficam atados. Se milhões de anticorpos inundam um campo de batalha, podem agrupar grandes pilhas de patógenos que agora estão ainda mais indefesos e ainda mais infelizes e assustados, pois uma grande pilha de vítimas é muito mais fácil de ser detectada pelos macrófagos e neutrófilos, que as engolem inteiras de bom grado ou as banham em ácido. Imagine isto: tentar invadir uma posição inimiga, mas ser preso com algumas dúzias de seus amigos por pequenos caranguejos que beliscam, sem poder se mexer ou agir, enquanto um soldado inimigo chega até você com uma risada insana e um lança-chamas.

Da mesma forma que as proteínas do sistema complemento, os anticorpos também apoiam seus soldados diretamente: como você pode supor, as bactérias preferem não ser agarradas e jogadas em um banho de ácido para morrer horrivelmente. Elas evoluíram para evitar o poder mortal de macrófagos e neutrófilos. As bactérias são meio escorregadias, como leitões banhados em óleo correndo em pânico. Os anticorpos agem como uma supercola especial: as células imunológicas, especificamente os fagócitos – as células que comem os inimigos vivos –, podem agarrar o traseiro dos anticorpos com muita facilidade. É a mesma diferença entre tentar abrir um pote de conserva escorregadio com as mãos molhadas ou secas.

Aqui entra outra camada de segurança do sistema imunológico. Os bumbuns bonitinhos dos anticorpos ficam em uma espécie de "modo oculto" quando os anticorpos estão apenas flutuando, de forma que as células imunológicas não podem sim-

---

1 O que queremos dizer quando afirmamos que um anticorpo "neutraliza" um vírus? Bem, imagine que suas células são um trem do metrô e o vírus, um passageiro. Geralmente, isso é bastante fácil para o vírus, basta passar por uma das catracas e embarcar no trem por uma das portas. Um anticorpo basicamente pega o bilhete do vírus e se gruda nele, encobrindo-o para que ele não possa passar pela catraca e fique retido do lado de fora. Quanto mais anticorpos ficarem grudados no bilhete, mais impossível fica chegar ao trem. É assim que o vírus é neutralizado, incapaz de fazer qualquer coisa. É como um passageiro preso na estação.

Imunidade

plesmente pegá-los em meio aos fluidos. Assim que um anticorpo agarra uma vítima com suas pequenas pinças, a parte traseira muda de forma e agora pode se unir às células imunológicas. Isso é muito importante, já que nosso corpo está repleto de anticorpos o tempo todo, e seria um verdadeiro caos se as células imunológicas se associassem aos bumbuns dos anticorpos somente de forma aleatória.

Com suas traseiras bonitinhas, os anticorpos também podem ativar o sistema complemento. Por mais eficiente e mortal que seja, o sistema complemento, quando está sozinho, tem suas habilidades limitadas e depende basicamente da sorte para encontrar as superfícies dos inimigos. Lembre-se: o anticorpo apenas flutua de forma passiva na linfa. Algumas bactérias são capazes de se esconder do sistema complemento para que ele não se ative perto delas. Os anticorpos são capazes de ativar o sistema complemento e atraí-lo para as bactérias, aumentando sua eficiência consideravelmente. Mais uma vez vemos o princípio dos nossos dois sistemas imunológicos: a parte inata trava a verdadeira batalha, mas a parte adaptativa é mais eficiente e mortalmente precisa.

No entanto, os anticorpos não são apenas pequenos caranguejos. Existem várias categorias deles, e cada uma realmente faz coisas muito diferentes e é usada para situações distintas. É claro que seus nomes são difíceis de lembrar e nada intuitivos, então vamos analisá-los *muito* rapidamente. Quando os mencionarmos outra vez e sua categoria for importante, daremos um breve lembrete sobre qual é o trabalho deles – assim, tecnicamente, você pode pular a próxima parte se quiser avançar à nossa próxima história.

Um parêntese: as quatro categorias de anticorpos[2]

Anticorpos IgM – os primeiros defensores *in loco*

Os anticorpos IgM geralmente constituem a maioria dos anticorpos que as células B produzem quando são ativadas. Provavelmente foram os primeiros a aparecer, mi-

---

2 Na verdade, existem cinco categorias de anticorpos em humanos, mas vamos ignorar o pobre anticorpo IgD porque ele não é relevante para nada do que estamos falando neste livro. Em poucas palavras, o IgD pode ajudar a ativar uma série de células imunológicas, entre outras coisas. Mas acho que já abordamos detalhes suficientes e isso não é tão importante. Mas veja só: temos uma nota de rodapé para um subtítulo!

lhões de anos atrás. O IgM é basicamente a junção de cinco anticorpos pelos quadris, o que lhe dá a vantagem de ter cinco partes traseiras, ou bumbuns. Duas dessas partes traseiras juntas podem ativar uma via complementar adicional. Mais proteínas do sistema complemento ativadas significa mais células imunológicas atraídas para os inimigos. A vantagem disso é que, no início de uma infecção, enquanto o sistema imunológico adaptativo ainda está inicializando e não entrou em modo de combate total, os anticorpos IgM já podem trabalhar para deixar o sistema imunológico inato mais mortal e mais preciso. Especialmente no caso dos vírus, os anticorpos IgM são uma poderosa arma inicial que pode retardar uma infecção. Com suas dez pinças, podem agrupá-los com facilidade. Portanto, os anticorpos IgM são os primeiros a serem mobilizados – o que também significa que são os menos refinados a partir da mutação e da dança das células B e T. O que é bom, já que o trabalho mais importante deles é ganhar tempo até que os anticorpos melhores estejam disponíveis.[3]

Anticorpos IgG – os especialistas

Há vários tipos diferentes de anticorpos IgG. Não precisamos conhecê-los em detalhe, vamos apenas tratá-los como variedades de sabores de um mesmo sorvete. O primeiro sabor de IgG é um pouco como o sistema complemento – é realmente bom em opsonizar um alvo e cobri-lo como um exército de moscas-da-fruta, dificultando o trabalho de uma bactéria e o seu funcionamento correto. Suas pontas minúsculas são como uma cola especial que os fagócitos podem agarrar facilmente e assim devorar um inimigo com muito menos resistência. Em geral, o anticorpo IgG não é tão bom na ativação do sistema complemento quanto o IgM, mas ainda é bastante eficaz.

---

3 Mencionamos antes que o baço é uma espécie de linfonodo para o sangue, mas tem mais! Esse pequeno órgão é a principal fonte de anticorpos IgM de resposta super-rápida no sangue. Uma espécie de base de emergência que pode reagir rapidamente se patógenos, como bactérias, entrarem no fluxo sanguíneo por meio de uma lesão, por exemplo. O baço filtra o sangue e, quando encontra inimigos, pode ativar rapidamente as células B que prontamente produzem os anticorpos IgM. Claro, esses anticorpos não são otimizados como os das outras categorias, mas estão disponíveis com extrema rapidez, o que é importante quando o sangue tem invasores – já que isso dá a um patógeno acesso a todo o corpo! Essa é uma das coisas que faz do baço um órgão tão importante. Esse mecanismo foi descoberto depois de guerras, quando, devido a ferimentos graves no torso, era frequente a remoção do baço. No entanto, muitas dessas pessoas morreram de sepse mais tarde, em taxas muito mais altas do que o resto da população. Hoje, se seu baço for lesado, digamos em um acidente de carro, os médicos tentarão poupá-lo o máximo possível.

Outro sabor do IgG é especialmente útil se uma infecção estiver ocorrendo há algum tempo. Se esse for o caso, é muito provável que um grande número de agentes do sistema imunológico já tenha provocado muita inflamação. E, como aprendemos, a inflamação, por mais útil que seja, não é muito boa para a saúde das células civis e do corpo em geral, especialmente se uma infecção estiver se tornando crônica. Assim, esses anticorpos IgG especiais são feitos especificamente para serem incapazes de ativar o sistema complemento no final de uma infecção, o que limita a inflamação.

Outro fator que contribui para que os anticorpos IgG sejam especiais é que eles são os únicos transmitidos do sangue da mãe para o sangue do feto através da placenta.

Isso protege o nascituro de uma infecção por vírus que pode estar acometendo a mãe não apenas durante a gravidez como também após o nascimento. O IgG é o anticorpo que leva mais tempo para se decompor, por isso dá a um ser humano recém-nascido uma defesa passiva contra infecções por vírus que o protege nos primeiros meses de vida – até que seu próprio sistema imunológico tenha a chance de começar a funcionar de maneira adequada.

Anticorpos IgA – fazendo cocô e protegendo bebês

O IgA é o anticorpo mais abundante no corpo. Sua principal função é servir como um mecanismo de limpeza para a mucosa. Ou, em outras palavras, ele está presente em abundância no trato respiratório, nos principais órgãos sexuais e especialmente no sistema digestório, incluindo a boca. Aqui, inúmeras células B especiais produzem grandes quantidades desses anticorpos. O IgA é basicamente uma espécie de segurança que protege as entradas para o interior do corpo – olhos, nariz, boca, entre outros – de convidados indesejados, neutralizando patógenos desde o início, antes que tenham a chance de entrar e estabelecer um ponto de apoio.

São os únicos anticorpos que podem passar livremente pela borda interna do Reino Pantanoso da Mucosa, de dentro para saturar nossa mucosa por fora. Então, se você tiver um resfriado forte, seu catarro ficará cheio de IgA, o que atrapalha os vírus e as bactérias.

Uma característica importante diferencia o IgA de outros anticorpos: o IgA tem suas pequenas pontas fundidas, o que significa que não pode ativar o sistema complemento. Isso não é por acaso: um sistema complemento ativado significa inflamação, e como os anticorpos IgA são constantemente produzidos no intestino, se eles pudessem ativar o sistema complemento, seu intestino ficaria constantemente in-

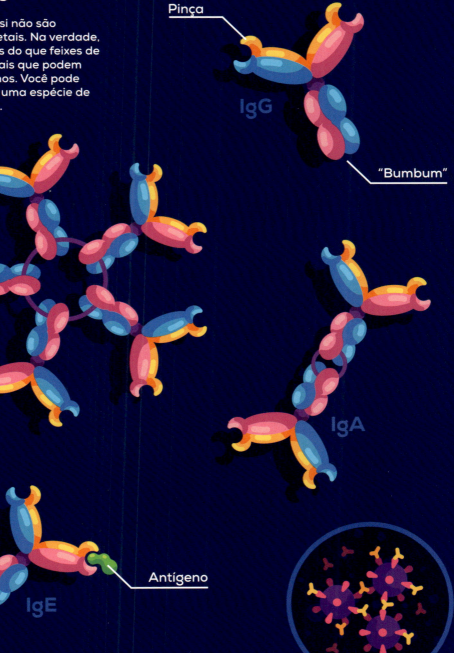

Imunidade

flamado. Isso causaria doenças e diarreia e o deixaria muito infeliz. Doenças que provocam inflamação constante na região do intestino, como a doença de Crohn, por exemplo, não são brincadeira e podem prejudicar seriamente a felicidade e o bem-estar do paciente.

O IgA também é muito bom em atacar vários alvos e agrupá-los em porções de bactérias realmente infelizes, que são então varridas por catarro, muco ou fezes. Até um terço das fezes são, na verdade, bactérias azaradas o suficiente para serem pegas pelo cocô em seu caminho. Uma vez a bordo, não há como sair novamente. Além de proteger e limpar o intestino, o IgA protege os bebês. Quando estão amamentando, as mães fornecem aos filhos uma grande quantidade de anticorpos IgA pelo leite materno. Esses anticorpos cobrem então o intestino do recém-nascido e protegem de infecções seu trato intestinal, ainda frágil.

Anticorpos IgE – Obrigado, não precisava

Para ser honesto, os anticorpos IgE não parecem tão especiais; mas, se quiser, você pode imaginá-los como se estivessem lhe mostrando o dedo do meio com suas pequenas pinças. Caso já tenha tido a experiência, um tanto desagradável, de sofrer um choque alérgico, pode agradecer ao anticorpo IgE pela sua incrível dedicação naquele dia. Em um cenário com menos risco de vida, são eles que nos fazem ter reações alérgicas a coisas inofensivas – do pólen das plantas ao amendoim ou à picada de uma abelha. É claro que a evolução não formulou o conceito de reações alérgicas para mexer com você sem motivo. O propósito original dos anticorpos IgE é protegê-lo contra infecções provocadas por grandes inimigos: os parasitas. Especialmente os vermes. O como e o porquê são outra história, que vamos contar em um capítulo próprio. Por enquanto, vamos ignorar os anticorpos IgE e as alergias e mostrar-lhes como estamos enfurecidos cerrando nossos punhos com raiva.

Como as células B sabem que tipo de anticorpo fazer?

Agora você pode estar se perguntando: se existem tantos tipos e variantes, como as células B sabem que tipo de anticorpo é necessário? Afinal, as diferentes categorias de anticorpos fazem muito bem tarefas muito distintas, mas são bastante inúteis em outras.

Dissemos antes que as células dendríticas carregam informações do campo de batalha. Um panorama da infecção é então comunicado à célula T auxiliar. Com o passar do tempo, novas informações trazidas pelas células dendríticas, com diferentes contextos, chegam do campo de batalha. Então, o que era certo em determinado momento de uma infecção pode mudar com o tempo.

Assim, as células B não se restringem a fazer uma determinada classe de anticorpos: sempre começam com o IgM, mas podem mudar o tipo de anticorpo se a célula T auxiliar pedir e encorajá-las a isso! Está em curso um resfriado desagradável ou uma infecção intestinal e precisa de muitos anticorpos no muco ou nas fezes? Faça IgA! Há um verme parasita nos intestinos? Faça IgE! Muitas bactérias infectaram uma ferida? Faça IgG sabor um! Existem muitas células infectadas por vírus? Por favor, mais IgG sabor três! (Uma vez que uma categoria de anticorpo foi trocada, não há como voltar atrás.)

A incrível capacidade de coletar e comunicar informações nesse nível de engenhosidade é outra prova do brilho e da beleza impressionantes do grande concerto do sistema imunológico. Todas as partes funcionando juntas, transformando-se, trabalhando e coordenando, sem que nenhuma delas seja consciente ou se dê conta disso.

Muito bem! Você terminou a primeira metade do livro! Descobriu tanto sobre tantas partes diferentes de si mesmo! Saiba que você concluiu a parte mais difícil. Então vamos dar um grande passo para trás e refletir sobre o que aprendemos até agora.

Aprendemos sobre a amplitude do seu corpo, suas células e alguns de seus inimigos mais comuns, as bactérias. Sobre as células-soldado e as células de guarda que protegem o interior do seu corpo, os mecanismos que usam para identificar e matar invasores e como usam a inflamação para preparar os campos de batalha. Aprendemos como as células reconhecem as coisas e como se comunicam umas com as outras. Exploramos o sistema complemento, que satura todos os fluidos do corpo. Aprendemos sobre as células de vigilância, que recebem ajuda quando necessário. Aprendemos sobre sua infraestrutura interna e como seu corpo tem bilhões de armas diferentes feitas por recombinação, como essas superarmas são disparadas e aprimoradas por meio da mutação. E, claro, aprendemos sobre sua primeira linha de defesa, a pele, e que lugar infernal ela é. Mas vamos nos deter um pouco e pensar sobre a pele. Em comparação com outras doenças, com que frequência você ouve falar de pessoas que adoecem de feridas infectadas ou de infecções de pele? A realidade é que nossa pele é tão eficaz que atua como uma fortaleza de defesa, de onde geralmente os patógenos são facilmente repelidos. A maioria das infecções com as quais você lidará na vida, do tipo que você terá ciência de que foi atingido, entrará em seu corpo por outro lugar, por outro reino. Um reino que precisa resolver um dos enigmas mais difíceis de toda a sua rede de defesa. É onde seus inimigos mais perigosos o atacam.

Parte 3
Uma invasão hostil

24 O Reino Pantanoso da Mucosa

Não importa o que você faça na vida, não é possível existir e funcionar sem o mundo e as coisas que ele te oferece. Não há cabaninha de travesseiros, nenhuma casinha remota na floresta, nenhum adolescente e seu computador, nenhum distanciamento social mundial intenso o suficiente para te proteger do fato de que você precisa interagir com o mundo. No mínimo, você precisa de um suprimento constante de alimentos, então uma quantidade mínima de interação com o exterior é inevitável.

Seu corpo enfrenta o mesmo problema, porque as células precisam de oxigênio e nutrientes para se manter e descartar resíduos perigosos, que são os subprodutos do metabolismo celular. Em outras palavras, os recursos precisam vir de fora para dentro, enquanto o lixo precisa ser movido de dentro para fora. Portanto, seu corpo não pode ser um sistema fechado – é inevitável que haja lugares em que o seu interior interaja diretamente com o exterior.

Mas esses lugares são pontos fracos perigosos que permitem que visitantes indesejados entrem no continente dos tecidos humanos. E, de fato, a grande maioria dos patógenos que fazem você ficar doente entra por onde as interações com o exterior acontecem – no longo tubo que começa na boca e termina no ânus, ou nos muitos túneis laterais que conduzem aos sistemas de cavernas que possibilitam algum tipo de troca.

Como mencionamos no início, pulmões, vísceras, boca, trato respiratório e sistemas genitais são, na verdade, partes externas embrulhadas nas internas. Essas partes internas estão revestidas com o que você poderia chamar de "pele interna". Infelizmente, o nome correto é *mucosa*. Mas, para deixá-la um pouco mais intimidadora, vamos chamá-la de Reino Pantanoso da Mucosa.

Imunidade

O reino pantanoso precisa resolver o imenso problema de facilitar o acesso de nutrientes e a eliminação de substâncias das quais o corpo quer se livrar, e ao mesmo tempo dificultar a entrada de patógenos. Isso significa que dentro e ao redor do reino pantanoso o sistema imunológico precisa ser diferente do restante do corpo.

Enquanto a maior parte do nosso continente de tecido é bastante estéril e desprovida de micro-organismos, *desprovida de outros*, o reino pantanoso está constantemente em contato com diversos tipos de *outro* – pedaços de alimentos que precisam ser ingeridos, coisas indigestas que simplesmente aparecem, bactérias amigáveis que têm passe livre e podem permanecer no nosso intestino, todo tipo de partículas que fluem pelo ar e são respiradas, da poluição ao pó.

E, claro, com tudo isso chegam inúmeros visitantes indesejados que tentam se esgueirar e passar pelas defesas. Alguns são viajantes inocentes que acabaram de se perder, mas entre eles estão patógenos perigosos que se especializaram em caçar humanos. Isso dificulta o trabalho do sistema imunológico em torno desses lugares e torna ainda mais difícil a ação de equilíbrio que ele precisa realizar. Porque no Reino Pantanoso da Mucosa o sistema imunológico precisa ser um tanto tolerante.

Em contrapartida, na maioria das partes do corpo, o sistema imunológico não é tolerante de jeito nenhum. Como quando você se corta e as bactérias invadem seus tecidos moles: a reação vem com o máximo de raiva e violência. Uma bactéria abaixo da pele ou dos tecidos é inaceitável e precisa ser morta imediatamente, não importam os custos. Em torno da mucosa isso não é possível. Imagine o sistema imunológico atacando cada pequena bactéria indesejada sentada em cada pedaço de comida com tanta raiva quanto as bactérias em nosso cenário de prego enferrujado.

Imagine-o reagindo violentamente a cada pequena partícula de poeira que você respira. Pois é, o sistema imunológico do reino pantanoso não pode ser tão agressivo quanto o sistema imunológico em outras partes do corpo, do contrário, simplesmente destruiria os lugares feitos para a troca de gases e recursos, o que poderia deixar a vida miserável ou até mesmo levar à morte (como de fato acontece com muitas pessoas que sofrem de doenças autoimunes ou alergias, mas falaremos mais sobre isso depois). Na mucosa, o sistema imunológico teve de aprender a pisar com mais leveza e a agir o mais localmente possível quando provocado. No entanto, ao mesmo tempo, a mucosa é a área mais vulnerável de todo o corpo, então o sistema imunológico também não pode ser incompetente ou relaxar demais aqui. Ou seja, tem de ser um osso bem duro de roer.

Portanto, a primeira medida para evitar a invasão é ser um lugar horrível e letal para micro-organismos indesejáveis. Para isso, a mucosa emprega uma variedade de sistemas de defesa.

Se a pele é como um vasto deserto e uma parede quase intransponível protegendo a fronteira do continente de tecido, a mucosa é como um vasto pântano, com armadilhas letais e grupos de defensores patrulhando. Mais fácil de transpor do que o deserto e a parede limítrofe da pele, mas, ainda assim, *nada fácil* de transpor. Muito bem. Então, o que é a mucosa e como ela te defende?

A primeira linha de defesa empregada pelo reino pantanoso é o próprio pântano. A camada de muco. O muco é uma substância escorregadia e viscosa que se comporta um pouco como um gel aquoso. Você o conhece como a coisa viscosa no seu nariz que se torna especialmente visível e repugnante quando você está resfriado – mas, na verdade, o muco está em todo o seu interior: no intestino, nos pulmões, no sistema respiratório, na boca e na parte interna das pálpebras.

Ele cobre todas as superfícies do seu corpo que interagem com o exterior e que estão embrulhadas dentro de você. O muco é continuamente produzido pelas *células caliciformes*, que não são importantes para a história do sistema imunológico, mas são engraçadas. Imagine-as como vermes estranhos esmagados que precisam vomitar o tempo todo para criar a camada de muco.

Esse muco viscoso serve a vários propósitos – no sentido mais simples, é apenas uma barreira física para dificultar que os intrusos alcancem as células cobertas por ele. Imagine nadar em uma piscina cheia de lodo. Então imagine tentar mergulhar até o fundo da piscina, cuja profundidade tem cerca de noventa metros (desculpe essa imagem mental). E o muco não só é uma barreira pegajosa como também está cheio de surpresas desagradáveis semelhantes ao reino do deserto: sais, enzimas armadas que podem dissolver as partes externas dos micróbios e substâncias especiais que, assim como uma esponja, absorvem nutrientes cruciais de que as bactérias precisam para sobreviver, de forma que elas morrem de fome dentro do muco.

Na maioria dos lugares, o muco também está saturado com anticorpos IgA letais. Então, por si só, a parte viscosa do pântano não é nada acolhedora. Ela não apenas te protege de intrusos externos como também protege o seu corpo de si próprio. Por exemplo, como é possível existir literalmente um saco cheio de ácido dentro de você? Já se perguntou isso alguma vez? Bem, a mucosa dentro do estômago atua

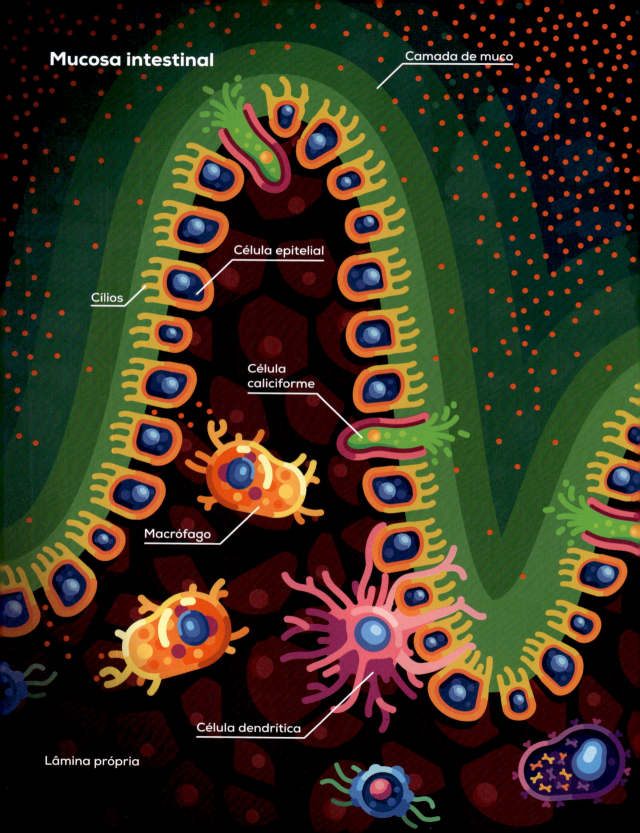

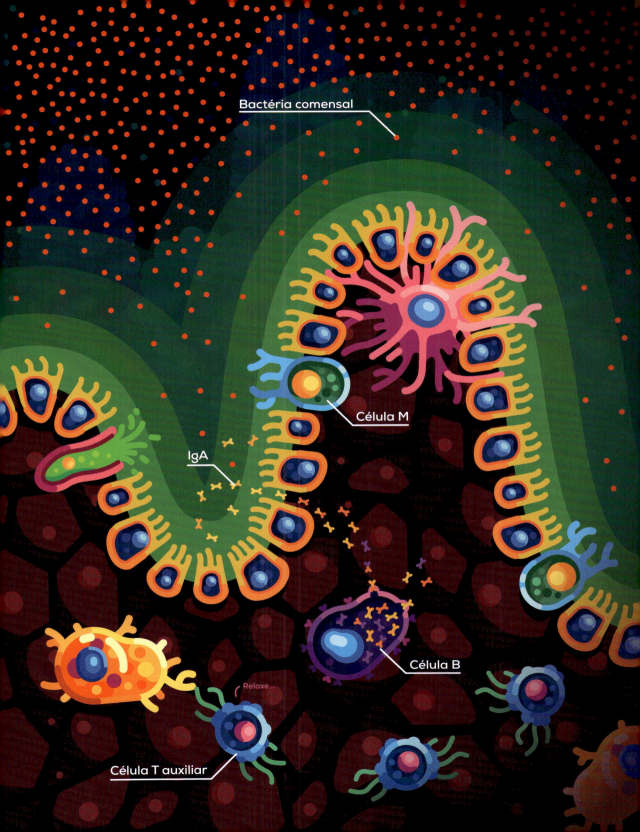

Imunidade

como uma barreira que mantém o ácido longe e protege as células que compõem a parede do estômago.

Mas o muco não é apenas uma massa de lodo estática – ele também se movimenta. Uma vasta rede de *cílios* finos, pequenas organelas que se parecem um pouco com cabelos, cobre as membranas das células especiais que compõem a primeira camada da membrana mucosa: as *células epiteliais*. Essas células são o equivalente às células da pele e ficam diretamente na borda das membranas mucosas, apenas cobertas pelo lodo. São as suas células "dentro da pele".

Em alguns lugares há apenas uma única camada, com uma célula de espessura, entre o lodo e o interior do corpo. As células epiteliais não têm tantos privilégios quanto a pele, onde centenas de células estão dispostas em camadas umas sobre as outras. Mas elas não são ingênuas. Embora não sejam tecnicamente células do sistema imunológico, desempenham um papel crucial na defesa do corpo, pois são ótimas em ativar o sistema imunológico e em pedir ajuda com citocinas especiais. Você pode imaginá-las um pouco como uma milícia civil: não são páreo para um exército inimigo, mas compõem um reforço muito útil para nossas defesas em caso de invasão.

Uma das tarefas das células epiteliais é mover o lodo com os cílios semelhantes a pelos que cobrem suas membranas. Alguns micro-organismos usam cílios para se movimentar, enquanto as células epiteliais os usam para mover o lodo que as cobre por meio de uma espécie de "batida" em uníssono. A direção depende da localização. No trato respiratório, nariz e pulmões, o lodo é movido diretamente para fora do corpo pela boca ou nariz, ou, se houver um pequeno desvio, é engolido e acaba no estômago.

Nós engolimos uma boa quantidade desse lodo ao longo da vida. Por mais nojento que seja, trata-se de um sistema muito bom. Afinal, o estômago é um oceano de ácido em que boa parte dos patógenos não consegue sobreviver. No intestino, a direção também deve ser clara – as coisas vêm do estômago e se dirigem para o ânus, de onde, mais cedo ou mais tarde, todas as coisas que entram pela boca precisam sair.

Porém, na verdade, o Reino Pantanoso da Mucosa não é um único reino – é muito mais uma aliança entre diferentes reinos, todos muito diferentes uns dos outros, mas que trabalham juntos com um objetivo em comum. O que faz sentido. O Reino Desértico da Pele pode variar em espessura entre a planta do pé e a parte inferior das costas, mas seu trabalho é mais ou menos o mesmo. Por outro lado, a mucosa dos pulmões tem um trabalho muito diferente daquele da mucosa do intestino, que, por sua vez, desempenha uma função completamente diferente da mucosa do sistema genital feminino. De acordo com as várias especializações do reino, o sistema imunológico que o protege funciona de modo diferente. Antes de passarmos para o nosso próximo grande inimigo, o vírus, vamos dar uma olhada no reino estranho que é o seu intestino. Veremos como ele lida com, literalmente, trilhões de bactérias que vivem por lá.

25 O bizarro e notável sistema imunológico do intestino

SEU INTESTINO É UM LUGAR MUITO ESPECIAL PARA O SISTEMA IMUNOLÓGICO, porque muitos desafios complicados precisam ser gerenciados aqui para que o corpo se mantenha saudável e ativo.

Imagine de novo suas entranhas como um longo tubo passando pelo seu corpo, retendo um pouco do que vem de fora dentro de você. Dessa parte que vem de fora, na mucosa intestinal, cerca de 30 a 40 trilhões de bactérias de cerca de mil espécies diferentes e dezenas de milhares de espécies de vírus fazem parte da sua microbiota intestinal (a grande maioria dos vírus no intestino está à caça das bactérias que vivem lá e não está interessada em você).

Há muitas coisas sobre as interações e funções do sistema imunológico e do microbioma intestinal que ainda não entendemos. Sabemos que muitas doenças e distúrbios acontecem porque essas interações estão desequilibradas, mas ainda é preciso fazer muitas pesquisas para que possamos entender completamente todas essas relações. É provável que os próximos anos revelem muitas coisas legais.[1]

---

1 Esta é a nota de rodapé sobre transplantes de cocô e sobre a vez que os soldados alemães comeram cocô de camelo durante a Segunda Guerra Mundial. Sabe-se que o microbioma intestinal e a saúde dele estão fortemente associados ao quão saudável você é e à sua resistência. Assim, nos últimos anos, o chamado transplante fecal se tornou uma realidade na medicina moderna. É isso mesmo que você está pensando: o cocô de uma pessoa saudável, que carrega uma dose saudável do microbioma intestinal, é administrado por meio de uma pílula especial a um paciente (ou, se quiser mesmo entender, através de um longo tubo, uma sonda, que desliza o cocô pela parte de trás da garganta até o estômago).

Não é algo totalmente isento de riscos, mas é, por exemplo, muito eficaz no combate a infecções por *Clostridium difficile,* uma bactéria desagradável, onipresente na natureza, e que também pode viver em pequenas quantidades no intestino. Em certos casos, como quando um paciente precisa tomar grandes doses de antibióticos, o que acaba matando muitas bactérias do intestino, ela pode assumir o controle e se tornar um patógeno capaz de causar diarreia, vômito ou, nos piores casos, uma inflamação intestinal crônica que põe a vida em risco.

Neste capítulo, vamos explorar um pouco como é possível essa coexistência com tantos convidados.

Em primeiro lugar, o sistema imunológico do intestino é um complexo semifechado que tenta não se misturar muito com o sistema imunológico do restante do corpo. De certa forma, é um pouco como a Suíça, cercada por países que fazem parte da União Europeia. Claro que é parte da Europa, mas até certo ponto ainda faz suas próprias coisas e é tecnicamente independente. De certo modo, o Reino Pantanoso do Intestino é um pouco assim, porque precisa fazer muitas coisas de maneira diferente.

O maior desafio que precisa enfrentar é salvaguardar os perímetros de defesa do intestino, uma vez que são constantemente violados. Há um fluxo interminável de ataques e o sistema imunológico intestinal precisa reagir sempre, além de separar amigos e inimigos, mais do que em qualquer outro lugar do corpo, porque, como você provavelmente pode imaginar, seu intestino é um lugar movimentado. Além

---

São bactérias muito potentes, e hoje muitas cepas se tornaram resistentes a muitos antibióticos, o que pode dificultar bastante a sua eliminação. Antes de tudo, uma das coisas que tornam a *Clostridium difficile* um problema é um microbioma intestinal natural enfraquecido. Os transplantes de fezes demonstraram ter uma grande chance de restaurar o equilíbrio natural e ajudar os pacientes a se livrar de invasores por conta própria.

Essa é basicamente a ideia por trás dos transplantes de cocô, mas, na verdade, não é uma ideia nova. Há evidências de que, há milhares de anos, já se comiam fezes para tratar problemas e doenças estomacais e intestinais. O que nos leva à Segunda Guerra Mundial e à conquista fracassada do norte da África pelo exército alemão. Entre desafios como minas terrestres e, bem, o risco de perder a guerra, um grande problema que as tropas alemãs enfrentaram foi a disenteria, uma inflamação crônica que causa cólicas horríveis, tonturas, diarreia e desidratação (de todos os lugares do mundo, o deserto não é uma região onde se deve perder muita água) e pode ser letal.

O problema era simplesmente que os soldados não estavam acostumados com alguns dos micróbios locais, e os antibióticos ainda não haviam surgido, então havia pouco a fazer. Uma unidade médica enviada para encontrar uma maneira de ajudá-los descobriu algo peculiar. Os moradores da região que ficavam doentes não morriam de disenteria. Recolhiam cocô de camelos e o comiam. Para total espanto dos observadores, geralmente em um dia a doença desaparecia.

Os habitantes locais não tinham ideia por que isso funcionava, apenas sabiam que funcionava e que era uma medida adotada havia gerações. Assim, os médicos alemães examinaram o cocô de camelo e encontraram *Bacillus subtilis*, uma bactéria que suprimia outras bactérias, entre as quais as que causavam a disenteria. Então cultivaram essas bactérias em grande quantidade e as administraram aos soldados doentes e moribundos, aliviando de alguma forma os problemas do exército alemão. Embora tenha sido um grande momento para a ciência, não impediu que a campanha no norte da África fosse um grande fracasso.

dos trilhões de organismos que formam o microbioma intestinal, há todas as coisas que você coloca dentro da boca.

O percurso que a comida faz para se tornar parte de você e de suas células começa quando ela é triturada pelos dentes e saturada e preparada pela saliva. A saliva contém uma série de componentes químicos que ajudam a decompor a comida, portanto a digestão se inicia de fato assim que você começa a comer. Faz sentido, afinal ela é canalizada através do corpo e há uma janela de tempo limitada para a extração dos recursos, então é melhor começar o mais rápido possível. Depois que os alimentos moídos são engolidos, passam um momento em um oceano de ácido no estômago. Isso é útil para a digestão e ajuda a decompor a carne dura ou as verduras fibrosas. Além disso, muitos micro-organismos não gostam de ser submersos em ácido (literalmente) e morrem aqui, facilitando sobremaneira o trabalho do sistema imunológico.

Depois do estômago, a viagem continua pelo intestino, que tem cerca de três a sete metros de comprimento e constitui o trecho mais longo do nosso sistema digestório, onde mais de 90% dos nutrientes de que você precisa para sobreviver são absorvidos. E uma porção de bactérias amigas necessárias à sua sobrevivência gastam tempo aqui, ajudando a decompor ainda mais os alimentos e permitindo que o corpo absorva os nutrientes. Mas não qualquer bactéria. Milhões de anos atrás nossos ancestrais fizeram um acordo frágil com uma equipe de espécies microbianas – os humanos fornecem a elas um túnel longo e quente para viver e um fluxo constante de coisas que podem comer, e elas, por sua vez, decompõem carboidratos que não podemos digerir e produzem certas vitaminas que não podemos fazer por conta própria. As bactérias do microbioma são como inquilinas, e esses recursos são o aluguel que elas precisam pagar.

Essas bactérias são chamadas de *bactérias comensais*, termo que vem do latim e significa algo como "juntos na mesma mesa". Assim como as hordas de bactérias bárbaras no Reino Desértico da Pele, as bactérias comensais e você são amigos. O acordo funciona melhor se elas não te prejudicarem e se o seu sistema imunológico não as matar. Então, para manter tudo em paz e harmonia, as bactérias intestinais vivem em cima da camada de muco do intestino, assim como as bactérias da pele vivem em cima da pele. Contanto que as bactérias intestinais respeitem essa separação e não tentem mergulhar mais fundo e chegar às células epiteliais, está tudo bem.

Mas é claro que as coisas não são tão fáceis.

As bactérias não são nossas amigas *de verdade* e não sabem nada sobre nenhum tipo de acordo nem respeitam nada. Por conta da vastidão dos intestinos e dos expressivos números de sua microbiota, a cada segundo um monte de bactérias co-

O bizarro e notável sistema imunológico do intestino

mensais transita mais profundamente no seu corpo. Isso é um problema, porque, se elas entrarem na corrente sanguínea e adentrarem de fato nas partes *internas*, poderão causar danos horríveis ou até mesmo provocar a sua morte. Assim, a mucosa do intestino é construída para evitar que isso aconteça.

Em poucas palavras, a mucosa é constituída de três camadas: primeiro, uma camada de muco preenchida com anticorpos, *defensinas* (já as encontramos antes, na pele, são as agulhas minúsculas que podem matar micro-organismos) e outras proteínas que matam ou danificam bactérias. No intestino, essa camada precisa ser bem fina e um tanto porosa, pois os nutrientes do que comemos precisam passar para dentro. Se a primeira camada protetora fosse eficiente demais, você morreria de fome.

Abaixo da camada de muco, as células epiteliais intestinais são a verdadeira barreira entre o interior e o exterior. Assim como nos pulmões, a camada de células epiteliais que protege as partes internas tem apenas UMA célula de espessura. Para proteger um pouco melhor essas partes, as células epiteliais intestinais estão extremamente bem conectadas umas com as outras. Proteínas especiais as unem com firmeza para que possam ser uma parede tão boa quanto possível. O sistema imunológico monitora essa área e fica especialmente irritado com qualquer tipo de micro-organismo que esteja tentando se grudar às células epiteliais.

Isso de fato acontece constantemente, a cada segundo da vida – um monte de bactérias comensais passam pela parede defensiva. Assim, abaixo da parede epitelial está a terceira camada da mucosa intestinal, a *lâmina própria*, que abriga a maior parte do sistema imunológico do intestino. Na lâmina própria, logo abaixo da superfície, macrófagos especiais, células B e células dendríticas estão esperando para receber os convidados indesejados.

O sistema imunológico intestinal não quer mesmo causar inflamação – só se for absolutamente necessário, porque inflamação significa muito líquido extra nos intestinos, uma experiência muito desagradável que você conhece como diarreia. A diarreia não significa apenas cocô aguado, mas também danos à camada muito sensível e fina das células que absorvem os nutrientes dos alimentos. E a diarreia pode desidratar rapidamente um paciente em níveis perigosos.

Embora a maioria das pessoas não saiba, a diarreia ainda é altamente mortífera, responsável por cerca de meio milhão de mortes de crianças a cada ano. De maneira que, milhões de anos atrás, quando evoluímos, nossos corpos e sistemas imunológicos aprenderam a levar a inflamação nos intestinos muito a sério.

Consequentemente, os macrófagos que protegem os intestinos têm duas propriedades: em primeiro lugar, são realmente bons em engolir bactérias. Em segun-

Imunidade

do, não liberam as citocinas que ativam os neutrófilos e causam inflamação. Eles estão mais para assassinos silenciosos, comendo casualmente bactérias que cruzam a linha, mas sem fazer barulho.

As células dendríticas do intestino também se comportam de maneira especial. Muitas delas ficam diretamente abaixo da camada de células epiteliais e apertam seus longos braços entre elas, alcançando diretamente o muco do intestino. Dessa forma, elas podem constantemente captar bactérias que são atrevidas o suficiente para se desviarem de sua rota e se aventurarem a ir mais fundo.

Nesse ponto reside um enorme mistério da imunologia que promete outro Prêmio Nobel para a pessoa ou equipe que o resolver um dia: como as células dendríticas sabem se as bactérias que coletam no intestino são patógenos perigosos ou apenas bactérias comensais inofensivas? No momento não sabemos como isso ocorre, mas temos conhecimento de que, quando recolhem comensais, as células dendríticas ordenam que o sistema imunológico local relaxe e não fique muito incomodado com seus antígenos.

E tem mais. Tipos especiais de células B produzem grandes quantidades de anticorpos IgA em volta do intestino – o anticorpo que funciona especialmente bem no muco.

Os anticorpos IgA são feitos especificamente para esse tipo de ambiente – podem, por exemplo, passar direto pela barreira das células epiteliais e saturar a mucosa do intestino.

O IgA *não* ativa o sistema complemento e não desencadeia inflamação, dois aspectos muito importantes aqui. No entanto, esse anticorpo é realmente eficiente em outra coisa: com suas quatro pinças que se estendem para direções opostas, é especialista em pegar duas bactérias diferentes e agrupá-las.

Portanto, uma grande quantidade de IgA pode criar enormes aglomerados de bactérias indefesas que são transportadas para fora do corpo como parte das fezes. De modo geral, cerca de 30% do seu cocô consiste de bactérias – e muitas delas foram agrupadas por anticorpos IgA (o mais perturbador é que cerca de 50% delas ainda estão vivas quando saem de você). O sistema imunológico intestinal silenciosamente garante que os visitantes internos e externos sejam mantidos sob controle. Assim, com esses mecanismos e células especiais, o muco se mantém livre de bactérias amigáveis excessivamente ambiciosas; além disso, garante que o sistema imunológico não causará danos ao reagir de modo exagerado. O sistema imunológico intestinal é realmente uma força de manutenção da paz.

Todos esses mecanismos são uma ideia alarmante se houver invasores de verdade, como bactérias patogênicas que de alguma forma puderam sobreviver ao oceano ácido brutal do estômago e chegaram intactas aos intestinos. Para capturar esses sérios inimigos o mais cedo possível, o intestino possui um tipo de linfonodo especial chamado *placa de Peyer*, que está diretamente integrado ao intestino. As células M (de *microfold*, em inglês, ou microprega) – as mesmas que encontramos nas tonsilas – alcançam diretamente os intestinos e coletam amostras de coisas que, a seu ver, poderiam ser interessantes para o sistema imunológico analisar. De certa forma, são uma espécie de célula-elevador, que pega passageiros e os transfere diretamente para as placas de Peyer, onde células imunológicas adaptativas verificam tudo o que acontece no intestino. Dessa forma, o intestino faz uma triagem imunológica super-rápida que monitora constantemente a população de bactérias na mucosa intestinal.

Muito bem. Chega de falar de bactérias e de como elas interagem com o corpo. É hora de conhecer um dos invasores mais comuns com os quais precisamos lidar na vida. Um inimigo que não apenas invade o corpo mas também vai um passo além e infecta diretamente as células, onde pode ficar escondido das células imunológicas para fazer seu trabalho sujo. Trata-se de uma artimanha tão inteligente e perigosa que o sistema imunológico teve de desenvolver estratégias e armas completamente diferentes para lidar com ela.

Vamos agora explorar o vírus – possivelmente seu inimigo mais sinistro.

26 O que é um vírus?

Os vírus são os mais simples de todos os tipos de coisas vivas autorreplicativas, embora, dependendo para quem você pergunte, possam nem ser considerados vivos. Já falamos sobre a falta de consciência e discernimento das células. Que elas são, de fato, apenas uma complexa profusão de bioquímica que faz o que o código genético e as reações químicas entre as suas partes as obrigam a fazer. Bactérias são a mesma coisa: robôs de proteínas capazes de realizar coisas impressionantes, embora, em certo sentido, possam ser consideradas um pouco menos sofisticadas.

Os vírus nem sequer são isso. O fato de um vírus ser capaz de fazer qualquer coisa é igualmente deprimente e fascinante. Um vírus não é muito mais do que uma carcaça preenchida com algumas linhas de código genético e algumas proteínas. Eles dependem de seres vivos para sobreviver.

E eles ficaram extremamente bons nisso.

Ainda não está claro quando ou como exatamente os vírus surgiram, mas é muito provável que sejam antigos e já existissem quando o último ancestral comum de todos os seres vivos na Terra estava vivo, bilhões de anos atrás. Alguns cientistas consideram que os vírus foram essenciais para o surgimento da vida; outros, que eles são o resultado de uma bactéria antiga que se tornou mais simples em vez de mais complexa, há cerca de 1,5 bilhão de anos. De acordo com essa ideia, eram seres vivos que optaram por sair do jogo da vida e decidiram economizar o esforço e a energia para construir uma célula funcional, passando a se apoiar em quem fizesse todo o trabalho duro.

Seja qual for a verdade, os vírus acabaram sendo incrivelmente bem-sucedidos. Na realidade, são possivelmente a instituição mais bem-sucedida do planeta. Estima-se que existam 10^{31} vírus na Terra. Dez mil bilhões de bilhões de bilhões de vírus individuais.[1]

---

1 Se de alguma forma nós coletássemos todos eles e os colocássemos lado a lado, essa linha se estenderia por 100 milhões de anos-luz – algo como quinhentas Via Lácteas dispostas uma ao lado da outra. Somente nos oceanos, a cada segundo, 100 mil bilhões de bilhões de células são infectadas por vírus.

Muitos vírus

Os vírus são possivelmente a instituição de maior sucesso no planeta Terra. E também têm estas formas curiosas:

 Espícula

 Capsídeo

 Envelope lipídico

 DNA/RNA

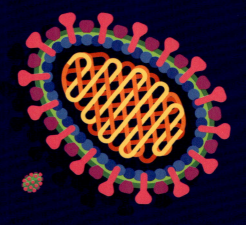

Influenza A

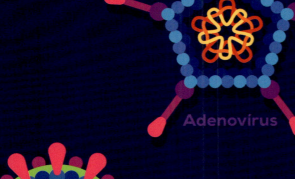

Adenovírus

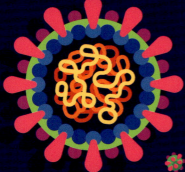

Coronavírus (SARS-CoV-2)

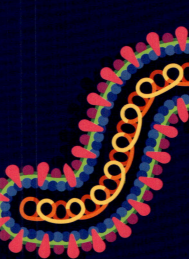

Ebola

Mas como os vírus se tornaram tão bem-sucedidos? Como conseguiram isso? Bem, de certa forma, eles não fazem nada. Não têm metabolismo, não reagem a estímulos e não podem se multiplicar. Os vírus são tão básicos que não têm como se engajar ativamente em nada. São literalmente partículas flutuando no ambiente e dependem passivamente de tropeçar nas vítimas por puro acaso.

Se todas as outras formas de vida fossem extintas, os vírus desapareceriam com elas. Portanto, eles precisam de células, células vivas apropriadas, células ativas que façam para eles toda essa coisa de estar vivo. Alguns cientistas até sugerem que devemos considerar uma partícula de vírus mais como um estágio reprodutivo, como um espermatozoide, e a célula infectada pelo vírus como sua verdadeira forma viva. De qualquer modo, os vírus se especializaram em ser intrusos perversos e sorrateiros, porque, obviamente, as células não querem ser infectadas por eles. A principal tarefa que um vírus precisa fazer para prosperar é entrar nas células. E para isso ataca um ponto fraco de todas as células, algo que os seres vivos nunca serão capazes de proteger completamente: os receptores.

Já falamos bastante sobre receptores. São as partes de reconhecimento de proteínas que cobrem cerca de metade da superfície das células. Mas os receptores podem fazer muito mais do que isso. Eles são usados para interagir com o ambiente, para transportar coisas de dentro para fora e vice-versa, e são absolutamente essenciais. As carcaças dos vírus estão cravadas de espículas de proteínas especiais que podem se prender a um tipo de receptor na superfície de suas vítimas. Isso significa que os vírus não podem se juntar a qualquer célula – apenas àquelas que têm um receptor ao qual possam se conectar. Em certo sentido, todo vírus tem muitas proteínas "peças de quebra-cabeça" que só podem se encaixar a uma célula se ela tiver o receptor peça de quebra-cabeça correto.

Os vírus são especialistas, não generalistas, e têm preferência por algumas presas. O que é bom, pois, como já observamos, existem muitos vírus, mas apenas cerca de duzentas espécies diferentes infectam os humanos.

Uma vez que um vírus entra em contato com o tipo de célula que está procurando, assume o controle dela silenciosamente. O modo como um vírus faz isso varia

---

São tantas que cerca de 40% de todas as bactérias nos oceanos são mortas por infecções virais todos os dias. Além disso, mesmo a nossa parte mais íntima não está a salvo de vírus: cerca de 8% do nosso DNA é feito de restos de DNA viral. Vamos parar com os números grandes agora porque, afinal, ninguém consegue imaginar essas coisas. Vamos apenas concordar que existem muitos vírus na Terra e que eles parecem estar se saindo muito bem. O fato de alguns animais com roupa estarem discutindo se eles estão ou não vivos é irrelevante para eles.

muito de espécie para espécie, mas, em geral, um vírus transfere seu material genético para sua vítima e força a célula a parar de produzir material celular. Ela é transformada em uma máquina de produção de vírus. Alguns vírus mantêm suas vítimas vivas como uma espécie de fábrica permanente de vírus vivos, enquanto outros consomem a célula o mais rápido possível. Normalmente, em cerca de 8 a 72 horas, os recursos da célula são transformados em partes de vírus, que são montadas em novos vírus, até que a célula seja preenchida, de cima a baixo, com centenas a dezenas de milhares de novos vírus.

Os vírus envelopados saem da célula brotando dela, o que significa que "pegam" um pouco da membrana da célula e a usam como uma carcaça extra de proteção. Outros vírus forçam a célula infectada a se dissolver e jorrar seu interior, incluindo o novo exército de vírus criado nesse processo, que então infecta mais células.

Se as células tivessem consciência, os vírus lhes pareceriam aterrorizantes. Imagine aranhas que não andam nas paredes, mas flutuam passivamente no ar, esperando para entrar na sua boca quando você se descuidasse por um momento, indo até o seu cérebro e forçando suas entranhas a produzir centenas de novos filhotes de aranha até que todo o seu corpo estivesse cheio delas. Então, a sua pele se abriria e todas essas novas aranhas tentariam pegar sua família e amigos. Isso é literalmente o que os vírus fazem com as células.

Os vírus patogênicos são excelentes em contornar o sistema imunológico por terem um superpoder: nada se multiplica tão rápido quanto eles. Isso também significa que nada sofre mutação ou muda tão rápido quanto os vírus. Basicamente, é impossível vencê-los nessa frente porque eles são descuidados e negligentes. Os vírus são tão básicos que carecem da maioria das intrincadas proteções que as células possuem para evitar mutações. Assim, encontraram uma solução para driblar o sistema imunológico: sofrem mutações *o tempo todo*.

Em geral, a probabilidade de uma mutação ser ruim para um organismo é maior do que a de ser positiva. Mas os vírus não se importam: por conta da incrível taxa de reprodução e do alto número de indivíduos que produzem em cada ciclo reprodutivo, a cada célula infectada são muito altas as chances de que entre alguns milhares de mutações uma seja extremamente benéfica e capaz de tornar um vírus significativamente mais adequado para sobreviver. É a velha evolução, a abordagem da força bruta e de jogar pedras ao acaso até que uma acerte algo. Também é bastante eficaz.[2]

---

2 Na verdade, esse é o único truque que a evolução tem. Faz várias tentativas, e o que não morre antes de produzir alguns descendentes ganha outra tentativa para produzir descendentes antes de morrer.

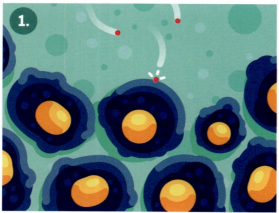
Um vírus se conecta com sucesso à membrana celular.

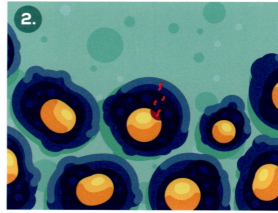
É bem-sucedido e passa a controlar a célula.

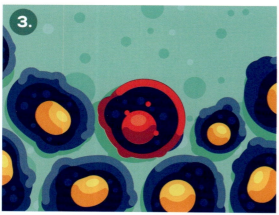
O vírus usa os recursos da célula para produzir mais vírus.

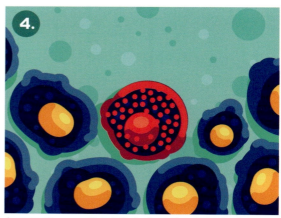
A certa altura, a célula infectada está repleta de vírus.

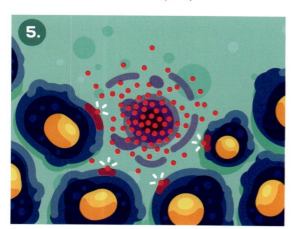
A célula morre e se abre, liberando de dezenas a centenas de novos vírus.

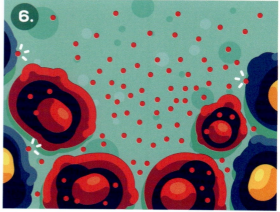
As células vizinhas são tomadas, e o ciclo se repete.

Para combater uma infecção viral, o sistema imunológico não pode contar com as mesmas armas da batalha contra as bactérias, pois tanto o inimigo como suas táticas são muito diferentes. Um vírus é menor e um pouco mais difícil de detectar do que as bactérias porque não tem um metabolismo que libera detritos químicos que possam ser captados pelas células do sistema imunológico. E ele se esconde dentro das células durante a maior parte de seu ciclo de vida, tenta manipular as células infectadas para enganar o sistema imunológico e pode mudar muito mais rapidamente do que as bactérias. Além disso, um único vírus é capaz de se transformar em 10 mil em um dia, acelerando o crescimento exponencial. Os vírus patogênicos são inimigos terrivelmente perigosos.

Portanto, não é de admirar que o sistema imunológico tenha investido fortemente em defesas antivírus.

Mas, antes de conhecermos nossas armas, vamos visitar outro reino das mucosas, a principal porta de entrada dos vírus. A maioria dos vírus patogênicos entra no corpo através da mucosa respiratória. Isso faz sentido – como já apontamos brevemente, o Reino Desértico da Pele é um lugar muito, muito ruim para ficar se você é um vírus que quer invadir células humanas. Camadas e mais camadas de células mortas empilhadas umas sobre as outras. Por outro lado, a mucosa do pulmão é um ponto de entrada muito convidativo para um vírus. Isso não significa que seja fácil de entrar – assim como a pele, o corpo criou aqui um poderoso reino defensivo.

Repita isso com bastante frequência e você obtém a impressionante variedade de seres vivos na Terra. E novas linhagens de vírus do resfriado a cada estação do ano. Portanto, é tudo uma grande bagunça.

27 O sistema imunológico dos pulmões

EMBORA SEJA DIVERTIDO IMAGINAR OS PULMÕES COMO GRANDES BALÕES, NA REALIDADE estão mais para esponjas densas com inúmeras brechas. As partes dos seus pulmões que se encarregam de fato da respiração têm uma área enorme de superfície, superior a 120 metros quadrados – mais de sessenta vezes a superfície da sua pele.

Esse vasto espaço interage constantemente com o ambiente, uma vez que você inala alguns milhares de litros de ar todos os dias. Em razão disso, seus pulmões são um dos lugares mais expostos de todo o corpo. Cada respiração leva cerca de meio litro (500 mililitros) de ar, composto não apenas do oxigênio de que você precisa mas também de alguns outros gases que não têm importância para o corpo e uma infinidade de partículas. Aquilo que você está respirando, e sua quantidade, depende muito do lugar onde você está no mundo.

No frio da Antártida o ar será o mais fresco possível, consistindo principalmente de atmosfera limpa. Por outro lado, se você caminhar pelas ruas movimentadas do centro de uma cidade, vai respirar uma mistura selvagem de gases tóxicos de escapamento, todos os tipos de partículas de carros e outros materiais agressivos, como amianto ou partículas do atrito da borracha de pneus. Além dessa poluição, o ar pode transportar uma grande quantidade de alérgenos, como o pólen de várias plantas ou a poeira de nossas casas, amplificada com excrementos de ácaros.

Bactérias, vírus e esporos de fungos também estão pegando carona nessas partículas ou gotículas de água, ou estão apenas flutuando sozinhos, procurando um novo lar. Assim, as células que revestem os pulmões estão constantemente em confronto com um ataque de produtos químicos tóxicos, partículas e micro-organismos. Enquanto em outras áreas do corpo o sistema imunológico reagiria pesadamente se fosse confrontado com essa mistura explosiva, danificando tecidos sem muita consideração, nos pulmões essa não é uma boa opção. Não importa o que você faça, não pode parar de respirar.

Sistema respiratório

As defesas do sistema respiratório formam um sistema equilibrado. São capazes de afastar intrusos e limpar a poluição ao mesmo tempo que permitem a troca de gases.

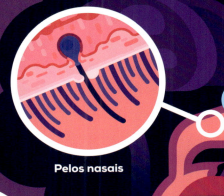
Pelos nasais

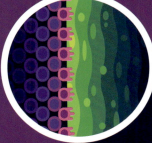
Camada de muco

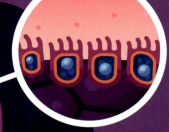
Células epiteliais

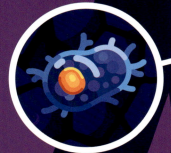
Macrófago alveolar

Portanto, o sistema imunológico tem de ser mais cuidadoso aqui, menos brutal. Foi preciso que um sistema equilibrado evoluísse nos pulmões – capaz de afastar intrusos e de limpar a poluição, enquanto permite a troca de gases.

As defesas do sistema respiratório começam no nariz, com um filtro bem grande de pelos – que não serve contra coisas pequenas, mas tem a função de impedir a entrada de coisas grandes, como partículas graúdas de poeira ou pólen, por exemplo. Assim como em qualquer ambiente mucoso, o muco cobre as superfícies e, no sistema respiratório, pode ser rapidamente expelido pelo reflexo explosivo do espirro.

O muco é constantemente lançado para fora ou engolido. Nas partes mais profundas dos pulmões, esses mecanismos não são úteis, porque, para respirar, os alvéolos, pequenas bolsas cheias de ar, não podem ser cobertos por mucosa, pois isso impossibilitaria a respiração. Portanto, nos lugares mais profundos e vulneráveis dos pulmões, há literalmente apenas uma única camada de células epiteliais entre o interior e o exterior, e nada mais. Aí está uma área exposta. Um alvo perfeito para todos os tipos de patógenos.

Para manter a área segura, um tipo muito especial de macrófago está estacionado aqui: o *macrófago alveolar*. Sua principal tarefa é vigiar a superfície dos pulmões e recolher lixo. A maioria dos detritos e outras coisas desagradáveis ficam presas na mucosa do sistema respiratório superior. No entanto, algumas dessas coisas ainda chegam às partes mais profundas. Os *macrófagos alveolares* são macrófagos supertranquilos. São muito mais difíceis de atiçar e ativar do que os primos deles que estão na pele. Nas vias aéreas, atenuam a ação de outras células imunológicas, como os neutrófilos, e as deixam menos agressivas. Porém, o mais importante é que atenuam qualquer tipo de inflamação. Porque o que você realmente não quer nos seus pulmões é fluido. Há evidências de que os pulmões teriam um microbioma (um conjunto de micróbios que vivem lá) ou pelo menos algum tipo de comunidade transitória de organismos que vivem nos pulmões e são tolerados. Mas, ao contrário do que ocorre com o microbioma intestinal, ainda sabemos muito pouco sobre o microbioma pulmonar. Há vários motivos para isso. Para começar, na escala micro, a respiração é uma tempestade de furacão que ocorre sem parar, por isso é muito mais difícil para os micróbios fazerem sua casa aqui do que no tranquilo intestino. Portanto, há muito menos recursos gratuitos e as bactérias amigáveis têm muito mais dificuldade para ganhar a vida nos pulmões.

Mas um dos maiores problemas que nos impede de avançar é que é muito difícil coletar amostras do microbioma pulmonar profundo. Você precisa compreender como é fácil coletar coisas do intestino: o intestino é um tubo longo e largo, e todos os dias uma amostra abençoada de tudo o que está lá dentro sai pelo ânus. Os pulmões não são nem de longe tão cooperativos e também é muito difícil coletar amostras das partes mais profundas sem contaminá-las na saída. Portanto, ainda há muito a aprender sobre o microbioma e suas interações com o pulmão.

O que sabemos com certeza é que muitos dos vírus patogênicos mais comuns e perigosos que infectam humanos usam o sistema respiratório como ponto de entrada. Portanto, agora que temos uma ideia do ambiente de seus pulmões, vamos ver o que acontece se eles forem infectados e aprender que tipos de defesas especiais seu sistema imunológico encontrou para eliminar inimigos.

28 A gripe: o vírus "inofensivo" que você não respeita o suficiente

"SÓ MAIS TRÊS DIAS PARA O FIM DE SEMANA!", VOCÊ PENSA AO ENTRAR NA SALINHA DE café onde uma de suas colegas está preparando um cafezinho. Porém, assim que você passa por sua colega, de repente ela tosse violentamente e cobre depressa o rosto com o antebraço, mas não rápido o suficiente: a primeira tosse chegou ao ar sem obstáculos e uma nuvem fina, composta de centenas de gotículas, se espalhou. Na escala celular, essas gotículas não são como balas, estão mais para mísseis balísticos intercontinentais, viajando em segundos por uma distância equivalente a continentes. Não estão cheias de ogivas nucleares, mas contêm uma carga igualmente perigosa: milhões de vírus *influenza A*, que causam uma doença que conhecemos como *gripe*.[1]

As ogivas de gotículas maiores e mais pesadas não chegam muito longe, logo caem no chão. Mas as mais leves se espalham pelo ambiente, levadas por fluxos de ar favoráveis. Você não percebe nada disso enquanto caminha pela nuvem de gotículas. Quando você inspira, algumas dezenas de mísseis cheios de vírus são sugadas por suas vias aéreas e respingam violentamente nas membranas mucosas, onde liberam sua carga viral. Você apenas prepara café sem perceber que uma grave sequência de eventos acabou de ser desencadeada. Um pouco mais tarde, quando começar a pensar em pegar outra xícara, o primeiro vírus já terá tomado conta de uma de suas células.

Será o primeiro de bilhões.

O vírus influenza A, que você respirou tão por acaso, pertence a uma das cepas mais poderosas e sistematicamente perigosas da irritante família *Orthomyxoviridae*. O influenza A se especializou em infectar as células epiteliais do sistema respiratório em mamíferos. Como isso inclui humanos, o influenza A foi o responsável por

---

1 O nome *influenza* significa "influência" em italiano e vem de uma época na Idade Média em que as pessoas pensavam que a influência de eventos astronômicos poderia afetar a saúde e causar doenças – por exemplo, a ideia de que líquidos podem fluir das estrelas para a Terra e depois, de alguma forma, chegar aos humanos. Quase tão maluco quanto a ideia de que a posição das estrelas no céu quando você nasceu tem alguma influência sobre seu caráter e seus traços de personalidade.

A tosse

Centenas de gotículas, cheias de milhões de vírus, disparam pelo ar. As gotículas maiores logo chegam ao chão, enquanto as mais leves se espalham pelo ar, formando nuvens prolongadas, e assim pessoas desavisadas, de passagem, as aspiram.

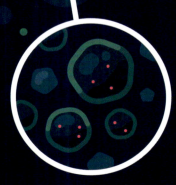

Aerossol com vírus

Imunidade

quatro grandes pandemias de gripe só no século XX, sendo a mais famosa a *gripe espanhola*, que matou pelo menos 40 milhões de pessoas. Por sorte, a cepa que você acabou de respirar não é tão letal. Em média, a gripe "normal", com a qual nos acostumamos, mata "apenas" cerca de meio milhão de pessoas por ano.[2]

Para os vírus que entraram no seu sistema respiratório na salinha do café, tem início uma contagem de tempo crucial. Eles têm apenas algumas horas para alcançar seu objetivo, porque o ambiente do reino pantanoso está lentamente, mas com toda a certeza, destruindo-os. Várias proteínas ou anticorpos que flutuam por lá podem desmantelá-los ou inutilizá-los, e eles estão sendo levados embora pela camada de muco que é constantemente reabastecida. De modo que muitas das partículas de vírus que você respirou nunca alcançam seu objetivo, pois são capturadas e destruídas a tempo. Mas em uma ação realmente dramática, um único vírus chega até as células abaixo do muco protetor.

Suas células epiteliais, a "pele" das suas partes internas, têm receptores nas superfícies, com os quais os vírus influenza A podem se conectar e manipular para entrar nas células. O vírus leva apenas cerca de uma hora para assumir o controle sobre a célula e dominar seus processos naturais. Sem saber o que está fazendo, a célula embrulha com cuidado o vírus dentro de um invólucro e o puxa para dentro de si, em direção ao seu núcleo, seu próprio cérebro. Processos naturais, novamente desencadeados pela própria célula, sinalizam ao vírus quando ele chegou a seu destino e quando deve liberar seu código genético, além de uma pilha de diferentes proteínas virais hostis. Em questão de dez minutos, o influenza A engana a célula para entregar seu material genético diretamente ao cérebro, o núcleo. As proteínas virais começam a desmantelar as defesas antivírus internas da célula e, com isso, a célula é conquistada.

O vírus influenza A está tentando dominar diretamente o núcleo, que é o cérebro da célula, digamos assim. O núcleo armazena o DNA, que carrega os manuais de instruções para todas as proteínas da célula; não apenas um diagrama da produção mas também os seus ciclos produtivos. Essas proteínas determinam o desenvolvimento, função, crescimento, comportamento e reprodução da célula. Assim, quem controla a produção de proteínas controla a própria célula. Como funciona isso? Bem, o DNA

---

2 A gripe espanhola foi especial porque virou um pouco o jogo – geralmente, a gripe mata principalmente crianças pequenas e adultos mais velhos, mas, nesse caso, aconteceu o oposto. Se você fosse um adulto saudável, tinha mais chance de morrer de gripe espanhola. A doença foi mais difícil para as pessoas saudáveis porque fez com que seus sistemas imunológicos se descontrolassem e perdessem todas as restrições, levando a uma taxa de mortalidade geral de aproximadamente 10%.

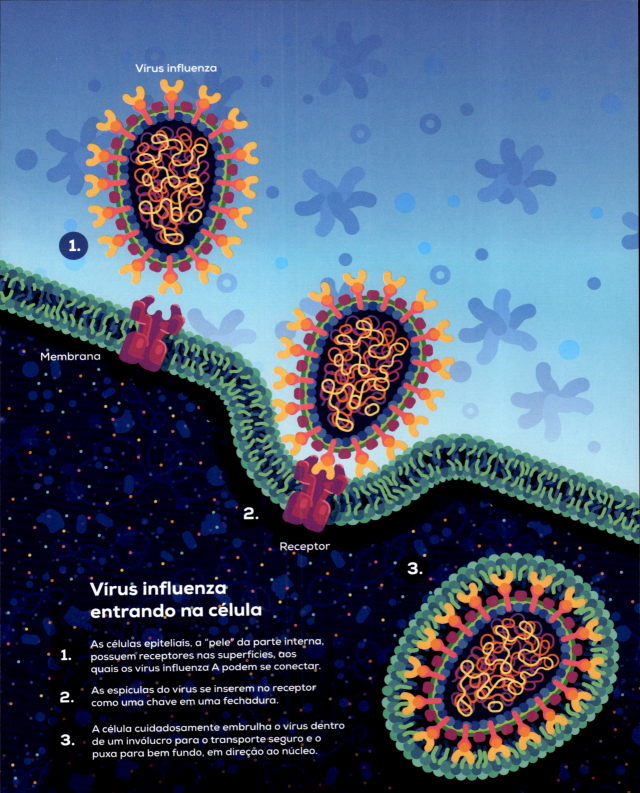

consiste de seções menores, os genes, e cada gene é a instrução para uma proteína. Para transformar as instruções de um gene em uma proteína real, essa informação precisa ser transmitida ao maquinário de produção de proteínas na célula.

Como os genes transmitem informações? Bem, eles tecnicamente não fazem nada, porque os genes são apenas seções do DNA. Para comunicar as informações armazenadas em um gene para o restante da célula, os seres vivos usam o *RNA*. O RNA é uma molécula complexa e fascinante que cumpre uma variedade de funções diferentes e cruciais. A que nos importa, neste contexto, é a de agir como mensageiro que retransmite as instruções de construção dos genes para as fábricas de proteínas das células.

E aqui os vírus entram e estragam tudo. Os vírus tentam assumir esse belo processo natural de várias maneiras, dependendo de seu *modus operandi*. O vírus influenza A, por exemplo, apenas despeja um número de moléculas de RNA no núcleo, onde finge estar atuando em nome dos seus próprios genes e engana a célula para construir proteínas virais específicas. Mas é claro que as proteínas virais são prejudiciais e interrompem a produção de proteínas celulares saudáveis para, em vez disso, produzir proteínas virais ou, em outras palavras, partes de vírus.[3]

Em nossa história da salinha do café, o vírus influenza A que infectou a célula epitelial foi bem-sucedido e o destino da pobre célula agora está selado. Tornou-se uma bomba-relógio perigosa para o seu corpo, um robô de proteína que não serve mais a você, mas sim a um novo e sinistro mestre.

Por algumas horas, processos e linhas de produção são alterados e moldados para a nova finalidade, antes que a produção em massa de novos vírus comece. De acordo com algumas estimativas, uma única célula infectada pelo influenza A é capaz de produzir, em média, vírus suficientes para infectar com sucesso 22 novas células antes que a primeira célula vítima morra, após algumas horas, de exaustão.

---

3 Com os vírus agora entramos de fato no mundo íntimo e alucinante da bioquímica. As células são feitas de milhões de partes desencadeadas por milhares de processos acontecendo ao mesmo tempo, em uma dança complexa e maravilhosa a que chamamos vida. Os vírus interferem aqui de formas incrivelmente complexas e complicadas. Se fôssemos entrar em detalhes, encontraríamos proteínas e moléculas virais com nomes horríveis como vRNPs, complexos de polimerase viral, como PB1, PB2 ou PA, proteínas de membrana viral HA, NA ou M2, polipeptídeos, como HA1 e HA2. Esse assunto é fascinante, mas também requer um discurso de várias páginas sobre o funcionamento interno detalhado das células e como as partes virais interagem e as manipulam. Trata-se de um grau de complexidade que não é necessário para expor os princípios em jogo aqui. Você só precisa mesmo se lembrar de apenas uma coisa: o vírus está basicamente realizando uma tomada hostil do maquinário da célula.

A gripe: o vírus "inofensivo" que você não respeita o suficiente

Se supormos que esse processo ocorre sem resistência (e que cada vírus infecta apenas células não infectadas), uma célula infectada se transforma em 22, que se tornam 484 células infectadas. Então, 484 se transformam em 10.648, que se transformam em 234.256, que se transformam em 5.153.632. Em apenas cinco ciclos reprodutivos, cada um levando cerca de meio dia, um único vírus se transformou em milhões. (Na prática, isso nem sempre será assim, pois seu corpo não deixará isso acontecer. Porém, como já vimos, você provavelmente terá mais de um vírus da gripe sendo bem-sucedido em infectar de cara as suas células. Então milhões de células infectadas provavelmente não é algo tão irreal assim.)[4]

Os vírus são um caso à parte quando se trata de crescimento exponencial. Nesse quesito, eles jogam em casa, podendo se multiplicar explosivamente em grandes rajadas, e não de modo binário, como as bactérias, por exemplo.

Falando em bactérias, ao contrário do campo de batalha, onde as coisas acontecem sem rodeios quando pisamos em um prego, a situação é muito diferente com os vírus.

Se você se cortar e as bactérias infectarem sua ferida, as coisas são bem diretas: há danos que imediatamente causam inflamação e atiçam o sistema imunológico, e há muitos inimigos que não agem exatamente de modo muito discreto, mas se comportam como se fossem um bando de criancinhas enlouquecidas em uma loja de doces.[5]

---

4 Como estamos falando de milhões de células do corpo infectadas, o que isso significa na prática? A essa altura, qual será a extensão da infecção em seu pulmão? Qual é o tamanho de uma porção de 1 milhão de células epiteliais infectadas? De maneira bem aproximada, 1 milhão de células epiteliais infectadas têm uma área de superfície de 1,2 centímetro. Isso é um pouco mais da metade do diâmetro da moeda de cinco centavos de real. No total, seus pulmões têm uma área de superfície de cerca de setenta metros quadrados, o que é pouco menos da metade de uma quadra de voleibol. Nesse momento, apenas uma pequena parte deles foi infectada. Mas é assustador se você se lembrar de quão pequena é uma célula e a rapidez com que ela cresce quase do nada. Se o vírus tivesse a possibilidade de crescer nesse ritmo, seu pulmão todo seria infectado em pouco tempo e logo você estaria bem morto.

5 Tudo bem, isso é um pouco injusto. Nem todas as bactérias são idiotas desajeitadas, muitos patogênicos têm estratégias indiscutivelmente geniais para se esconder e atacar com força quando for a hora certa. Um exemplo muito bom é a percepção de quórum (quorum sensing). Em poucas palavras, é quando as bactérias patogênicas invadem um tecido, mas são muito discretas. Controlam com firmeza a si mesmas e o próprio metabolismo enquanto se dividem, reduzindo seus resíduos metabólicos (cocô de bactérias) e escondendo as armas perigosas que poderiam revelá-las ao sistema imunológico. Fazem isso esperando por um sinal químico que lhes diga para atacar no momento certo. Quando uma massa crítica é alcançada, de repente todas de uma vez suspendem o comportamento secreto. Agora não são mais uma pequena ameaça que poderia ser facilmente controlada, mas um exército formidável, e abandonam sua contenção de uma só vez – se elas se comportassem assim desde o

Imunidade

Os vírus não querem chamar atenção. O início de uma infecção por influenza A é menos um ataque frontal completo e mais uma invasão por um bando de comandos, soldados especializados tentando passar despercebidos que, silenciosamente, vão eliminando as nossas defesas.

Pense na lenda sobre os antigos gregos tentando conquistar a cidade de Troia há milhares de anos, aquela história do cavalo de madeira. Se imaginar Troia como o seu corpo, o cerco e os ataques com batalhas de campo aberto em frente aos portões da cidade é o que a maioria das bactérias faz – correndo aos gritos e tendo suas cabeças esmagadas por defensores que estão muito irritados com elas.

O vírus da gripe é mais parecido com os soldados escondidos dentro do cavalo de Troia, tentando entrar na cidade o mais sorrateiramente possível, fazendo de tudo para ficarem escondidos. Uma vez dentro, esperam até o anoitecer e tentam se esgueirar de casa em casa para matar os cidadãos troianos enquanto estão dormindo, antes que possam alertar a guarda da cidade sobre a invasão. Cada casa que eles tomam se torna uma base para os intrusos, que criam mais soldados invasores, e a cada noite mais deles tentam silenciosamente tomar mais casas e matar mais cidadãos adormecidos. Bem, neste ponto a metáfora se distanciou um pouco, mas deu para entender.

Em poucas palavras, essa é uma característica importante de uma infecção por vírus patogênicos. Essa abordagem sorrateira também significa que, na infecção viral grave, o campo de batalha é muito diferente do que no caso das bactérias. Se olharmos para o local do tecido pulmonar recém-infectado, não veremos nada. Apenas células aparentemente saudáveis fazendo seu trabalho enquanto inimigos ocultos estão cortando gargantas e desativando as defesas dentro das células. De uma maneira muito real, isso torna as infecções virais muito mais cruéis e insidiosas do que bactérias invadindo uma ferida aberta.

Os vírus patogênicos são inimigos verdadeiramente assustadores. Atacam os nossos elos mais fracos e se escondem em meio a civis, de onde proliferam de modo muito, muito mais explosivo do que outros patógenos, podendo infectar inúmeras células a cada novo ciclo reprodutivo. No auge de uma infecção viral, você pode ter bilhões de vírus dentro do corpo. Todas essas propriedades especiais exigem que seu sistema imunológico se defenda contra eles de maneira diferente do que faz contra a maioria das bactérias.

---

início, seriam atacadas e provavelmente mortas imediatamente. De modo que, sim, a percepção de quórum é muito eficaz; sem contar que as bactérias têm mais de uma estratégia.

A gripe: o vírus "inofensivo" que você não respeita o suficiente

Mas não fique muito assustado. Seu sistema imunológico desenvolveu defesas antivírus especiais.

A esta altura, talvez algumas dezenas de células tenham sido infectadas, mas as primeiras contramedidas já estão sendo tomadas. No início da infecção, há uma batalha entre as células infectadas, que querem alertar o sistema imunológico, e os vírus que tentam silenciá-las.

Voltando à nossa metáfora do cavalo de Troia, os pacíficos cidadãos adormecidos da cidade acordam ao som de soldados inimigos entrando sorrateiramente em suas casas e tentando cortar suas gargantas. Então, antes que isso aconteça, correm para as janelas e tentam alertar aos gritos os guardas da cidade. Mas, quando os cidadãos querem gritar, os intrusos os puxam violentamente das janelas e os silenciam para sempre com facadas e cortes. Uma luta desesperada pelo controle de cada casa e cada cidadão avança. Se os cidadãos vencerem e conseguirem chamar os guardas, o sistema imunológico despertará; se os invasores sorrateiros vencerem, ganharão o tempo necessário para criar mais guerreiros e se tornar um verdadeiro perigo para toda a cidade.

Bem, casas e soldados, cidadãos e gritos, luta e esfaqueamento. O que está realmente acontecendo aqui e que tipo de situação a metáfora está descrevendo? Mais uma vez, estamos prestes a encontrar uma solução maravilhosamente elegante para um problema demasiado complicado.

A primeira verdadeira defesa do seu corpo contra os vírus é uma *guerra química*!

29 Guerra química: interferons, interfiram!

Assim como os cidadãos de Troia combateram desesperadamente os soldados gregos que entraram na cidade, as células lutam com todas as forças contra o vírus da gripe que está dentro delas.

O primeiro passo nessa luta: suas células devem ser capazes de perceber que foram invadidas. E como as células epiteliais que revestem as membranas mucosas são o primeiro alvo nas invasões de vírus, elas realmente estão prontas para isso! Como mencionamos antes, as células epiteliais são uma espécie de milícia. Por isso, possuem receptores de reconhecimento de padrões semelhantes aos receptores do tipo Toll, que conhecemos no início deste livro – os receptores das células imunológicas inatas, que podem reconhecer as formas mais comuns de inimigos, como os vírus. As células epiteliais têm vários receptores diferentes que fazem a varredura das *partes internas* do seu corpo em busca de bandeiras vermelhas.

Se eles se conectarem a certas proteínas ou moléculas virais, logo saberão que algo as invadiu e que alguma coisa está muito errada, o que desencadeia uma resposta de emergência imediata.

Nesse momento, seu corpo tem que enfrentar um sério problema com infecções virais. O sistema imunológico inato não é tão eficaz contra vírus patogênicos como contra bactérias. Portanto, no caso de infecções por vírus patogênicos (ou bactérias que se escondem dentro das células), o corpo precisa desesperadamente de ajuda do sistema imunológico adaptativo para ter uma chance de se livrar da invasão.

Porém, como já aprendemos, o sistema imunológico adaptativo é lento e precisa de alguns dias para acordar, o que não é o ideal se considerarmos a rapidez com que os vírus se multiplicam. Sendo assim, no caso de uma infecção viral grave, seu sistema imunológico inato e as células civis infectadas precisam lutar pela coisa mais valiosa do universo: tempo. Precisam desacelerar a infecção e dificultar ao máximo a propagação do vírus para mais células civis.

Guerra química: interferons, interfiram!

E agora finalmente chegamos ao modo como suas células fazem isso: a guerra química.

Falamos muito neste livro sobre citocinas – as fantásticas proteínas que transmitem informações, ativam células, conduzem células ao local de uma batalha ou fazem as células imunológicas mudarem seu próprio comportamento. Em suma, as citocinas são as moléculas que ativam e guiam o sistema imunológico. Elas também fazem isso no caso de uma infecção por vírus, mas, na realidade, é provável que desempenhem um papel maior aqui.

Se uma das suas células percebe que foi infectada por um vírus, imediatamente ela libera de emergência várias citocinas diferentes para as células que a cercam e para o sistema imunológico. Essas citocinas são o grito dos civis ao ver os intrusos ao pé da cama.

Muitas citocinas diferentes são liberadas nessa situação e elas fazem coisas muito variadas, mas aqui queremos destacar uma classe muito especial delas: os *interferons*. O nome interferons deriva da palavra "interferir". São citocinas que *interferem* nos vírus.

De certa forma, você pode imaginar os interferons como um alerta ecoando pelas ruas da cidade, avisando os cidadãos para trancar suas casas, empilhar móveis contra as portas para impedir a passagem e tapar as janelas, prevenindo um ataque de soldados. Os interferons são o sinal definitivo de *"prepare-se para um vírus"*.

Assim, quando as células captam moléculas de interferon, diferentes ações são desencadeadas que as fazem mudar drasticamente de comportamento. Uma coisa importante a entender aqui é que, nesse momento, é impossível para seu corpo deduzir quantos vírus estão presentes, quantas células os vírus invadiram ou quantas já estão produzindo novos vírus em segredo.

Uma das primeiras mudanças para as células é interromper temporariamente a produção de proteínas. A cada momento da vida, as células estão reciclando materiais e reconstruindo os blocos internos de construção para garantir que cada proteína esteja em boa forma e funcione conforme o esperado. Assim, alguns interferons orientam as células a relaxar um pouco e diminuir a produção de novas proteínas. Se uma célula não constrói muitas proteínas, logo não poderá construir muitas proteínas virais se já estiver infectada. Ou seja, ordenando apenas que as células diminuam a velocidade, o interferon já reduz consideravelmente a produção de vírus.

Há mais exemplos de intervenções direcionadas e poderíamos entrar em mais detalhes, pois existem dezenas de interferons diferentes que fazem dezenas de coi-

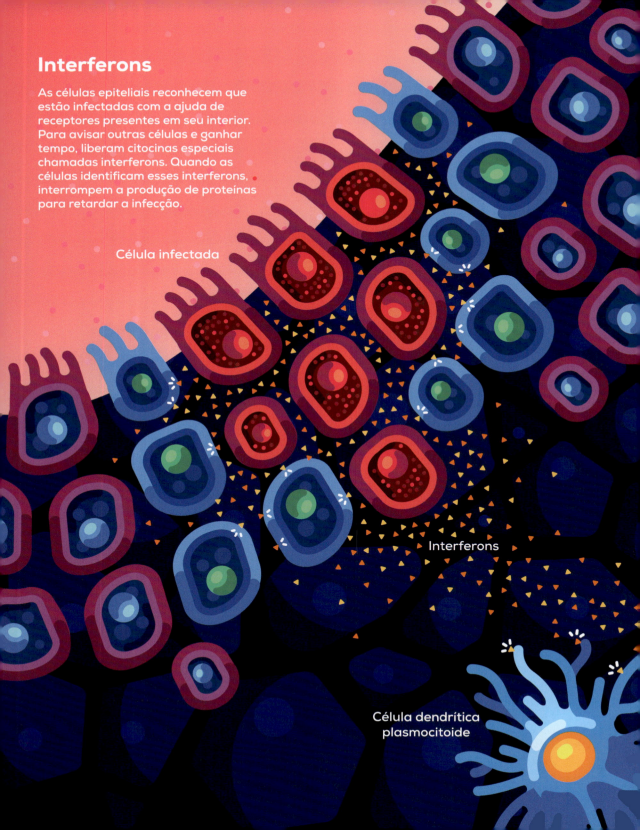

Guerra química: interferons, interfiram!

sas diversas, mas no fim das contas isso não importa muito. O importante é que você entenda que os interferons interferem em todas as etapas da replicação viral.

Os interferons raramente erradicam uma infecção sozinhos, mas nem precisam. Tudo o que eles devem fazer é retardar a multiplicação de novos vírus, tornando as células vizinhas muito mais resistentes à infecção. Às vezes, essa resposta é tão eficaz que de fato interrompe a propagação de uma infecção por vírus, e você nunca saberá que algo aconteceu.

Infelizmente, não foi o caso no exemplo da nossa infecção por influenza A na salinha do café. O vírus da gripe se adaptou ao sistema imunológico humano e já chega preparado. Quando descarregou sua informação genética para assumir o controle da célula, também veio pré-embalado com um monte de diferentes proteínas de "ataque" virais. Essas armas são capazes de destruir e bloquear o mecanismo de defesa interno das células infectadas. Na nossa metáfora da invasão de Troia, você pode imaginar essas proteínas de ataque como os punhais dos soldados invadindo as casas – para evitar gritos (a liberação de citocinas), recorre-se a uma certa quantidade de esfaqueamentos.

Assim, embora o influenza A nem sempre seja bem-sucedido em evitar a liberação de interferons, é muito bom em retardá-la e ganhar mais tempo. Isso não é fascinante se você parar para pensar? Dois inimigos muito diferentes, um vírus e uma célula humana, ambos disputando o tempo entre si.

O influenza A é muito bom nessa luta, de forma que, com frequência, algumas dezenas de vírus tornam-se dezenas de milhares em horas. No entanto, a tática inicial de permanecer o mais escondido possível tem a desvantagem de que, mesmo que seja bem-sucedida inicialmente, falhará depois de um tempo. O vírus não pode ficar escondido para sempre. Quanto mais células infectar, mais células civis serão capazes de ativar a guerra química, mais delas morrerão logo em seguida, o que inicia a inflamação e ativa o sistema imunológico por si só, e mais partículas de vírus vão flutuar nos fluidos entre as células, acionando bandeiras vermelhas. Ou seja, mesmo o vírus mais sorrateiro será detectado mais cedo ou mais tarde.

Geralmente mais cedo, porque a guerra química desencadeia o próximo passo na escalada de medidas antivírus do sistema imunológico inato: as *células dendríticas plasmocitoides*.[1]

---

1 As células dendríticas plasmocitoides têm um desses nomes horríveis em imunologia que não ajudam em nada. Um aspecto do sistema imunológico é que existem muitas subclasses de células. Portanto, há uma porção de células dendríticas diferentes, uma porção de macrófagos diferentes, etc. A

Essas células especiais passam a vida percorrendo o sangue ou acampando na rede linfática, procurando especificamente sinais de vírus – interferons emitidos por células civis em pânico ou simplesmente vírus flutuando nos seus fluidos. De qualquer forma, se captam sinais de uma infecção viral, elas se ativam e se transformam em usinas químicas que liberam quantidades enormes de interferons, alertando não apenas as células civis, para que ativem seus modos antivirais (desligar a produção de proteínas, etc.), como também o sistema imunológico, para se preparar adequadamente para uma luta. Você pode imaginar essas células como uma espécie de detector de fumaça ambulante: um vírus patogênico como o influenza A pode ser capaz de suprimir a resposta natural de guerra química de suas vítimas e assim permanecer fora do radar, mas as células dendríticas plasmocitoides são capazes de detectar até mesmo sinais sutis de sua presença e amplificá-los consideravelmente para fazer soar o alarme.

Na verdade, são tão sensíveis aos sinais de uma infecção por vírus que, apenas algumas horas depois de a primeira célula civil ter sido infectada, se abrem as comportas dos interferons. Isso é tão rápido que um pico de interferons no sangue geralmente é o primeiro sinal de uma infecção por vírus, muito antes de qualquer sintoma real ou de o próprio vírus ser detectável. Na nossa história da salinha do café, isso aconteceu algumas horas depois da tosse que o infectou. Na sua dimensão gigante de humano, você ainda não notou nem pensou sobre nada disso, muito menos sentiu qualquer sintoma.

Embora isso seja ótimo e o contra-ataque de interferons comece a despertar o restante do sistema imunológico, o influenza A continua a se espalhar rapidamente por todo o sistema respiratório. Centenas de milhares de vírus emergem, deixando pelo caminho primeiro milhares, depois milhões, de células epiteliais mortas e infectadas. Nesse ponto, a abordagem furtiva não é mais necessária, pois o vírus já conseguiu ganhar tempo suficiente para se replicar prodigiosamente. Voltando mais

---

questão é: isso realmente não importa. Seria muito melhor se a célula dendrítica plasmocitoide fosse chamada de "célula de guerra química" ou "célula de alarme antivírus", ou qualquer outra coisa em vez do nome pelo qual é chamada, porque esses outros a descreveriam melhor. Vamos lidar com isso ao nunca mais citar essa célula depois que a explicarmos, já que, por um lado, é muito louco deixar de mencionar que você tem essa célula especial de guerra química antiviral, mas, por outro, causa certa confusão a existência de "células dendríticas" com funções completamente diferentes das células dendríticas comuns – sobre as quais já aprendemos muito. Então, quando terminarmos de falar sobre elas agora, podemos simplesmente morrer felizes sem precisar entrar em mais detalhes.

Guerra química: interferons, interfiram!

uma vez à nossa história de Troia, agora as forças invasoras estão se espalhando à luz do dia. Soldados, guardas e civis estão lutando nas ruas. Seu sistema imunológico precisa se sair melhor que os cidadãos de Troia, do contrário o vírus rapidamente sobrecarregará seu corpo.

Enquanto isso, o fim de semana começou e você se levanta da cama, pronto para jogar videogame e fazer outras coisas muito importantes, mas percebe que algo está errado: a garganta dói e o nariz está escorrendo, sente um pouco de dor de cabeça e está tossindo. Costuma sentir fome logo após acordar, mas hoje não tem vontade nem de tomar café da manhã.[2]

"É só um resfriado", você se autodiagnostica com uma confiança descabida. "Bem no fim de semana, a vida é injusta demais! Isso nunca acontece com os outros e nem vai acontecer", você se lamenta, esperando a simpatia do universo, mas não recebe nenhuma. Em seguida, se reanima: "Isso não é nada!". É só tomar algumas aspirinas e aproveitar o tempo livre, nenhum resfriado vai te deter. Você está certo, é claro: um resfriado não seria um empecilho. Mas não se trata de um resfriado.

Enquanto você está gravemente enganado sobre a natureza do que está acontecendo dentro do seu corpo, o vírus influenza A ganha terreno bem depressa, espalhando-se pelos pulmões. Tornou-se agora uma infecção de fato perigosa e que ainda não foi contida. Seu sistema imunológico já está em modo de resposta total, como será possível perceber em breve. Já mencionamos este fato algumas vezes: o sistema imunológico é frequentemente a parte que causa a maior quantidade de danos em uma infecção, e com a gripe não é diferente. Todas as coisas desagradáveis que você está prestes a experimentar são resultado das tentativas desesperadas de conter a invasão brutal dos seus pulmões.

O campo de batalha, que agora se estende do trato respiratório superior ao inferior, ficou movimentado. Os macrófagos locais limpam as células epiteliais mortas

---

2 Por que você perde o apetite quando está doente? Bem, você pode culpar a ofensiva de citocinas que seu sistema imunológico libera. As citocinas sinalizam ao seu cérebro que uma defesa séria está acontecendo naquele exato momento, e que por causa disso o corpo precisa economizar energia. Porque, como dá para imaginar, mobilizar milhões ou bilhões de células para uma luta é uma operação que consome muitos recursos. Digerir alimentos também requer muita energia, então desligar esses processos significa liberar o sistema para se concentrar na defesa. Isso também reduz a disponibilidade de certos nutrientes no sangue, e seus invasores adorariam colocar suas pequenas mãos patogênicas neles. Isso não significa que você deve tentar matar de fome uma doença. Não digerir é uma estratégia de curto prazo, e não uma solução de longo prazo. Em pessoas com doenças crônicas, a falta de apetite pode levar a uma perda de peso perigosa. Então, se sentir fome novamente, pode comer algo para reabastecer seu armazenamento de energia.

Imunidade

e engolem os vírus flutuantes, quando os encontram, enquanto liberam citocinas para chamar reforços e causar mais inflamação.

Os neutrófilos também entram na luta, embora sua presença seja um pouco conturbada (ainda há pesquisas em andamento e debates entre os imunologistas sobre se eles são realmente úteis em caso de infecções virais ou se causam danos desnecessários). Os neutrófilos parecem não ser capazes de combater bem os vírus, de modo que sua ajuda é principalmente passiva: como guerreiros desequilibrados que são, provocam um aumento no nível de inflamação.

Aqui o papel geral do sistema imunológico inato de informar o contexto e tomar decisões abrangentes vem de novo à tona: as células-soldado percebem que estão lidando com uma infecção por vírus e que precisam de ajuda em maior escala, então liberam outro conjunto de citocinas: os *pirogênios*.

Pirogênio, traduzindo livremente, significa "criador de calor", um nome extremamente apropriado neste caso. Simplificando, os pirogênios são substâncias químicas que causam febre. A febre é uma resposta sistêmica que ocorre em todo o corpo, criando um ambiente desagradável para patógenos e permitindo que as células imunológicas lutem mais. Também é um forte incentivo para se deitar e descansar, economizar energia e dar ao próprio corpo e ao sistema imunológico o tempo necessário para curar ou combater a infecção.[3]

Os pirogênios funcionam de um jeito bacana, uma vez que afetam diretamente o cérebro e o levam a fazer coisas. Você provavelmente já ouviu falar sobre a barreira hematoencefálica, um mecanismo engenhoso que impede que a maioria das células e substâncias (e patógenos, é claro) entrem nos delicados tecidos do cérebro para mantê-lo protegido contra danos e distúrbios. Mas existem regiões do cérebro onde essa barreira é parcialmente penetrável por pirogênios. Se eles entrarem e interagirem com o cérebro, desencadearão uma complexa sequência de eventos que basicamente elevará a temperatura, alterando o termostato interno do corpo.

O cérebro aumenta o calor do corpo de duas maneiras principais: induzindo calafrios, que são apenas os músculos se contraindo muito rapidamente, o que gera calor como subproduto, e dificultando a saída desse calor ao contrair os vasos sanguíneos próximos à superfície do corpo, o que reduz o calor que pode escapar pela

---

3 Muitas substâncias diferentes podem ser pirogênios, desde certos interferons até moléculas especiais liberadas por macrófagos ativados e paredes celulares de bactérias. No fundo, você só precisa se lembrar de uma coisa: suas células imunológicas inatas liberam substâncias chamadas pirogênios que ordenam que seu cérebro deixe seu corpo mais quente!

pele. Essa é também a razão pela qual você pode sentir tanto frio quando está com febre. A pele está realmente mais fria, porque o corpo está tentando aquecer o seu núcleo e criar temperaturas desagradáveis no campo de batalha para deixar os patógenos bem infelizes.

Ainda assim, a febre é um sério investimento para o corpo, pois custa muita energia aquecer todo o sistema em alguns graus, dependendo da severidade da febre. Em média, a taxa metabólica sobe cerca de 10% para cada 1,1 grau Celsius de aumento de temperatura corporal, o que significa que você queima mais calorias apenas para permanecer vivo. Embora isso possa não parecer tão ruim se quiser perder um pouco de peso, na natureza, queimar calorias extras não costuma ser uma boa ideia na maioria das vezes. É um investimento, e um organismo espera que acabe compensando no final. E parece valer a pena na maioria das vezes!

Assim como os humanos, a maioria dos patógenos opera muito bem na nossa temperatura corporal normal. No entanto, nas temperaturas mais altas, durante a febre, a vida deles fica muito mais difícil. Imagine a diferença entre correr em uma manhã fresca de primavera e correr no calor do verão ao meio-dia sem sombra. É muito mais desgastante fazer qualquer coisa quando se sente muito calor. Assim, o aumento da temperatura corporal diminui justamente a reprodução de vírus e bactérias e os deixa mais suscetíveis às nossas defesas imunológicas.[4]

---

4 Vamos falar sobre um dos mais estranhos Prêmios Nobel de Medicina e de como o passado foi perturbador e o presente é ótimo. A sífilis é uma doença sexualmente transmissível causada por bactérias espiroquetas. Seus possíveis sintomas são terríveis e assustadores. Se quiser ver coisas horríveis, procure algumas fotos on-line. Um dos possíveis estágios tardios da doença é a neurossífilis, uma infecção do sistema nervoso central. No passado, os pacientes afetados por essa doença basicamente desenvolviam meningite e danos cerebrais progressivos. O que tornava a condição ainda mais extrema eram os problemas mentais, da demência à esquizofrenia, depressão, mania ou delírio, todos danos devastadores causados pela bactéria. Em última análise, é justo dizer que os pacientes afetados passavam por momentos muito ruins e, no final, morriam sem que os médicos pudessem fazer algo para ajudá-los, a não ser tentar aliviar seu sofrimento. No entanto, foi observado que, em alguns casos, os pacientes que sofriam de febres muito altas, sem uma causa relacionada, acabavam curados. Então, naturalmente, alguns médicos começaram a experimentar a piroterapia, um método de tratamento que causa febre, e passaram a induzir a malária em pacientes com sífilis. À primeira vista, parece algo horrível, mas era um risco bastante aceitável – os pacientes morreriam de qualquer maneira, e, na época, a malária já era uma doença tratável. A malária foi a principal candidata porque causava febres altas por um longo tempo e basicamente cozinhava as bactérias de sífilis, que não suportavam o calor. De fato, o tratamento era tão eficaz que recebeu o Prêmio Nobel de Mecicina em 1927. O surgimento dos antibióticos tornou o tratamento obsoleto na década de 1940, o que fez desse recurso uma das grandes notas de rodapé da história da medicina.

Embora nem todos os mecanismos e efeitos do sistema imunológico sejam conhecidos, geralmente o sistema imunológico inato e o adaptativo funcionam melhor com temperaturas de febre mais altas, e de várias maneiras. Os neutrófilos são recrutados mais rapidamente, os macrófagos e as células dendríticas absorvem melhor os inimigos, as células assassinas ficam mais eficazes, as células apresentadoras de antígenos têm melhora no desempenho, as células T navegam com mais facilidade pelo sangue e pelo sistema linfático. Basicamente, a febre geral parece ativar o sistema imunológico para melhorar sua capacidade de combater patógenos.

Como exatamente a temperatura real aumenta o estresse dos patógenos e torna nossas células melhores em combatê-los? Bem, tudo tem a ver com as proteínas dentro das células e como elas funcionam. De modo simplificado: certas reações químicas entre proteínas têm uma espécie de zona ótima, uma faixa de temperatura na qual são mais eficientes. Com o aumento da temperatura do corpo durante a febre, os patógenos são forçados a operar fora dessa zona ideal. Por que isso não afeta as células, mas até as ajuda? Bem, como mencionamos anteriormente, as células animais são maiores e mais complexas do que, por exemplo, as células de bactérias. Nossas células têm mecanismos mais sofisticados que as protegem de temperaturas mais altas, como proteínas de choque térmico. Além disso, têm mais reservas. Se um de seus mecanismos internos for prejudicado, provavelmente haverá outros, alternativos, que poderão assumir o controle. Essa é também a razão pela qual a febre é útil para as células imunológicas. Já que elas conseguem lidar com o calor, aproveitam o fato de que temperaturas mais altas tendem a acelerar certas reações entre proteínas. Portanto, a complexidade das células, diferentemente de muitos micro-organismos, faz com que elas não sofram com a febre, mas, em vez disso, funcionem com mais eficiência. Claro que há um limite para o quão quente podemos ficar, e por quanto tempo, antes que nossos sistemas também sejam derrubados.[5]

---

5 Isso parece ser verdade para a maioria dos animais. Por exemplo, lagartos mantidos em terrários com temperaturas mais altas tiveram uma chance maior de sobreviver a uma infecção do que lagartos mantidos em ambientes mais frios. E houve uma série de experimentos semelhantes com peixes, camundongos e coelhos, e até algumas espécies de plantas. Transformar nossos corpos em um ecossistema quente parece ser uma boa estratégia de defesa contra os invasores do micromundo. Curiosamente, os animais que não podem regular sua temperatura corporal como fazem os mamíferos, os chamados ectotérmicos ou de "sangue frio", como lagartos e tartarugas, têm febre comportamental. Isso significa que, quando as células imunológicas desses animais liberam certas citocinas, eles procuram um lugar quente, como uma pedra que está sob sol há muito tempo, e descansam lá por um tempo. Basicamente, eles se grelham para aumentar a temperatura do corpo a um ponto em que os patógenos dentro deles passem mal.

De volta ao campo de batalha cada vez mais acirrado, as células dendríticas engolem e examinam fluidos e detritos e vão pegando os vírus da gripe. Elas também são infectadas por eles, mas são muito mais resistentes do que as células epiteliais e continuam operando – esse fato será relevante mais tarde. Seu papel é superimportante porque, sem o sistema imunológico adaptativo, o corpo passaria por momentos muito difíceis com infecções por vírus, especialmente se fossem causadas por patógenos eficazes como o influenza A. Porém, até que o sistema imunológico adaptativo desperte, os esforços apenas atrasam a infecção, e não a interrompem, e assim o vírus se espalha e infecta cada vez mais células.

Um parêntese: a diferença entre a gripe e o resfriado comum

A GRIPE GERALMENTE SE ENQUADRA NA CATEGORIA *INFECÇÕES VIRAIS AGUDAS DO trato respiratório superior*, que são os tipos mais comuns de doenças com as quais a humanidade tem de lidar. O que é realmente irritante sobre essa categoria não é só seu nome bastante fácil, mas o fato de que pode significar muitas coisas diferentes em um amplo espectro. De um lado, temos o resfriado comum, doença que até um adulto saudável pega de duas a cinco vezes por ano, e as crianças até sete vezes, e que é, em um balanço final, bastante inofensiva.[6]

O resfriado comum pode ser tão leve que você nem o percebe, ou bastante desagradável. Os sintomas variam de nenhum a dor de cabeça, espirros, calafrios, dor de garganta, nariz obstruído, tosse e mal-estar geral.

No caso da gripe, a febre e outros sintomas geralmente o atingem como um trem de carga. Você se sente bem, talvez um pouco indisposto, e então, céus!, de repente se sente muito doente mesmo e fraco, e está queimando de febre. Uma típica infecção por influenza A chega com um monte de sintomas muito chatos. Além da febre

---

6 Você conhece pessoas que usam momentos como este para inspirar profundamente antes de dizer que nunca ficam doentes, mesmo que você não lhes tenha perguntado? Ou que não estão doentes há anos porque [insira aqui um motivo que não faz sentido]? Fique tranquilo: todo mundo fica doente. As infecções do resfriado comum podem ser bem leves, o que contribui para que nos esqueçamos de que tivemos um resfriado. Também acontece de nos lembrarmos seletivamente das doenças quando estamos bem, ou seja, de usarmos a chamada memória seletiva. A melhor maneira de reagir a esse tipo de comportamento é assentir educadamente com a cabeça e mudar de assunto.

Imunidade

alta, vem um cansaço extremo, fraqueza, a cabeça dói – o que dificulta pensar ou ler –, a garganta fica dolorida e você tosse sem parar. Como se isso não bastasse, com o passar do dia seu corpo todo começa a doer. A dor aparentemente vem direto dos músculos dos braços e pernas. A maioria desses sintomas pode ser causada por outras infecções, não são tecnicamente exclusivos da gripe, o que pode dificultar o diagnóstico, às vezes até mesmo para os médicos.

Existe um senso comum de que a cor do catarro pode dizer qual é o tipo de infecção, se é apenas um resfriado ou uma gripe, mas isso não é verdade: a cor apenas diz quão grave é a reação inflamatória dentro do nariz, não o que a causou. Quanto mais forte a cor, mais neutrófilos perderam a vida.

Pense nisto por um momento: a cada espirro, você se livra não apenas de milhares a milhões de vírus ou bactérias mas também de suas próprias células que lutaram bravamente e morreram no processo. Pode até haver neutrófilos ainda vivos quando você assoa o nariz em um lenço de papel. Uma espécie de destino infeliz, como um astronauta ejetado no espaço. Lutando por você com todas as forças, apenas para ser descartado com o inimigo, terminando em uma lata de lixo. Um destino verdadeiramente horrível, e, se suas células tivessem consciência, essa seria uma maneira muito triste de perder a vida.

Depois de passar a manhã de sábado como um bebê chorão e teimoso, querendo a todo custo aproveitar o fim de semana, a infecção por influenza A finalmente te derruba mesmo. Você começa a se sentir cada vez pior, fica quente e fraco, e todos os sintomas aumentam. Não é mais possível ignorar, você está claramente doente. Rasteja de volta para a cama e não tem escolha a não ser passar por isso. Não há nada que possa fazer contra a gripe, a não ser confiar no funcionamento correto do seu sistema imunológico. "Bem, pelo menos isso significa que poderei faltar ao trabalho por uma semana ou duas", é o que você pensa, antes de cair em uma sonolência febril.

Três dias depois da infecção inicial com influenza A, a replicação da infecção viral alcança o pico à medida que o sistema imunológico inato está capturando e matando o maior número possível de vírus. Ainda assim, a maioria dos vírus está escondida com segurança dentro das células infectadas, fazendo seu trabalho parasitário sujo no escuro, atrás das membranas. Se a luta continuar desse jeito, o vírus não será removido, não há como contornar isso. Como os vírus passam a maior parte do tempo dentro das células infectadas, é simplesmente muito difícil pegar todos eles quando flutuam de célula em célula. Se o seu sistema imunológico só pudesse combater os vírus quando eles estivessem fora das células, eles seriam quase imbatíveis, e os humanos talvez não existissem hoje.

A melhor maneira de matar um monte de vírus é destruindo as células infectadas e os vírus dentro delas. Façamos uma pausa por um momento para absorver a magnitude do que estamos falando aqui. Seu sistema imunológico precisa ser capaz de matar as próprias células. *Seu sistema imunológico tem uma licença real para te matar.* Como você pode imaginar, esse é um poder extraordinariamente perigoso, que carrega uma responsabilidade extrema; imagine o que aconteceria se essas células agissem errado. Elas poderiam decidir matar tecidos e órgãos saudáveis. De fato, isso acontece com milhões de pessoas todos os dias e é chamado de doença autoimune, que conheceremos intimamente mais tarde. Como será então que seu sistema imunológico faz isso sem provocar danos terríveis?

30 Uma vitrine para a alma das células

No capítulo "Farejando os alicerces da vida", aprendemos que as células podem cheirar o ambiente e reconhecer intrusos e suas excreções por meio de receptores do tipo Toll, que conseguem identificar as formas de diferentes moléculas inimigas. Isso ocorre para que as células-soldado possam detectar inimigos e matá-los com eficiência. Embora isso seja bom, ainda resta um ponto cego muito significativo: o interior de células infectadas ou corrompidas.

Ser capaz de dizer se uma célula civil deve ser destruída não é importante apenas para infecções virais. Algumas espécies de bactérias, como a *M. tuberculosis*, invadem as células e se escondem do sistema imunológico enquanto comem suas vítimas de dentro para fora. E há também células cancerígenas que em geral surgem de modo imperceptível do lado de fora enquanto são rompidas por dentro. As células que estão infectadas ou corrompidas precisam ser identificadas para que possam ser mortas antes de causar danos em larga escala, seja pela propagação de um patógeno, seja tornando-se um tumor. E, claro, não podemos nos esquecer dos protozoários, nossos amigos "animais" unicelulares, como o *Trypanosoma cruzi*, que provoca a doença de Chagas, ou o *Plasmodium malariae*, que causa a malária e mata cerca de meio milhão de pessoas a cada ano.

Assim, para detectar o perigo dessas células corrompidas, o sistema imunológico desenvolveu uma maneira engenhosa que possibilita que as células olhem dentro de outras células. Em poucas palavras: elas fazem isso trazendo o interior das células para o exterior. Espere! Como funciona isso?

Para explicar exatamente como, um pequeno lembrete sobre a natureza das células pode ser útil: as células são complexas máquinas de proteínas que constantemente precisam reconstruir e quebrar estruturas e diferentes partes dentro de si mesmas. Elas são preenchidas com milhões de proteínas diversas, com muitas tarefas e funções distintas, que trabalham juntas em um belo concerto da vida.

Uma vitrine para a alma das células

O regente desse concerto é o DNA, presente no núcleo, e os braços desse regente são as moléculas de mRNA que transmitem os comandos de que as proteínas precisam para serem fabricadas. Mas essas proteínas são mais do que apenas materiais e partes. Elas contam uma história. Uma história do que está acontecendo dentro de uma célula. Se você pudesse ver uma seção transversal de todas as proteínas de uma célula, veria o que ela está fazendo, que tipo de coisa está construindo no momento, quais notas o regente quer que a orquestra toque. E, claro, se há algo errado.

Se, por exemplo, uma célula está produzindo proteínas de vírus, então está obviamente infectada por um vírus. Ou se uma célula é rompida e se transforma em câncer, ela começará a produzir proteínas defeituosas ou anormais.[1]

Mas as células imunológicas não podem olhar através da sólida membrana celular para verificar que tipos de proteína estão sendo fabricados e se está tudo bem. A natureza resolveu isso de forma diferente: ela traz a história que as proteínas contam de dentro para fora usando uma molécula muito especial que funciona como uma vitrine.

Essa molécula tem um desses nomes horríveis da imunologia que pode parecer muito familiar para você: *molécula do complexo principal de histocompatibilidade de classe I* ou, abreviadamente, molécula do MHC de classe I. Você deve ter adivinhado que essa molécula está intimamente relacionada à molécula do MHC de classe II, que já conhecemos em profundidade. Aqui, a imunologia optou por ser ainda mais confusa: os dois tipos de moléculas do MHC são de importância crucial e têm diferenças fundamentais. As moléculas do MHC de classe I são como vitrines. As moléculas do MHC de classe II se parecem com pãezinhos de cachorro-quente! Coisas muito diferentes, nomes irritantemente semelhantes!

Em primeiro lugar, assim como na molécula do MHC de classe II, o trabalho de uma molécula do MHC de classe I é o de *apresentar o antígeno*. A diferença extremamente importante entre as duas moléculas é que somente *as células apresentadoras*

---

1 O que é uma proteína anormal? Por exemplo, certas proteínas são feitas somente quando você é um embrião dentro do útero da sua mãe. Algumas dessas proteínas possibilitam que as células embrionárias cresçam e se dividam rapidamente, algo necessário nesse estág o inicial da vida, mas que é prejudicial na fase adulta. As instruções para a construção dessas proteínas ainda fazem parte do DNA das células adultas, embora não sejam mais usadas. Há uma quantidade enorme de proteínas como essas, e a presença delas, em qualquer outra célula que não a embrionária, avisa ao sistema imunológico que há algo errado. Então, essas proteínas tecnicamente não têm culpa por ajudarem um tumor, mas são definitivamente anormais, além de um sinal de perigo para o corpo.

MHC de classe I: a vitrine da célula

A molécula do MHC de classe I apresenta proteínas aleatórias de dentro da célula para o mundo exterior. Dessa forma, coisas como infecções por vírus se tornam visíveis do lado de fora.

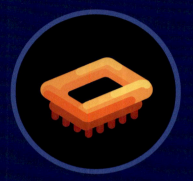

Molécula do MHC de classe I

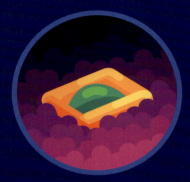

Exibindo um antígeno

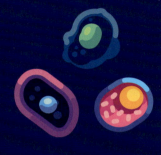

Presente em todas as células nucleadas do seu corpo

MHC de classe II: o pãozinho de cachorro-quente

A molécula do MHC de classe II apresenta antígenos a outras células imunológicas para ativá-las ou simulá-las.

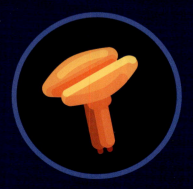

Molécula do MHC de classe II

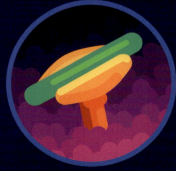

Apresentando um antígeno

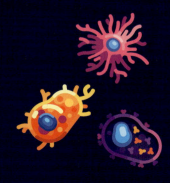

Presente apenas em células dendríticas, macrófagos e células B

de antígenos possuem moléculas do MHC de classe II. Isso inclui células dendríticas, macrófagos e células B – todas elas células imunológicas!

É isso mesmo: nenhuma outra célula pode ter uma molécula do MHC de classe II.[2]

Por outro lado, *cada célula do seu corpo que tenha um núcleo (portanto, não as hemácias) tem moléculas do MHC de classe I.* Tudo bem, mas por que é assim e como isso funciona?

Como dissemos antes, as células estão constantemente quebrando suas proteínas para que suas partes possam ser recicladas e reutilizadas. O crucial aqui é que, enquanto essa reciclagem acontece, as células escolhem uma seleção aleatória de pedaços de proteína e os transportam para suas membranas para exibi-los em suas superfícies.

A molécula do MHC de classe I mostra essas proteínas para o exterior, assim como uma sofisticada vitrine exibiria uma seleção dos itens que o interior de uma loja tem a oferecer. Dessa forma, a história da proteína que está acontecendo dentro da célula pode ser contada para o exterior. Para garantir que a história esteja sempre atualizada, as células têm muitos milhares de janelas de exibição – ou muitos milhares de moléculas do MHC de classe I – e cada uma é atualizada com uma nova proteína, cerca de uma vez por dia. Cada célula do seu corpo que tenha um núcleo e máquinas de produção de proteínas faz isso constantemente. Assim, as células mostram a todo momento o que está acontecendo dentro delas para garantir ao sistema imunológico que elas estão bem. Como aprenderemos nos próximos capítulos, há células passando pelo seu corpo agora, verificando essas vitrines em células aleatórias, certificando-se de que não há nada estranho acontecendo dentro delas.

Pense em como esse princípio é genial e quantos problemas ele resolve. No caso da nossa infecção por influenza A, o mecanismo funciona assim: lembre-se de que a primeira coisa que os vírus fizeram quando invadiram suas células com sucesso foi assumir os locais de produção. Eles usaram ferramentas e recursos celulares para fazer partes de proteínas virais, os antígenos virais. Automaticamente, como uma espécie de ruído de fundo, alguns desses antígenos virais foram captados e transportados para as *vitrines, as moléculas do MHC de classe I*, no lado de fora da célula. Dessa forma, a célula sinalizou claramente não apenas que está infectada como também por quem – embora o inimigo esteja escondido lá dentro e invisível, seus antígenos não estão!

---

2 Que tal uma exceção? Há mais um tipo de célula no seu corpo que precisa de moléculas do MHC de classe II: as células professoras no seu timo porque precisam delas para educar as células T auxiliares e se certificar de que as aprendizes podem reconhecer as moléculas do MHC de classe II corretamente!

Como todas as células exibem constantemente proteínas nas moléculas do MHC de classe I, as células infectadas apresentam seu interior para o mundo exterior, mesmo que não "saibam" que estão infectadas! Essa coisa da vitrine é um processo automatizado que sempre acontece em segundo plano como parte da vida normal das células. Se uma célula imunológica quiser verificar se uma célula está infectada, pode simplesmente se aproximar e espiar pelas pequenas "janelas" para obter um retrato do interior. Se reconhecer coisas nas vitrines que não deveriam estar dentro da célula, a célula infectada será morta.

Melhor ainda, o número de moléculas do MHC de classe I não é fixo. Uma das coisas mais importantes que acontecem durante a guerra química desencadeada pelos interferons é que as células são estimuladas e ordenadas a produzir mais moléculas do MHC de classe I. Assim, no caso de uma infecção, os interferons orientam todas as células vizinhas a construir mais vitrines e se tornar mais transparentes para contarem mais sobre sua história interna e serem mais visíveis para o sistema imunológico.

Outro aspecto especial sobre as vitrines da célula é que elas são uma marca da sua individualidade. Já mencionamos na primeira parte que os genes que codificam as moléculas do MHC, de classes I e II, são os mais diversos genes da espécie humana. Se você não tiver um gêmeo idêntico, é muito provável que suas moléculas do MHC de classe I sejam *exclusivas para você*. Elas funcionam da mesma maneira em todos os seres humanos saudáveis, mas as proteínas que compõem as moléculas têm centenas de formas ligeiramente diferentes e variam um pouco de pessoa para pessoa.

Isso é incrivelmente importante por um lado, mas lamentável por outro: transplante de órgãos. Porque é verificando moléculas que seu sistema imunológico pode identificar que uma célula em um órgão doado por uma pessoa generosa não é realmente você. Não é *próprio*, é *outro*. E, uma vez que o *outro* seja reconhecido, seu sistema imunológico atacará e matará o órgão.

Algo que torna esse cenário ainda mais complexo vem da natureza dos transplantes de órgãos. Um órgão transplantado precisou ser retirado de outro ser vivo – para isso teve de ser separado dele. Geralmente com ferramentas afiadas. É provável que todo esse processo tenha causado pequenas feridas. O que as feridas dentro do corpo desencadeiam? Inflamação, que, por sua vez, atrai o sistema imunológico inato. E, se as coisas derem errado, o sistema imunológico adaptativo será chamado diretamente para as bordas do novo órgão salva-vidas e poderá convocar mais células que verificam vitrines, e elas logo descobrirão que as células do novo órgão não são suas. É por esse motivo infeliz que depois de receber um órgão doado é necessário que o paciente tome uma medicação forte que suprime seu sistema imunológico pelo resto da vida. Isso para minimizar a chance de que as células imunológicas encontrem as moléculas estranhas do MHC de classe I e matem as células que as carregam. E é claro que isso deixará o paciente muito, muito mais vulnerável a infecções.

Quando o seu sistema imunológico evoluiu, centenas de milhões de anos atrás, não poderia mesmo ter previsto que em algum momento algumas espécies de primatas inventariam a medicina moderna e começariam a transplantar corações e pulmões. Mas estamos nos desviando do assunto. De volta à molécula do MHC de classe I, a vitrine da célula. Vamos conhecer agora uma das células mais perigosas do corpo – e ela depende inteiramente da vitrine. Uma aniquiladora brutal do sistema imunológico adaptativo, que é uma de suas armas mais fortes contra vírus. A célula T assassina, a célula do corpo especialista em destruição.

31 As especialistas em matar: as células T assassinas

As células T assassinas são irmãs das células T auxiliares, mas sua função é muito diferente. Se a célula T auxiliar é a planejadora cuidadosa que toma decisões inteligentes e brilha por sua capacidade de organização, a célula T assassina é como um sujeito com um martelo que esmaga cabeças rindo insanamente. Célula T "assassina" é um nome perfeito, considerando o que ela faz: *mata*, de forma eficiente, rápida e sem piedade.

Cerca de 40% das células T do seu corpo são células T assassinas e, assim como as suas células-irmãs T auxiliares, as T assassinas vêm com bilhões de possíveis receptores diferentes e únicos para todos os tipos de antígenos possíveis. Elas também têm de passar pela formação da Universidade de Assassinos do Timo antes de serem autorizadas a entrar em circulação.

Assim como as células T auxiliares precisam de pãezinhos de cachorro-quente para reconhecer antígenos (as moléculas do MHC de classe II), as células T assassinas dependem das vitrines (moléculas do MHC de classe I) para serem ativadas.

Então, como isso funcionaria na nossa infecção por influenza A?

Pense no campo de batalha onde milhões de vírus estavam matando centenas de milhares de células. Células dendríticas coletaram detritos e vírus flutuando no campo de batalha, depois estraçalharam essas amostras em antígenos e os apresentaram nos pãezinhos de cachorro-quente, as moléculas do MHC de classe II. Mas isso só poderia ativar as células T auxiliares, não as nossas células assassinas. Aqui as coisas se tornam um pouco complicadas porque ainda há muitas questões em aberto sobre o funcionamento exato desses mecanismos, mas os detalhes não são tão importantes agora.

Tudo que você precisa saber é que as células dendríticas fazem uma coisa chamada *apresentação cruzada*, que lhes permite coletar amostras de antígenos de vírus e apresentar algumas delas em suas moléculas do MHC de classe I, em suas vitrines, mesmo que não tenham sido infectadas por um vírus. Assim, as células den-

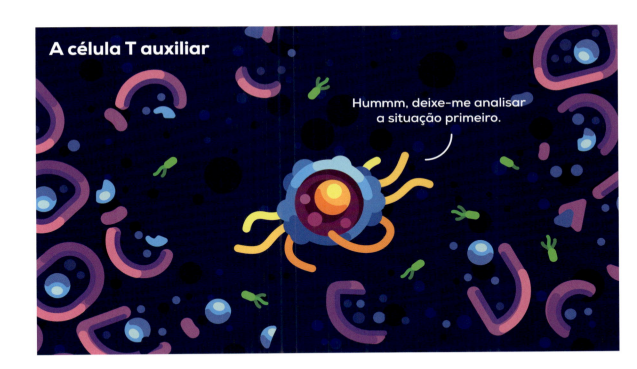
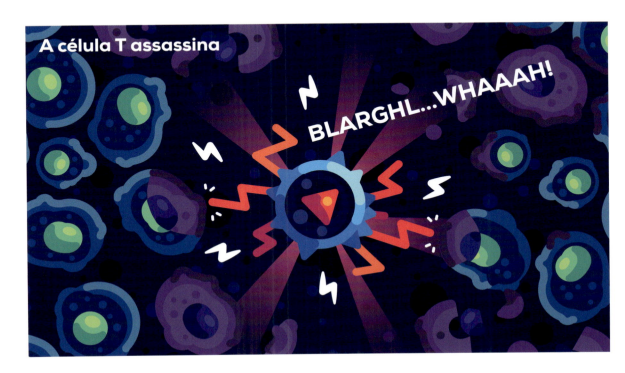

dríticas são capazes de ativar as células T auxiliares e as células T assassinas ao mesmo tempo, abastecendo pãezinhos de cachorro-quente e vitrines com antígenos.[1]

Você pode imaginar como a ativação da célula T assassina acontece agora. Células dendríticas cobertas de antígenos de inimigos mortos, devidamente apresentados nos pãezinhos de cachorro-quente, e de antígenos de vírus, apresentados nas vitrines, chegam ao linfonodo e se deslocam para a área de maturação de células T. Aqui elas procuram uma célula T assassina virgem que seja capaz de reconhecer o antígeno do vírus em suas vitrines.

Essas células dendríticas carregadas com os registros do campo de batalha de uma infecção viral são basicamente capazes de convocar três tipos diferentes de reforços: as células T assassinas específicas, que matam as células infectadas; as células T auxiliares, que ajudam no campo de batalha; e as células T auxiliares, que ativam as células B para fornecer anticorpos. Tudo isso a partir de uma célula dendrítica que chegou com todas as informações acuradas e os antígenos que o sistema imunológico adaptativo poderia desejar.

Isso também é importante por uma segunda razão: para despertarem de verdade, as células T assassinas precisam de um segundo sinal. Como você pode imaginar, as células T assassinas são um grupo muito perigoso, e não seria aconselhável ativá-las por acidente. Assim, da mesma forma que as células B, sua ativação completa requer uma autenticação de dois fatores. Uma célula T assassina que foi ativada apenas por uma célula dendrítica fará alguns clones de si mesma e poderá lutar, mas é um pouco lenta e se matará bem depressa. O segundo sinal de ativação vem de uma célula T auxiliar. Portanto, esta é novamente a autenticação de dois fatores que já vimos com as células B: para de fato pôr em ação as armas mais fortes do sistema imunológico adaptativo, tanto o sistema imunológico inato como o adaptativo precisam "concordar", ambos precisam dar sua permissão.

Somente se uma célula T auxiliar for ativada antes por uma célula dendrítica e, em seguida, continuar a reestimular a célula T assassina é que o potencial máximo será atingido. Quando de fato ativada, a célula T assassina prolifera rapidamente e

---

1 Outra maneira de a célula dendrítica ativar uma célula T assassina é sendo infectada pelo próprio vírus. Assim como uma célula normal, a célula dendrítica apresenta amostras do vírus em suas moléculas do MHC de classe I e ainda consegue dizer ao sistema imunológico adaptativo: "Veja, existe um patógeno que infecta as células, até eu fui infectada, mobilize forças especialmente para esse tipo de inimigo". Para aumentar a chance de que isso aconteça, as células dendríticas que detectam a guerra química desencadeada por infecções por vírus produzem massivamente mais vitrines, tornando-se extremamente transparentes.

Apresentação cruzada

A célula dendrítica é capaz de apresentar antígenos em ambas as moléculas do MHC. Dessa forma, pode ativar ao mesmo tempo células T auxiliares e células T assassinas.

MHC de classe II

Célula T auxiliar

Célula T assassina

MHC de classe I

faz muitos e muitos clones de si mesma, que logo se movem para o campo de batalha para entrar em ação.

Cerca de dez dias depois de pegar a infecção na salinha do café, você ainda está muito doente. Seu sistema imunológico tem lutado, mas também fez com que você se sentisse horrível nesse processo. A infecção ainda está forte. A essa altura, as células T assassinas finalmente chegam ao seu pulmão infectado. Elas se espremem entre macrófagos e células civis mortas. De forma lenta e cuidadosa, vão de célula em célula para fazer uma varredura em busca de infecção. Basicamente, pressionam a própria face contra a face de uma célula civil e dão uma olhada longa, de perto, nas muitas vitrines, examinando com cuidado o que existe no interior. Se não encontrarem antígenos aos quais possam conectar seus receptores de células T, nada acontece e seguem em frente.

Porém, quando uma célula T assassina encontra uma célula que tenha o antígeno do vírus em sua vitrine (receptores MHC de classe I), ela imediatamente emite um comando especial para a célula infectada: "Mate-se, mas faça isso com discrição". Não com agressividade ou raiva, mas com naturalidade e dignidade, se quisermos antropomorfizar esse processo. A morte da célula infectada é uma necessidade, um fato da vida, e é importante que ocorra apropriadamente.

Isto é uma das peças-chave na resposta a infecções por vírus: é muito importante o modo como uma célula infectada se mata. Se a célula T, por exemplo, usasse apenas armas químicas e as jogasse ao redor, como os neutrófilos fazem, ela estriparia sua vítima e a faria explodir. Isso não só liberaria as entranhas e o interior da célula infectada e causaria reações inflamatórias severas como também soltaria todos os vírus de dentro da célula produzidos até aquela altura.

Então, em vez disso, a célula T assassina perfura a célula infectada e insere um sinal especial de morte, transmitindo assim uma ordem muito específica: *apoptose* (autodestruição), a morte celular controlada que mencionamos anteriormente. Dessa forma, as partículas do vírus ficam ordenadamente presas em pequenos invólucros de carcaça de célula e são incapazes de causar mais danos até que um macrófago faminto passe e consuma os restos da célula morta. Esse processo é extremamente eficaz e a contagem de vírus cai drasticamente à medida que milhares de células T assassinas se movem pelo campo de batalha, escrutinando cada célula que encontram em busca de infecção em um processo chamado *serial killing*, ou "matança em série", em tradução livre. Sim, é assim mesmo que é chamado – que se reconheça o mérito de quem merece, os imunologistas arrasaram com esse termo. Milhões de vírus são destruídos antes de terem a chance de infectar mais vítimas. Mas também centenas

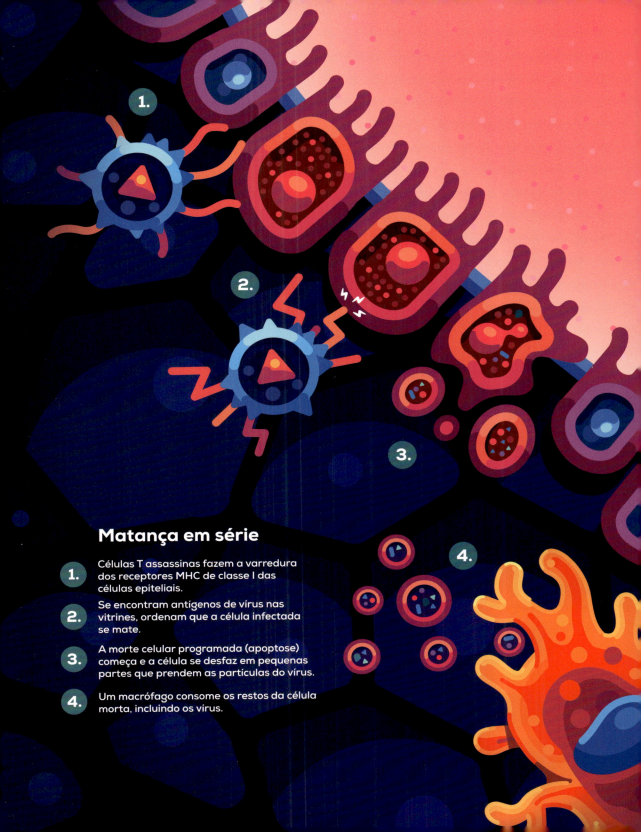

Matança em série

1. Células T assassinas fazem a varredura dos receptores MHC de classe I das células epiteliais.

2. Se encontram antígenos de vírus nas vitrines, ordenam que a célula infectada se mate.

3. A morte celular programada (apoptose) começa e a célula se desfaz em pequenas partes que prendem as partículas do vírus.

4. Um macrófago consome os restos da célula morta, incluindo os vírus.

Imunidade

de milhares de células civis infectadas são condenadas a se matar dessa maneira. Não, o sistema imunológico não tem descanso, ele faz o que precisa ser feito.

Infelizmente, há uma grande falha nesse sistema: os patógenos não são estúpidos e encontraram maneiras de destruir as vitrines e, portanto, de se esconder do sistema imunológico, das células T assassinas. Muitos vírus forçam as células infectadas a parar de produzir moléculas do MHC de classe I, acabando efetivamente com essa estratégia.

Então, neste caso, você está condenado à morte?

Bem, claro que não, porque sua engenhosa rede de defesa tem uma resposta, mesmo para essa situação.

E a resposta tem um dos melhores nomes de toda a imunologia: conheça a *célula assassina natural* (do inglês, *natural killer*).

32 Assassinas naturais

AS CÉLULAS ASSASSINAS NATURAIS SÃO CAMARADAS ATERRORIZANTES.

São parentes das células T, mas quando crescem deixam os negócios da família e ingressam no sistema imunológico inato. Pense nelas como filhos rebeldes que decidiram se tornar soldados do exército em uma família em que, por gerações, todos os membros serviram como pilotos de caça. Desafiando a tradição, recusam-se a seguir os passos da família e o papel prestigiado na área da defesa. Em vez disso, propositalmente buscam realização no combate terrestre, mais direto e brutal.

As células assassinas naturais são do tipo discreto, embora sejam uma das poucas células com licença para matar outras células do seu corpo. De certa forma, você pode imaginá-las como inquisidores do vasto império do seu sistema imunológico. Sempre em busca de alterações e capazes de atuar como juiz, júri e carrasco. Em poucas palavras, as células assassinas naturais caçam dois tipos de inimigo: células infectadas por vírus e células tumorais.

A tática que a célula assassina natural emprega não é nada menos que genial.

As células assassinas naturais não olham dentro das células. Mesmo que quisessem, não poderiam: elas não têm como olhar nas vitrines, as moléculas do MHC de classe I, e ler a história do interior da célula.

Não, em vez disso, fazem algo diferente: *verificam se uma célula tem moléculas do MHC de classe I. Nada mais nada menos.* Isso é apenas para se proteger contra uma das melhores táticas antissistema imunológico que os vírus e as células cancerígenas desenvolveram. Geralmente, as células infectadas ou não saudáveis não apresentam receptores MHC de classe I, e fazem isso para esconder o que está acontecendo dentro delas. Muitos vírus forçam as células infectadas a parar de mostrá-los como parte de sua estratégia de invasão, e muitas células cancerígenas simplesmente deixam de exibir vitrines, o que as torna invisíveis para a resposta imune antiviral que descrevemos até agora.

O sistema imunológico adaptativo agora é subitamente inofensivo para essas células. Sem suas janelas de exibição, as células infectadas ficam escuras e é impossível detectá-las. Essa é uma tática bastante eficaz se pararmos para pensar, pois tudo

Imunidade

o que um vírus ou célula cancerígena precisa fazer é parar de produzir uma única molécula e, pronto, a resposta mais poderosa do corpo torna-se impotente.

Portanto, a célula assassina natural apenas verifica uma coisa: uma célula exibe uma janela? Ela faz isso? "Ótimo, por favor, continue seu trabalho, senhora!" Não faz? "Por favor, mate-se imediatamente!" É isso. A célula assassina natural está procurando especificamente células que não compartilham informações sobre seu interior, que não contam histórias. Ela remove a falha fatal que, de outra forma, poderia facilmente se tornar letal. Esse é um princípio muito simples, mas com um efeito extremamente poderoso.

Enquanto o restante do sistema imunológico busca a presença do inesperado, a presença de *outro*, as células assassinas naturais buscam a ausência do esperado, a ausência do *próprio*. Esse princípio é chamado de *missing-self hypothesis*, ou "hipótese do próprio perdido", em tradução livre.

O mecanismo do seu funcionamento é tão fascinante quanto a estratégia em si: a célula assassina natural está sempre "ligada". Quando se aproxima de uma célula, está fazendo isso com a "intenção" de matar. Para evitar que matem células saudáveis, têm receptores especiais que as acalmam, um inibidor. Um grande receptor de sinal de parada. A janela de exibição, a molécula do MHC de classe I, é esse sinal de parada e se encaixa perfeitamente nesse receptor.

Quando as células assassinas naturais checam uma célula civil para ver se há infecção ou câncer, se ela tiver muitas moléculas do MHC de classe I, como a maioria das células saudáveis, o receptor de inibição é estimulado e diz à célula assassina natural para relaxar. Se a célula não tiver moléculas do MHC suficientes, não haverá sinais tranquilizadores, e a célula assassina natural faz o seu trabalho: matar.

Matar, nesse caso, significa que ela ordena que a célula infectada se mate por apoptose, a morte celular regular e ordenada, que prende os vírus dentro da carcaça. Ou seja, as células assassinas naturais são um pouco como agentes secretos nervosos andando por uma cidade, aproximando-se aleatoriamente de civis. Em vez de dizer "oi", apontam uma arma para a sua cabeça e esperam alguns segundos. Se você não mostrar seu passaporte com rapidez suficiente, apertam o gatilho.

As células assassinas naturais são realmente muito assustadoras.

Tudo bem, mas isso significa que elas são inúteis se um inimigo não tenta esconder suas moléculas do MHC de classe I? Nem um pouco, tem mais coisa nessa história, mas a parte mais importante é a vitrine. As células assassinas naturais estão procurando por estresse, procurando células que não estão bem. E não apenas durante uma infecção. A propósito, agora, neste segundo, milhões dessas células vi-

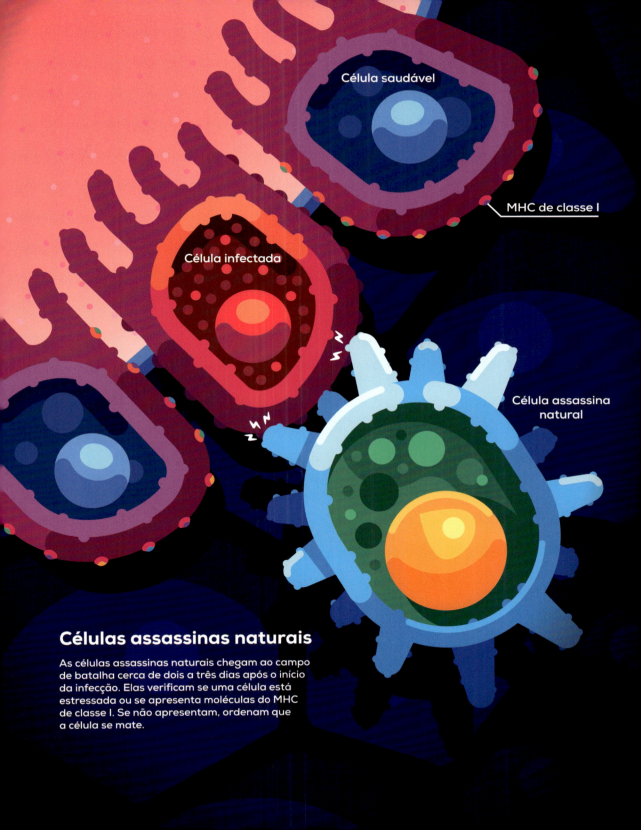

Imunidade

giam o seu corpo e checam as células civis em busca de sinais de estresse e degradação, células que estão à beira do câncer ou que já se transformaram em um.

As células têm várias formas de comunicar ao seu entorno como estão, se as coisas estão indo bem e se está tudo em ordem com elas. Existem maneiras sutis de expressar seu estado interior que não são tão óbvias quanto pedir ajuda. Maneiras não tão óbvias como as vitrines.

Imagine que um de seus amigos passou por um período difícil na vida. Ele não estava em condições de contar a ninguém, mas você agora consegue notar que sorri menos, tende a ter uma expressão preocupada ou não reage com o entusiasmo costumeiro às boas notícias. Como você o conhece bem, logo capta esses sinais e pode perguntar, em um momento tranquilo, se está tudo bem e se pode ajudar.

De certa forma, isso é algo que as células assassinas naturais também podem fazer com as células civis. Se uma célula está sob muito estresse – o que nesse contexto significa que algo está prejudicando a complexa máquina celular formada por milhões de proteínas, por exemplo, quando um vírus está interrompendo as funções de seu maquinário ou uma célula está se tornando cancerígena e não funciona como deveria – a célula expressará certos sinais em sua membrana.

Os detalhes desses sinais de estresse não são importantes, imagine-os como o rosto do seu amigo ficando cada vez mais infeliz. Mais estresse, mais rugas de infelicidade. As células assassinas naturais podem detectar esses sinais de estresse e também chamar a célula de lado para ter uma boa conversa com ela. A diferença entre você e as suas células assassinas naturais é que elas não querem conversar e perguntar se há algo que possam fazer para ajudar. Se as células assassinas naturais detectam muitos sinais de estresse, atiram na cabeça da pobre célula estressada. Então, se existissem células assassinas naturais de tamanho humano, seria conveniente sorrir muito ao lado delas!

Isso não é tudo! Lembra-se dos anticorpos IgG, que servem para todos os fins e vêm em diferentes sabores? As células assassinas naturais também podem interagir com eles!

No caso específico de uma infecção por influenza A, eles trabalham juntos esplendidamente! Lembra que os vírus brotaram da célula infectada, levando parte da membrana dela com eles? Bem, esse processo não é instantâneo, demora um pouco – tempo suficiente para que os anticorpos IgG se agarrem a um vírus antes de se desprenderem completamente. As células assassinas naturais podem se conectar a esses anticorpos antes que as partículas do vírus se soltem e ordenar que a célula infectada se mate.

As células infectadas simplesmente não estão seguras contra as células assassinas naturais.[1]

Muito bem, agora que conhecemos todos os principais jogadores de sua defesa antiviral, vamos reunir todos eles!

---

1 Exceto, é claro, se forem hemácias. Como dissemos antes, elas são as únicas células do seu corpo que não possuem receptores MHC de classe I, nenhuma vitrine. É o que acontece na malária: o parasita *Plasmodium malariae* infecta as hemácias. As células assassinas naturais não conseguem dar uma olhada nessas células em busca de vitrines e precisam fazer outra coisa para combater essa infecção.

33 Como uma infecção viral é erradicada

NA ÚLTIMA VEZ EM QUE DEIXAMOS O CAMPO DE BATALHA, AS COISAS ESTAVAM FI-cando terríveis. Milhões de células estavam morrendo e o seu sistema imunológico inato tentava desesperadamente e sem sucesso conter a infecção que se espalhava depressa. Numerosos sinais químicos inundavam seu corpo, requerendo uma mudança de temperatura e fazendo você queimar de febre. Consequentemente, o sistema imunológico trabalhava a toda velocidade e lutava mais duramente.[1]

Todos os tipos de sistema começaram a despertar, produzindo mais muco e te levando a tossir violentamente, e assim removendo milhões de partículas virais do corpo, mas também te deixando altamente infeccioso. A investida de substâncias químicas de combate, citocinas e células mortas ou moribundas te deixou exausto e provocou diversas sensações corporais desagradáveis.

Mas tudo isso era apenas para ganhar tempo.

Leva cerca de dois a três dias até que as células assassinas naturais apareçam e comecem a aliviar os soldados imunológicos que lutam desesperadamente. Elas inundam o tecido e começam a matar células epiteliais infectadas, em especial aquelas que foram manipuladas pelo vírus influenza A para esconder suas vitrines, as moléculas do MHC de classe I, mas não exclusivamente elas. As células infectadas mais estressadas e desesperadas são misericordiosamente eliminadas, tanto para acabar com seu sofrimento como para evitar que causem mais danos.

A chegada das células assassinas naturais é um alívio considerável para a defesa no campo de batalha, pois elas provocam de fato uma grande redução no número de células infectadas. Mas mesmo essas assassinas impiedosas e eficazes não são sufi-

---

1 Se uma febre atinge 40 °C, torna-se perigosa para os seres humanos e você deve procurar atendimento médico imediatamente. Por volta de 42 °C, o cérebro começa a sofrer danos, mas isso é bastante incomum e raramente ocorre como efeito colateral de uma doença, uma vez que o corpo geralmente para de ficar muito quente.

Como uma infecção viral é erradicada

cientes para acabar com a infecção. Até mesmo elas estão basicamente apenas ganhando tempo, embora com muito mais sucesso do que os macrófagos, monócitos e neutrófilos.

Enquanto isso estava acontecendo, milhares de células dendríticas já tinham inspecionado o campo de batalha e coletado vírus, rasgando-os em pedaços que foram colocados nas moléculas do MHC de classe I (e nas moléculas do MHC de classe II). Elas seguiram caminho para os linfonodos e ativaram as células T assassinas e as células auxiliares, que, então, ativaram as células B e acionaram os anticorpos.

Agora, cerca de uma semana depois de você ter caído de cama, a artilharia pesada finalmente chega.

As células T assassinas inundam seus pulmões aos milhares, armadas com receptores que reconhecem o antígeno do vírus influenza A, movendo-se de célula em célula e acolhendo-as em um abraço caloroso. Desse modo, dão uma olhada profunda nas janelas do MHC de classe I, ouvindo a história que as células têm a contar sobre a proteína. Se detectam antígenos virais, ordenam que as células infectadas se matem. Os macrófagos trabalham horas extras para comer todos os seus amigos e inimigos mortos.

Milhões e milhões de anticorpos se movem para eliminar os vírus fora das células e impedi-los de infectar outras. Por meio da dança das células B e T, emergiram vários tipos diferentes de anticorpos que atacam o vírus em diferentes frentes.

Os anticorpos neutralizantes neutralizam o vírus conectando-se firmemente às estruturas que o vírus usou para obter acesso às células epiteliais. Coberto por dezenas de anticorpos que bloqueiam sua entrada nas células, agora o vírus nada mais é do que um invólucro inútil e inofensivo de código genético e proteínas que logo será eliminado pelos macrófagos.

Outros anticorpos podem ser bem específicos e bloquear o vírus de várias maneiras interessantes. Por exemplo, existe uma proteína viral chamada *neuraminidase viral* que permite que novos vírus sejam liberados de uma célula infectada. Como explicamos anteriormente, os vírus influenza A brotam das células infectadas, levando consigo uma porção da membrana de suas vítimas. Os anticorpos podem se conectar à neuraminidase viral durante esse processo de brotamento e desativá-la. Então, o que resta é uma célula infectada com muitos vírus novos em sua superfície que são incapazes de se separar e de infectar novas células, ficando presos no lugar como moscas em uma dessas sádicas armadilhas de cola.

Anticorpos e células T assassinas em conjunto realmente resolvem a questão, e o número de vírus em seus pulmões entra em colapso com rapidez. Nos dias seguin-

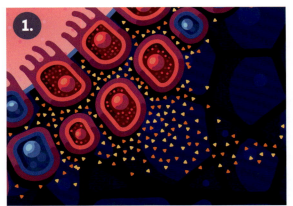

1. Sua mucosa respiratória foi infectada por um vírus, que se multiplicou milhões de vezes. As células epiteliais infectadas enviam interferons para acionar o alarme.

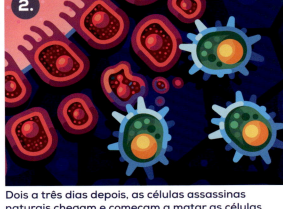

2. Dois a três dias depois, as células assassinas naturais chegam e começam a matar as células infectadas e estressadas.

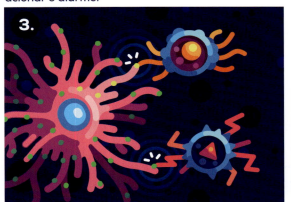

3. Células dendríticas rastreiam o campo de batalha e seguem em direção aos linfonodos para ativar as células T assassinas e T auxiliares.

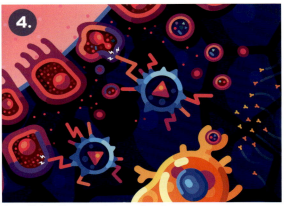

4. As células T assassinas ativadas avançam e ordenam que as células infectadas se matem. Os macrófagos limpam os detritos.

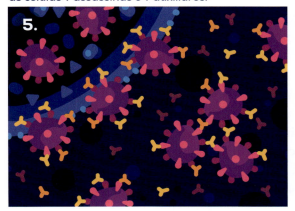

5. Milhões de anticorpos enviados de células B ativadas agrupam os vírus, impedindo-os de entrar em outras células, ou os aprisionam na membrana da célula hospedeira.

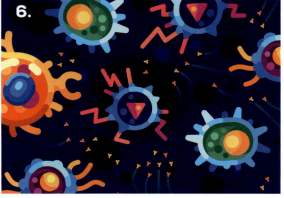

6. A batalha está ganha e a maioria dos vírus foi removida. Agora é hora de desligar o seu sistema imunológico novamente, antes que cause danos terríveis.

tes, a sinfonia combinada do seu sistema imunológico erradica a maior parte da infecção e inicia uma grande limpeza no campo de batalha. Parece que a guerra já acabou, mas isso não é bem verdade.

Ao contrário da nossa primeira história na seção de bactérias deste livro, estamos lidando aqui com um tipo diferente de resposta imunológica. É mais abrangente, envolvendo muitos mais sistemas, órgãos e tecidos, e a infecção é muito mais perigosa. Enquanto você está deitado na cama se sentindo horrível, é importante lembrar que os sintomas que você sente são criados principalmente pelo seu próprio sistema imunológico para eliminar a infecção. Se essas medidas de combate e superação forem usadas livremente, seu sistema imunológico poderá causar danos imensos e terríveis, muito piores do que o vírus influenza A poderia lhe causar.

Portanto, há uma necessidade fundamental de reduzir novamente a resposta imunológica para que ela ataque com a quantidade exata de vigor e desligue assim que não for mais necessária. Para voltar à *homeostase*.

Um parêntese: por que não dispomos de medicamentos melhores contra os vírus?

VOCÊ JÁ DEVE TER SE PERGUNTADO, ESPECIALMENTE NO CONTEXTO DA PANDEMIA mundial de covid-19: por que não temos ao menos um bom medicamento contra os vírus? Por que temos tantos antibióticos diferentes que nos protegem da maioria dos tipos de bactérias, da peste a infecções do trato urinário e envenenamento do sangue, mas nada realmente bom contra a gripe, o resfriado comum ou o coronavírus? Bem, aqui nos deparamos com um problema fundamental: *os vírus são muito semelhantes às nossas próprias células*. Um momento! O quê? Bem, não é que um vírus se parece com uma célula, mas a imita ou trabalha com partes delas.

Nesses tempos modernos, estamos acostumados à ideia de que a medicina resolverá as coisas. Nos países desenvolvidos, estamos livres de grande parte das doenças infecciosas perigosas, então o fato de não termos medicamentos eficazes que ajudem nas infecções por vírus é um pouco indigesto para entender. Por que isso acontece? É melhor demonstrar isso com bactérias, seres vivos dos quais nos distanciamos há muito, muito tempo.

Vamos explicar como funcionam os antibióticos. Como Prometeu, que roubou o fogo dos deuses e o deu à humanidade, deixando-a mais poderosa, os cientistas

Imunidade

roubaram da natureza antibióticos de que ela dispõe para viver mais. Na natureza, os antibióticos são compostos tipicamente naturais que os micróbios usam para matar outros micróbios. Basicamente, são as espadas e armas do micromundo. O primeiro antibiótico de sucesso, a penicilina, é uma arma do fungo *Penicillium rubens*, que funciona ao bloquear a capacidade das bactérias de produzir paredes celulares. À medida que uma bactéria tenta crescer e se dividir, precisa produzir mais paredes celulares. O *Penicillium* tem uma forma que interrompe esse processo de construção e evita que a bactéria produza mais de si mesma. Você pode ser tratado com segurança com penicilina justamente porque as células não têm paredes celulares! As células são revestidas de membranas, que são uma estrutura fundamentalmente diferente, então a droga não afeta em nada as nossas células.

Outro antibiótico muito comum é a tetraciclina, que foi roubado de uma bactéria chamada *Streptomyces aureofaciens* e funciona ao inibir a síntese de proteínas. Se você puxar pela memória como as proteínas são feitas, recordará de algo chamado ribossomo. Os ribossomos são as estruturas que transformam o mRNA em proteínas. Portanto, são fundamentais para a sobrevivência tanto das células humanas como das bacterianas, já que, sem novas proteínas, uma célula morre. Os ribossomos humanos e bacterianos são diferentes na forma e, como consequência dessa diferença, embora façam basicamente a mesma coisa, a tetraciclina é capaz de inibir os ribossomos bacterianos, e não os seus.[2]

Em poucas palavras, as células bacterianas são muito diferentes das células do seu corpo. Elas usam proteínas diferentes para se manterem vivas, constroem estruturas diferentes, como paredes especiais, e se reproduzem de maneira diferente daquela das suas células. Algumas dessas diferenças representam grandes oportunidades para atacá-las e matá-las. Um bom medicamento é basicamente uma molécula que se conecta a uma parte específica de um inimigo (não muito distante de como se conectam antígenos e receptores!), a uma forma que não está presente no seu corpo. Em princípio, é assim que muitos medicamentos e antibióticos funcionam. Eles atacam uma diferença de forma entre as partes bacterianas e humanas.

Muito bem, então qual é a grande questão aqui? Por que não temos remédios contra vírus? Bem, na verdade nós temos. Dispomos de milhares de medicamentos

---

2 Opa, é hora da exceção! Você tem de fato ribossomos semelhantes aos de bactérias em quase todas as células. Lembre-se de que as mitocôndrias, a usina de força da célula, foram bactérias antigas no passado. Como as mitocôndrias mantiveram seu próprio ribossomo, a tetraciclina também pode desarranjá-las, o que não é bom e leva a efeitos colaterais bastante desagradáveis. Mais uma razão pela qual precisamos de um conjunto diversificado de antibióticos.

Como uma infecção viral é erradicada

diferentes que podem tratar infecções virais. O único complicador é que a maioria deles é bastante perigosa e às vezes até letal. Muitos são realmente usados como um último recurso desesperado, o tipo de coisa a que só se recorre quando a vida do paciente já está em jogo.

Pense na natureza de um vírus. Os vírus podem ser atacados em dois lugares, fora das células e dentro delas. Se você quiser atacá-los fora das células, então, basicamente, precisa atacar as proteínas que eles usam para se conectar aos receptores das células humanas. O problema enorme e monumental é que, se fizer isso, poderá ter criado uma droga que também se conectará a muitas partes do seu corpo. *Porque, para se conectar a um receptor, um vírus precisa mimetizar uma parte do seu corpo.* Uma parte que cumpre algum tipo de função vital. Se desenvolvermos um medicamento que ataca um vírus que se conecta a esse receptor, é provável que atinja todas as partes do corpo que devem se conectar ao receptor. É a mesma situação dentro das células – não podemos fazer drogas antivirais que tenham como alvo diferentes processos metabólicos de um vírus, como o ribossomo, por exemplo. Porque é o *nosso* ribossomo que o vírus está usando. Um vírus é, de uma maneira perversa, muito semelhante a nós porque usa nossas próprias partes para construir mais de si mesmo.

34 Desligando o sistema imunológico

CERCA DE UMA SEMANA DEPOIS QUE A GRIPE TE DERRUBOU, PASSANDO EM CIMA DE você como se fosse um trem de carga, você acorda uma manhã e se sente bem melhor. Não totalmente, mas melhor. A temperatura da febre baixou, você já tem um pouco de apetite e, de modo geral, sente que está voltando a ser o que era. Nos próximos dias, sua tarefa será descansar e deixar o sistema imunológico fazer a limpeza e desacelerar enquanto você aproveita os últimos dias como doente, que na maior parte do tempo consistem em ver TV e ser cuidado por entes queridos cada vez mais incomodados com a situação.

Essa fase de "desaceleração" é tão importante quanto a ativação do sistema imunológico. Um sistema imunológico ativo causa danos colaterais e consome uma enorme quantidade de energia, por isso seu corpo quer que isso aconteça o mais rápido possível. Mas quão perigoso seria se o seu sistema imunológico parasse de funcionar antes que uma doença fosse derrotada e os patógenos pudessem surgir novamente, sobrecarregando as forças em retirada?

Ele precisa se desligar exatamente na hora certa, o que é mais fácil falar do que fazer quando há milhões e bilhões de células ativas lutando, sem uma espécie de autoridade central ou pensamento consciente. Assim como ao ser ativado, o sistema imunológico depende de sistemas de autorregulação para encerrar uma defesa. A ativação geralmente começa com uma exposição inicial das células imunológicas a intrusos, como bactérias, ou sinais de perigo, como o interior de células mortas. Por exemplo, os macrófagos são ativados quando percebem um inimigo e liberam citocinas que acionam os neutrófilos e causam inflamação. Os próprios neutrófilos liberam mais citocinas, causando mais inflamação e reativando os macrófagos, que continuam lutando. As proteínas do sistema complemento fluem do sangue para o local da infecção, atacam os patógenos e os opsonizam e ajudam as células-soldado a engolir os inimigos.

As células dendríticas expõem os inimigos e rumam até os linfonodos para ativar células T auxiliares ou células T assassinas, ou ambas. As células T auxiliares estimulam os soldados imunológicos inatos a continuar lutando e a criar mais inflamação. As células T assassinas começam a matar células civis infectadas com o apoio das células assassinas naturais. Enquanto isso, as células B ativadas se transformam em células plasmáticas e liberam milhões de anticorpos que fluem para o campo de batalha e desativam os patógenos, mutilando-os e tornando-os muito mais fáceis de serem eliminados. Resumindo: essa é a resposta imunológica.

À medida que mais e mais inimigos são mortos e sua quantidade vai caindo, cada vez menos citocinas de batalha são liberadas, porque menos células imunológicas são estimuladas pelos combates em andamento.

Isso significa que nenhum novo soldado é chamado enquanto os atuais vão morrendo ou parando de lutar. As citocinas que causam inflamação são usadas com relativa rapidez, portanto, sem soldados novos e engajados que constantemente liberem novas citocinas, as reações inflamatórias começam a reduzir de maneira natural, o que também faz com que o sistema complemento se extinga lentamente.

Menos sinais do campo de batalha significa que a ativação de novas células T primeiro diminui e depois cessa. Além disso, quanto mais tempo permanecerem ativas, mais difícil fica estimular as células T, até que, por fim, a maioria delas se mata.

Nenhuma parte do seu sistema imunológico funciona para sempre sem estimulação, portanto, se a cadeia de ativações parar, aos poucos, a resposta imunológica diminuirá.

No final, os seus macrófagos devoram e limpam as carcaças das corajosas células imunológicas que lutaram tanto para erradicar a infecção e te proteger. E assim, enquanto seu sistema imunológico está vencendo, ao mesmo tempo está se desligando sem nenhum tipo de planejamento central.

É claro que há exceções, porque há um tipo de célula que desliga ativamente suas defesas e acalma a resposta imunológica: as células T reguladoras. Elas representam apenas cerca de 5% das células T e, em certo sentido, são "células T auxiliares opostas".

Elas podem, por exemplo, ordenar que as células dendríticas não se esforcem na ativação do sistema imunológico adaptativo ou podem deixar as células T auxiliares lentas e cansadas para que não proliferem tanto. Podem transformar as células T assassinas em combatentes muito menos cruéis, além de parar a inflamação e fazê-la retroceder mais rapidamente. Em poucas palavras, podem encerrar uma reação imunológica ou, antes de qualquer coisa, apenas impedir que seja desencadeada.

Em especial no intestino, as células T reguladoras são cruciais – o que faz muito sentido se pararmos para pensar nisto: o que é de fato o intestino, se não uma área metropolitana tubular e interminável para bactérias comensais que o seu corpo quer que estejam lá? Seria extremamente prejudicial para a saúde se o sistema imunológico no intestino fosse realmente deixado à solta. Inflamação e luta constantes seriam a consequência. Assim, as células T reguladoras mantêm a paz. Talvez o trabalho mais importante delas seja agir como um para-choque para doenças autoimunes, impedindo que suas células ataquem o seu próprio corpo.

As células T reguladoras são uma das partes do sistema imunológico onde as coisas ficam muito complicadas. Neste livro, estamos tentando ser claros e mostrar um sistema estruturado e ordenado. Infelizmente, existem campos onde isso é mais difícil de fazer do que em outros, e o das células T reguladoras é um deles. Portanto, não vamos entrar em mais detalhes aqui, porque há muita complexidade escondida e muita coisa ainda não totalmente compreendida.

Muito bem! Aprendemos como uma resposta imunológica é desencadeada, como ela elimina uma infecção e como é desligada depois, mas ainda está faltando a última peça realmente importante do quebra-cabeça: a proteção em longo prazo, também conhecida como imunidade. Por que você contrai muitas doenças só uma vez na vida? O que significa tornar-se "imune" a qualquer coisa?

35 Imunidade: como o seu sistema imunológico se lembra para sempre de um inimigo

Pense na gripe, na infecção que matou milhões de suas células em um de seus órgãos mais importantes e obrigou você a ficar de cama por duas semanas. Vencer tal invasão tem um custo enorme para todo o corpo, mesmo em nosso mundo moderno, e de fato a gripe é a causa de cerca de meio milhão de mortes a cada ano. Podemos imaginar como era perigosa uma infecção dessas para nossos ancestrais que viviam sem o véu protetor da civilização – onde coisas como um abrigo seguro e comida não são motivo de preocupação. Seu corpo *realmente* não quer passar por isso de novo: ficar doente te deixa vulnerável e, na pior das hipóteses, te mata.

Lembrar-se dos inimigos combatidos no passado e manter essa memória viva é uma das principais habilidades do sistema imunológico. Somente por meio da memória você se torna *imune*, termo do latim que pode ser traduzido como "isento". Então, se você é imune, está isento de uma doença. Não pode ser acometido pela mesma doença duas vezes (é claro que há exceções, sempre há exceções...).

O fato de que nossos corpos possam se tornar imunes a doenças depois de contraí-las e sobreviver a elas não é uma ideia nova. Há 2.500 anos, quando Tucídides, o primeiro historiador da humanidade, escreveu seu relato sobre a Guerra do Peloponeso entre Atenas e Esparta, ele observou, durante um surto de peste, que as pessoas que sobreviveram à doença pareciam ter ficado imunes a ela posteriormente.

Sem a memória imunológica, você nunca se tornaria imune a nada, o que seria um pesadelo horrível. Toda vez que vencemos uma infecção grave, nosso corpo fica enfraquecido. Custa muita energia produzir todas as células imunológicas e reparar os danos que elas causam, e a devastação do próprio patógeno também precisa ser resolvida. Digamos que você sobreviva ao ebola, ou à varíola, ou à peste bubônica, ou à covid-19, ou ao inferno, ou apenas a uma gripe, só para se infectar *novamente* algumas semanas depois. Quantas vezes seguidas seria possível sobreviver a isso, mes-

Imunidade

mo sendo um adulto saudável? A civilização moderna, com suas cidades e grandes aglomerações de pessoas, seria impossível sem a imunidade. O perigo de constantes reinfecções com os piores patógenos existentes seria muito alto.

Logo, você tem uma memória imunológica, e ela é uma coisa viva! Ou muitas coisas vivas, como apresentamos brevemente antes: as *células de memória*. Aproximadamente, 100 bilhões de seres vivos, 100 bilhões de componentes que fazem parte de VOCÊ, estão sentados por todo o seu corpo sem fazer nada, a não ser se lembrando de tudo pelo que você passou. Não parece um pouco poético o fato de que ser imune significa que uma parte de você fica recordando os combates que foram travados no passado e te fortalecendo com isso?

As células de memória são uma das principais razões que muitas vezes levam crianças pequenas à morte por doenças das quais os pais se livram com facilidade: ainda não há memórias vivas suficientes em seus corpinhos, portanto, mesmo as infecções menores podem se espalhar e se tornar um perigo mortal. Já os pais, com um sistema imunológico adaptativo que se lembra de milhares de invasões, podem confiar na sua memória viva. Da mesma forma, à medida que chegamos à velhice, mais e mais células de memória param de funcionar tão bem como quando eram mais jovens, ou simplesmente param, deixando-nos expostos na última fase de nossas vidas.

Para refrescar brevemente a memória: as células B precisam de dois sinais de ativação para serem realmente ativadas. O primeiro é entregue pelo antígeno flutuando pelos linfonodos, o que leva a células B moderadamente ativadas. Mas, se uma célula T auxiliar ativada se juntar ao grupo, poderá fornecer o segundo sinal e confirmar que a infecção é grave, o que de fato ativa a célula B. Agora a célula B se transforma em uma célula plasmática que rapidamente faz muito mais cópias de si mesma e começa a produzir anticorpos. Até aí tudo bem, agora vamos adicionar outra camada de detalhes.

Depois que as células B são ativadas pelas células T, algumas delas se transformarão em diferentes tipos de células de memória! Memória viva que o protegerá por meses, anos, talvez até por toda a vida.

O primeiro tipo é chamado de *células plasmáticas de vida longa*. Elas vagam pela medula óssea e, como sugere o nome, um tanto criativo, vivem bastante. Em vez de vomitar tantos anticorpos quanto podem, elas ficam à vontade e encontram uma casa onde vão permanecer por meses e anos. Dali produzem constantemente uma quantidade moderada de anticorpos. Portanto, todo o trabalho delas é garantir que haja sempre em nossos fluidos corporais anticorpos específicos contra inimigos que combatemos no passado.

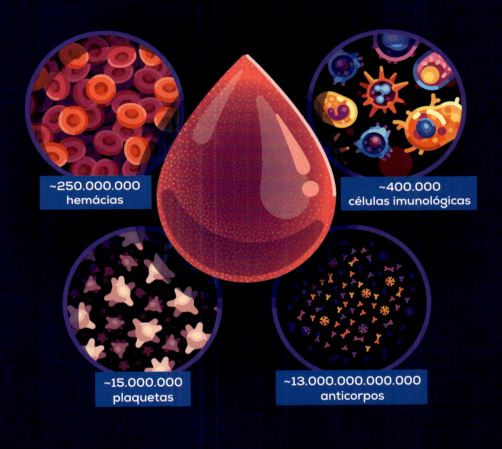

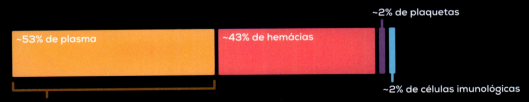

Se o inimigo aparecer mais uma vez, será imediatamente atacado por esses anticorpos e provavelmente não terá chance de se tornar um perigo real de novo. Essa é uma tática extremamente eficiente e, de fato, uma única gota de seu sangue contém cerca de 13.000.000.000.000 de anticorpos. Treze trilhões. Uma memória proteica de todos os desafios que você superou na vida.

Mas não para por aí. Também existem as *células B de memória*. O que elas fazem? Nada. Nada mesmo. As células B de memória também se instalam nos linfonodos depois de serem ativadas e apenas relaxam.

Então permanecem inativas por anos e anos, apenas fazendo um rastreamento silencioso da linfa em busca do antígeno de que se lembram. Se alguma vez o pegarem, de repente vão acordar e reagir sem nenhum senso de humor. Proliferam muito rapidamente e fazem milhares de clones de si mesmas, que não precisam de células T auxiliares para serem ativados adequadamente, já são células plasmáticas que imediatamente começam a produzir milhões de anticorpos em massa.

É por isso que você está imune para sempre a tantas doenças e patógenos com que se deparou na vida – suas células B de memória basicamente podem ser ativadas diretamente, sem passar por todas as danças e confirmações complicadas que mostramos ao longo do livro. Elas são atalhos que podem ativar seu sistema imunológico adaptativo em um piscar de olhos.

O que torna as células B de memória tão poderosas desde o início é que a operação de aperfeiçoamento que acontece com seus receptores, como descrevemos no capítulo "A dança de T e B", já aconteceu com elas. Já passaram pelo processo e se tornaram extremamente eficientes em fazer os anticorpos perfeitos para o patógeno. Então, se o intruso atacar novamente, será confrontado com anticorpos que são mais mortais para ele.

Da mesma forma, as células T ativadas também produzem células de memória, embora com algumas diferenças importantes. Para começar, após o fim de uma infecção, cerca de 90% de todas as células T que combateram localmente se matam. Os 10% restantes se transformam em *células T de memória residentes no tecido* e se tornam guardiãs silenciosas. Essas células T de memória são agentes adormecidas, que repousam e esperam, sem fazer nada. Se sentirem o intruso outra vez, despertarão e atacarão. Também ativarão as células imunológicas ao redor imediatamente.

Mas isso não é o suficiente, porque protegeria apenas a área infectada e não o resto do corpo, de forma que existem *células T de memória efetora*. Elas controlam o sistema linfático e seu sangue durante anos, sem causar problemas, apenas procurando o antígeno que uma vez ativou seu ancestral celular. E, por último, existem as *células T de memória central*, que permanecem estacionadas nos linfonodos sem fazer nada além de manter a memória do ataque. Quando ativadas, rapidamente produzem grandes quantidades de novas células T efetoras, que atacam de imediato.

Tudo isso é (relativamente) bastante simples. Mas não podemos deixar de enfatizar o grau de eficácia das células de memória. Elas são tão poderosas e letais que você geralmente nem nota se for reinfectado pelo mesmo patógeno – mesmo que ele seja sério e perigoso. Uma vez que seu corpo tem células de memória contra um invasor, você fica praticamente imune por décadas, ou então por toda a vida.

O que torna sua memória viva imunológica tão letal? Bem, para começar, essas células existem em números expressivos. Como discutimos antes, seu corpo produz apenas algumas células B e T para cada possível invasor. Pense de novo no nosso exemplo do jantar com milhões de possíveis convidados. Nossos cozinheiros do sistema imunológico tentaram estar prontos e prepararam inúmeros pratos, com várias combinações de ingredientes. Cada prato representa uma célula T ou B única com um receptor único para um antígeno específico. Então, quando uma infecção ocorre pela primeira vez, você pode ter apenas uma dúzia de células capazes de reconhecer os antígenos do inimigo que invadiu seu corpo.

Isso faz sentido porque grande parte dos muitos bilhões de células B e T que seu corpo produz durante a vida nunca entrará em ação. O sistema imunológico está apenas tentando estar preparado para qualquer eventualidade, não importa quão improvável ela seja. Mas, uma vez que um patógeno com um antígeno específico aparece, agora o sistema imunológico sabe que esse antígeno existe. Portanto, a essa altura, justifica-se o investimento de ter muito mais células específicas armazenadas que possam combatê-lo.

No nosso exemplo do jantar, é como obter a confirmação dos ingredientes e pratos de que seus convidados realmente gostaram! De maneira que, para futuras ocasiões, o cozinheiro do sistema imunológico poderá manter certos pratos no congelador, para servi-los aos convidados rapidamente, caso apareçam de novo.

Se o patógeno invadir seu corpo de novo, a probabilidade de uma de suas células de memória ser logo ativada e pegar o inimigo rapidamente é bastante alta. Todas essas propriedades juntas permitem que você se torne imune à grande maioria dos perigos que enfrentou no passado, e isso aumenta significativamente a possibilidade de sobrevivência. No entanto, existem doenças capazes de destruir sua memória imunológica. E de matar as células de memória responsáveis por sua defesa. E o trágico é que uma dessas doenças está voltando em grande escala: o sarampo.

Um parêntese: o que não mata não fortalece – sarampo e células de memória

O SARAMPO É UMA DESSAS DOENÇAS CONTROVERSAS CUJO FUTURO ESTÁ FORTEMEN-te ligado ao movimento contra as vacinas. Embora o sarampo estivesse em vias de se tornar o segundo patógeno humano a ser completamente erradicado desde a varíola, a doença reapareceu nos últimos anos, à medida que cada vez mais pessoas decidiram não vacinar seus filhos contra o vírus.

Ironicamente, esses movimentos acontecem principalmente nos países desenvolvidos, onde as pessoas se esqueceram do grau de seriedade que o sarampo ainda apresenta. No mundo todo, o sarampo matou mais de 200 mil pessoas em 2019, a maioria crianças – e essa taxa representa um aumento de 50% desde 2016. Apesar desse triste e desnecessário crescimento no número de mortes, se você pegar sarampo em um país desenvolvido em que haja uma boa assistência médica, as chances de recuperação ainda são muito boas.

Mas há uma parte cruel do sarampo que não é discutida tanto quanto a doença em si: as crianças que se recuperam de uma infecção por sarampo têm chances maiores de contrair outras doenças depois porque o vírus do sarampo mata as células de memória. Se isso lhe parece um pouco assustador, essa é a reação correta – o vírus basicamente exclui sua imunidade adquirida. Vamos explorar como isso funciona agora que conhecemos todos os diferentes elementos do sistema imunológico.

O vírus do sarampo é extremamente infeccioso – muito mais do que o novo coronavírus, por exemplo. Assim como muitos outros vírus, o sarampo se espalha através da tosse e dos espirros e flutua em minúsculas gotículas que permanecem no ar por até duas horas. Se tiver sarampo, você se tornará um indivíduo tão contagioso a ponto de 90% de todas as pessoas suscetíveis que se aproximarem serem infectadas apenas por estarem ao seu redor. De maneira que, se estiver com a doença e outras pessoas não vacinadas estiverem no mesmo vagão do metrô ou na mesma sala de aula que você, é altamente provável que as infecte.

As vítimas favoritas do sarampo são as células T e B, mas em especial as células B e T de memória e as células plasmáticas de vida longa são mais suscetíveis ao vírus. O sarampo tem como alvo a parte sensível, ativa e orgânica do seu sistema imunológico e, no auge, milhões, se não bilhões, de suas células imunológicas podem ser infectadas.

Felizmente, em geral, seu sistema imunológico recupera o controle da situação e erradica o vírus do sarampo. Mas as células de memória que foram infectadas pelo vírus morreram e não podem ser recuperadas. Antes da infecção, seu corpo estava cheio de anticorpos específicos, e muitos deles não estão mais sendo produzidos. Além disso, muitas das células de memória efetora, que ficavam vagando sem rumo certo, morreram. É como se o sistema imunológico sofresse uma amnésia repentina e severa.

Em última análise, estar infectado com sarampo elimina a capacidade que o sistema imunológico tem de protegê-lo das doenças superadas no passado. Pior ainda, uma infecção de sarampo pode eliminar a proteção que você pode ter conseguido ao receber outras vacinas, já que a maioria delas cria células de memória. Portanto, no caso do sarampo, o que não te mata te deixa mais fraco, não mais forte. O sarampo causa danos irreversíveis em longo prazo, além de arrasar e matar crianças.

Se perdermos o controle na guerra contra o sarampo, veremos aumentar anualmente o número de pessoas morrendo de doenças evitáveis, principalmente crianças. De qualquer forma, este pode ser um bom momento para falar um pouco sobre uma grande ideia da nossa história. A possibilidade de obter imunidade sem sofrer de uma doença.

36 Vacinas e imunização artificial

Como dissemos antes, milhares de anos atrás as pessoas notaram que ficavam imunes a algumas doenças depois de contraí-las. Mas levaria algum tempo para que essa observação se transformasse em algo palpável, enquanto se perguntavam se, de algum modo, seria possível contagiar uma pessoa saudável com uma forma leve de uma doença a fim de protegê-la de uma infecção mais perigosa.

Centenas de anos antes que a humanidade tivesse conhecimento do micromundo, antes que se soubesse acerca da existência de bactérias ou vírus, surgiu o método de *variolação*: a tentativa de induzir artificialmente imunidade a uma das doenças mais horríveis que atormentaram nossa espécie por milhares de anos, a varíola.

No mundo moderno de hoje, onde somos poupados principalmente de surtos de doenças terrivelmente mortais, é difícil imaginar o tamanho do sofrimento que a varíola representou até basicamente um minuto atrás, em termos de história humana. Até 30% de todas as pessoas que contraíram varíola morreram. Muitos sobreviventes ficaram com extensas cicatrizes na pele que os deixaram desfigurados, enquanto outros, além disso, perderam permanentemente a visão. Era uma praga destruidora de famílias e arruinadora de vidas contra a qual nossos ancestrais tinham poucas defesas. Só no século XX a varíola matou mais de 300 milhões de pessoas, de forma que a motivação para fazer algo a respeito desse flagelo era bastante alta.

Não se sabe quando, exatamente, começaram os primeiros experimentos com variolação, mas foi pelo menos há algumas centenas de anos, na China medieval. A ideia básica era bem objetiva: tirar algumas crostas das feridas de uma pessoa infectada que tivesse apenas um caso leve de varíola, deixá-las secar e triturá-las até virarem um pó fino. Em seguida, soprar o pó na narina da pessoa a quem você deseja dar imunidade. Se tudo corresse bem, o paciente teria um leve surto de varíola e posteriormente ganharia imunidade contra formas severas da doença no futuro.

Embora um pouco repugnante, em tempos em que as pessoas não tinham nenhum recurso concreto contra as doenças, esse método era a melhor proteção disponível contra a varíola e por isso se espalhou mundo afora. A variolação era praticada de várias formas, conforme a região do planeta. Usavam-se, por exemplo, agulhas ou faziam-se pequenos cortes para esfregar crostas ou pus de pessoas infectadas.

Mesmo assim, a variolação não foi isenta de riscos. Entre 1% e 2% dos pacientes que passaram pelo procedimento contraíram uma versão grave da varíola, com todas as consequências potencialmente negativas. Mas a doença foi tão horrível e tão propagada, e por tanto tempo, que muitos assumiram o risco por si próprios e por seus entes queridos. De forma que a ideia geral de imunização já existia há algum tempo quando a primeira vacina correta e apropriada foi desenvolvida.

O verdadeiro início da história da vacinação foi a percepção de que não era necessário proceder à variolação com a verdadeira doença da varíola, mas que era muito mais seguro usar material da varíola bovina, uma variante da varíola que afetava – que surpresa! – as vacas. Foi um passo genuinamente revolucionário e alguns anos depois já estava desenvolvida a primeira vacina, o que acabaria levando à erradicação total da varíola.[1]

Como consequência do sucesso dessa primeira vacina, cada vez mais vacinas foram desenvolvidas contra diferentes doenças horríveis, como o tétano, o sarampo, a poliomielite e muitas outras.

Hoje, as vacinas fornecem imunidade contra uma infinitude de infecções perigosas, criando células de memória que estão prontas para enfrentar um patógeno específico caso ele apareça de verdade. Infelizmente, criar células de memória está longe de ser algo simples. Como discutimos antes, o sistema imunológico é muito cauteloso e requer sinais bem específicos para inicializar e ser ativado de forma adequada. Para estimular a criação de células de memória que duram anos, o sistema imunológico precisa passar por várias etapas, como a autenticação de dois fatores e ações semelhantes.

Para obter uma boa vacina, precisamos provocar uma resposta imunológica com segurança para fazer o sistema imunológico pensar que está acontecendo uma invasão concreta e começar a produzir células de memória – mas sem causar acidentalmente a doença contra a qual queremos nos proteger. Isso é muito mais difícil do que parece e há várias maneiras diferentes de induzir imunidade em um paciente, algumas mais permanentes do que outras. Vamos dar uma olhada em alguns métodos diferentes.

---

1 Embora isso pareça fácil e simples, não foi. Foi necessário ainda um programa mundial de vacinação e mais de duzentos anos para finalmente a varíola ser rendida. Até hoje, a varíola continua sendo o primeiro e, infelizmente, o único patógeno humano que a humanidade eliminou completamente. A varíola não ocorre mais na natureza, mas permanece armazenada com segurança (esperamos) em dois laboratórios, um nos Estados Unidos e outro na Rússia.

Imunidade

Imunização passiva – dando o peixe

Imagine que você está na Austrália, um país muito bonito onde as pessoas são muito legais, mas praticamente todo o resto à sua volta se resume a um animal mortalmente venenoso tentando te matar.[2]

Então imagine que você tomou a decisão de fazer uma visita guiada pelo mato para ter contato com a natureza. Agora está apreciando e admirando a maravilhosa paisagem. Sua mente está divagando, prestando cada vez menos atenção no entorno, quando de repente – sobressaltado pelos outros turistas que também estavam desatentos e caminhavam um pouco adiante – uma cobra muito infeliz e estressada decide se defender antes que um dos humanos agitados pise nela e, rapidinho, ela morde seu tornozelo.

A dor é aguda e imediatamente seu tornozelo incha e dói horrores – e você faz questão de que todos saibam ao gritar e praguejar. Que sorte que o hospital mais próximo não é tão longe, é o que alguém lhe diz enquanto você está deitado, sentindo dor, no banco de trás de um jipe. Embora talvez não se sinta sortudo em uma situação como essa, você está a um passo de desfrutar das maravilhas da *imunização passiva*.

A imunidade passiva é basicamente o processo de emprestar imunidade de alguém que sobreviveu a uma doença ou um patógeno. Como não podemos emprestar facilmente células imunológicas, pois o sistema imunológico as reconheceria imediatamente como *outro* e as atacaria e mataria, estamos falando de anticorpos. Como isso funciona no caso de uma picada de cobra que vem com um veneno horrível?

Em primeiro lugar, um aspecto dos anticorpos que ainda não discutimos é que eles não funcionam apenas contra patógenos, mas também contra toxinas. No mundo micro, uma substância tóxica nada mais é do que uma molécula que interrompe processos naturais ou causa danos ao destruir ou dissolver estruturas. Os anticorpos podem neutralizar essas moléculas unindo-se a elas com suas pinças e tornando-as inofensivas.

Dessa forma, quando uma cobra venenosa te morde, ela injeta diretamente em seu corpo uma enorme quantidade de moléculas nocivas. Se presumirmos que não

---

2 Apesar de a quantidade de bichos venenosos ser muito alta, as chances de você morrer por uma picada de cobra na Austrália são realmente muito baixas. Cerca de 3 mil pessoas são picadas por cobras a cada ano e, em média, apenas duas delas morrem. Ainda assim, a quantidade de criaturas peçonhentas por lá é muito alta e nenhuma estatística do mundo real vai me convencer do contrário.

Vacinas e imunização artificial

se trata de um veneno mortal que o mataria rapidamente, os processos imunológicos que aprendemos serão acionados. O dano e a morte entre as células civis causados pelo veneno desencadeiam uma inflamação e ativam as células dendríticas, o que acabará por levar as células B a produzir anticorpos protetores contra esse veneno específico.

Pense em como isso é incrível: o sistema imunológico é tão poderoso que pode produzir respostas para os venenos mais perigosos da natureza. No entanto, as mordidas de animais peçonhentos são muito agressivas, porque o dano que suas toxinas causam é praticamente instantâneo e só piora. Em muitos casos, esperar uma semana até que o sistema imunológico adaptativo tenha feito sua parte não é uma opção, porque a morte interromperá esse processo bem antes.

Assim, para basicamente enganar o sistema, os humanos começaram a produzir *antivenenos* – que nada mais são do que anticorpos purificados contra as moléculas de veneno que podem ser injetados no sistema de uma pessoa mordida!

A forma como esses anticorpos são produzidos é bastante curiosa: primeiro o veneno é colhido de uma cobra e depois injetado em mamíferos, como cavalos ou coelhos, em uma dose não letal. A dose é aumentada lentamente ao longo do tempo para que eles possam desenvolver imunidade contra o veneno – o que significa que produzem uma grande quantidade de anticorpos específicos contra o veneno que saturam o sangue e os tornam imunes. O sangue é então colhido e os anticorpos são filtrados de todos os outros componentes do sangue animal. E assim chega-se a um antídoto pronto para ser injetado em um humano que foi envenenado. Como você pode imaginar, esse processo não é totalmente isento de riscos – o sistema imunológico humano ainda pode reagir se restarem muitas proteínas animais. Mas geralmente o risco de uma reação adversa ao antídoto é ofuscado pelo dano do próprio veneno, de modo que quase sempre ele é administrado, se possível.[3]

---

3 Que tal conhecer uma coisa muito legal que também é muito ruim? Depois de tudo o que aprendemos sobre proteínas e antígenos, como é possível que seu sistema imunológico não se importe de obter anticorpos de uma espécie totalmente diferente? Bem, pelo contrário, o sistema imunológico está realmente muito indignado com a repentina inundação de proteína de cavalo ou coelho. Portanto, embora o antiveneno funcione bem na primeira vez, na segunda, você pode estar imune a ele, porque seu corpo pode produzir anticorpos contra os anticorpos animais. Esse é um dos casos em que o sistema imunológico simplesmente não esperava que a medicina moderna fosse tão criativa. O que é justo, então não podemos ficar muito aborrecidos com ele nesse caso.

Imunidade

A imunização passiva também ocorre naturalmente durante a gravidez, quando certos anticorpos podem passar pela placenta e dar ao feto a proteção da mãe.

O que é ainda mais interessante é que, depois que o bebê nasce, grandes quantidades de anticorpos são transmitidas através do leite materno.

O processo de coleta de anticorpos também pode ser feito artificialmente de humano para humano – por exemplo, na terapia chamada IGIV (do inglês *immunoglobulin intravascular*), para administração de imunoglobulina intravenosa, em que os anticorpos são coletados de sangue doado em bancos de sangue, agrupados e cuidadosamente infundidos em pacientes que sofrem de distúrbios imunológicos e são incapazes de produzi-los.

Mas a imunização passiva é temporária – e isso é desagradável. Se você incutir anticorpos em alguém, a pessoa ficará protegida enquanto os anticorpos estiverem por ali. Mas esse efeito protetor desaparece à medida que eles são consumidos ou se decompõem por meio de processos naturais. Portanto, por melhor que seja a imunização passiva, não é a maneira mais adequada de criar imunidade para a maioria das pessoas.

É o equivalente a dar o peixe em vez de ensinar a pescar. Para realmente criar imunidade ativa precisamos estimular o sistema imunológico a criar imunidade por conta própria!

Imunização ativa – aprendendo a pescar

Se você leu o livro até aqui, já sabe o que a imunização ativa faz em seu corpo: cria células de memória que mantêm preparadas as armas contra um patógeno específico.

A imunização ativa natural é o que explicamos neste livro até agora – por exemplo, você pega a gripe A e fica imune contra aquela cepa específica para sempre. Mas essa maneira natural tem várias desvantagens. A principal é que você precisa sofrer com a doença para se tornar imune a ela. Então, a solução parece fácil: tudo o que precisamos fazer é enganar o corpo para que ele pense que está doente e se torne imune a todos os tipos de doença!

Obviamente, é mais fácil falar do que fazer. Porque seu sistema imunológico é muito cauteloso e requer sinais muito específicos para inicializar e ser ativado corretamente. Para induzir de forma artificial a criação de células de memória que duram anos, precisamos realmente ativar o sistema imunológico. Isso significa que ele

Vacinas e imunização artificial

precisa passar pelas etapas apropriadas – autenticação de dois fatores e coisas do gênero.

Portanto, devemos de alguma forma provocar com *segurança* uma resposta imunológica adequada, mas evitar provocar a doença da qual queremos nos proteger. Existem algumas maneiras diferentes de fazer isso.

O primeiro método basicamente volta ao princípio original da variolação. E se pudéssemos provocar a doença contra a qual queremos criar imunidade, mas uma versão muito, muito fraca dela? Este é o princípio das *vacinas vivas atenuadas* – colocamos a coisa real em nossos corpos, mas em uma versão amena.

O patógeno original, como um vírus de catapora, sarampo ou caxumba, é artificialmente transformado em uma sombra patética de si mesmo. Isso funciona especialmente bem com vírus porque, em contraste com patógenos como bactérias, são criaturas muito simples feitas de apenas um punhado de genes, o que facilita o controle sobre seu funcionamento. O mecanismo que leva ao enfraquecimento dos vírus vivos é bem interessante, porque se baseia literalmente na evolução. É quase o mesmo princípio de como os ancestrais dos cães eram lobos majestosos e poderosos e os transformamos em cãezinhos de diversas raças.

No caso do sarampo, por exemplo, o vírus que usamos hoje para as vacinas foi isolado de uma criança na década de 1950. Foi cultivado repetidamente em amostras de tecido em um laboratório até ser domado. O vírus do sarampo que foi domesticado é apenas uma sombra de seu antigo *próprio*: fraco e inofensivo, uma reles versão de seu primo selvagem e distante. Ainda pode crescer e se multiplicar, mas é incapaz de causar um verdadeiro surto de sarampo, enquanto ainda provoca a mesma resposta imunológica forte de uma infecção real e perigosa de sarampo.

Pode causar sintomas muito leves, como um pouco de febre, por exemplo, ou, em casos raros, uma espécie de erupção cutânea, novamente semelhante aos experimentos de variolação há centenas de anos. Uma a duas doses da vacina são o bastante para criar em crianças células de memória suficientes para protegê-las pelo resto da vida!

As vacinas vivas vêm com desvantagens, é claro. Por exemplo, precisam ser armazenadas em temperaturas adequadas para que os patógenos fracos não morram antes de serem administrados. E não podem ser aplicadas em pessoas gravemente imunocomprometidas, pois elas não têm ferramentas para combater nem mesmo infecções fracas. Para a grande maioria das pessoas, esse tipo de vacinação é uma maneira segura e eficaz de atualizar artificialmente o sistema imunológico e de proteger-se contra o alvo da vacina pelo resto da vida.

Usar patógenos vivos nem sempre é uma opção. Assim como você não pode domesticar grandes tubarões-brancos, alguns patógenos se recusam a ser domados e se tornarem mais fracos. Em alguns casos, o risco de causar a doença contra a qual queremos nos proteger é muito alto. Portanto, outro método é matar o patógeno antes de injetá-lo, o que é chamado de *vacina inativada*.

Uma grande quantidade de bactérias ou vírus patogênicos é amontoada e destruída com produtos químicos, calor ou até radiação. O objetivo é destruir o código genético para que todo esse material vire cascas vazias e mortas, incapazes de se reproduzir e passar por seus ciclos de vida. Mas isso também cria um problema. Dá para imaginar qual?

Agora eles estão inofensivos *demais*! Seu sistema imunológico não será estimulado de forma adequada por um monte de carcaças flutuantes de patógenos mortos. Os restos mortais dos patógenos precisam ser misturados a produtos químicos que ativam o sistema imunológico em alta potência. Você pode imaginar essas substâncias químicas como se fossem insultos que provocam uma resposta desproporcional, como sair correndo com a camisa do time adversário e ofender o time da casa que acabou de ser eliminado em um grande evento esportivo. É bem provável que em algum momento alguém te dê um soco na cara.

Se bactérias mortas forem misturadas com substâncias que realmente despertem o sistema imunológico, suas células imunológicas não serão capazes de fazer qualquer distinção, vão apenas dar ordens para que sejam criadas células de memória. Infelizmente, muita gente que não entende de química deduziu, a partir disso, que as vacinas estão cheias de veneno, o que não poderia estar mais longe da verdade. Para começar, as doses desses produtos químicos são ridiculamente pequenas e geralmente só são capazes de criar uma reação local. E sem eles a vacina não funcionaria. Outra vantagem desse tipo de vacina é que ela é muito mais estável e fácil de armazenar e transportar do que as vacinas vivas.

Dando um passo além de apenas matar um patógeno estão as *vacinas de subunidade*. Em vez de injetar um patógeno inteiro, injetam-se apenas subunidades, ou, em outras palavras, certas partes (antígenos) do patógeno para que possam ser mais facilmente reconhecidas pelas células T e B – o que é uma forma muito segura de vacinar, uma vez que a probabilidade de ter uma reação adversa ao patógeno diminui muito. (Isso ocorre porque às vezes não é o patógeno diretamente que causa danos, mas seus produtos metabólicos – outro nome para "cocô de bactérias".)

O processo de fazer essas subunidades é muito interessante, uma vez que inclui um pouco de engenharia genética simples. No caso da vacina contra hepatite B, partes do DNA do vírus são implantadas em uma célula de levedura. A célula de levedura então produz grandes quantidades de antígeno do vírus, que exibem em sua parte externa, de onde podem ser colhidos. Dessa forma, podemos criar partes altamente específicas de um patógeno e apontar o sistema imunológico contra ele com muita precisão! Assim como outras vacinas inativadas, os antígenos precisam ser misturados com substâncias químicas ofensivas que façam seu sistema imunológico pensar que são perigosos.

E, por último, vamos mencionar o mais novo tipo de vacina, as *vacinas de mRNA*. O princípio básico é muito genial: basicamente, trata-se de fazer com que nossas próprias células produzam antígenos que serão pegos pelo sistema imunológico. Você se lembra do mRNA, a molécula que informa aos centros de produção de proteínas nas células quais são as proteínas que devem ser produzidas? Basicamente, você injeta mRNA em alguém. Esse mRNA fará então com que algumas das células produzam antígenos virais, que serão então apresentados ao sistema imunológico pelas células. O sistema imunológico ficará bastante alarmado com isso e criará defesas contra esse antígeno.

Existem mais subtipos de vacinas, mas para este livro os detalhes que apresentamos aqui são suficientes. Apesar de as vacinas nos protegerem de algumas das piores doenças que a humanidade sofreu, cada vez mais adultos têm deixado de vacinar seus filhos.

São diversas as razões da desconfiança em relação às vacinas alegadas pelos movimentos antivacina, mas nos Estados Unidos e na Europa a crença de que os riscos superam os benefícios é especialmente prevalente. Também existe a ideia de que as vacinas são uma intervenção artificial em processos naturais, e que é menos perigoso deixar a natureza seguir seu curso.

Se você entende os mecanismos do sistema imunológico e como a imunidade é criada, essa ideia rapidamente perde todo o poder, porque vacinas e doenças fazem a mesma coisa: criam células de memória ao desencadear uma reação imunológica. Mas, enquanto os patógenos fazem isso atacando o corpo e causando uma enorme quantidade de estresse, que traz riscos muito concretos e várias consequências em longo prazo, incluindo a morte, as vacinas atingem o mesmo objetivo, mas sem todos os perigos das doenças.

Imunidade

Vamos pensar nisso de uma maneira diferente. Imagine que você queira enviar seus filhos para uma escola onde possam aprender um pouco de autodefesa para que estejam preparados caso alguém queira roubá-los. Na sua cidade existem duas escolas, então você pode visitar ambas e conhecer seus métodos de treinamento. A primeira é a "Escola Natural". A filosofia do treinamento é que as crianças devem treinar com armas, facas e espadas reais para que estejam mais bem preparadas para os verdadeiros perigos do mundo. Afinal, é mais natural e a vida real é perigosa. De tempos em tempos, um aluno terá um corte profundo e precisará de pontos. Tudo bem, pode haver um olho perdido e às vezes uma criança pode morrer. Mas esse é o caminho natural!

A segunda escola é chamada de "Escola da Vacina", e aqui o currículo e os exercícios são basicamente os mesmos da "Escola Natural", mas com uma grande diferença. As crianças usam armas feitas de espuma e papel. Existem lesões? Sim, raramente, mas com bem menos frequência e, em geral, são pequenas contusões que nem valem uma lágrima. Em qual escola você matricularia seus filhos se tivesse de escolher uma?

Sejamos realistas, nada na vida é totalmente isento de riscos, mas podemos tomar decisões bem informadas que são menos arriscadas e mais propensas a evitar danos. E, no caso das vacinas, se você não tomar uma decisão, seus filhos são automaticamente inscritos na "Escola Natural".

Acima de tudo, a vacinação é uma espécie de contrato social que traz benefícios para todos nós. Se todas as pessoas saudáveis o suficiente receberem uma vacina para uma doença, estamos criando *imunidade de rebanho* e protegendo quem não pode recebê-la. Por uma série de razões, algumas pessoas não podem ser vacinadas – talvez sejam muito jovens, talvez sofram de uma imunodeficiência que as torna incapazes de criar células de memória, talvez estejam atualmente em tratamento de câncer e a quimioterapia acabou de destruir o sistema imunológico delas.

Somente o coletivo pode proteger essas pessoas. A imunidade de rebanho basicamente significa que imunizamos pessoas suficientes contra uma doença para que ela não se espalhe e morra antes de atingir suas vítimas. O problema é que, para que isso funcione, precisamos vacinar um número suficiente de cidadãos – para o sarampo, por exemplo, 95% das pessoas precisam ser vacinadas para criar uma imunidade de rebanho eficiente.

Muito bem! Vimos basicamente as partes mais importantes do sistema imunológico! Você conheceu suas células-soldado, suas redes de inteligência, os órgãos

Vacinas e imunização artificial

especiais, os exércitos de proteínas, as superarmas especializadas e os mecanismos que permitem que tudo isso funcione em conjunto! Agora, você terá a oportunidade de ver o que acontece quando esses grandes sistemas desmoronam. O que acontece quando um patógeno interfere em suas células T? E se as células imunológicas lutarem demais e começarem a machucá-lo por dentro? O que você pode fazer para fortalecer seu sistema imunológico? Como ele te protege contra o câncer?

Parte 4
Revolta e guerra civil

37 Quando o sistema imunológico está fraco demais: HIV e aids

O *VÍRUS DA IMUNODEFICIÊNCIA HUMANA*, OU *HIV*, É UM EXEMPLO REALMENTE ASsustador, mas fascinante, para mostrar o que acontece quando o sistema imunológico se decompõe. Na verdade, o alvo não é todo o sistema imunológico, apenas uma célula muito particular. As principais vítimas do HIV são as células T auxiliares. Sim, todo o horror do HIV e da aids é porque ele derruba suas células T auxiliares. Se você chegou até aqui, provavelmente entendeu quão importante é essa célula e o quanto suas defesas dependem dela.

Como espécie, temos a sorte de o HIV não ser superfácil de contrair. Ele não flutua no ar nem vive em superfícies, mas requer fluidos corporais, como sangue, ou contato intenso, como a relação sexual. A maioria das infecções pelo HIV acontece por contato sexual, por meio de pequenas lesões imperceptíveis, onde o vírus consegue passar pelas camadas defensivas das células epiteliais.

O HIV entra nas células através de receptores específicos chamados CD4, que são encontrados nas superfícies das células T auxiliares e, em menor grau, em macrófagos e células dendríticas. O HIV é um *retrovírus*, o que significa que ele penetra e se funde com seu código genético, a expressão mais íntima da sua individualidade. De certa forma, o HIV se torna parte de você para sempre. Porém, uma versão corrompida.

O projeto que mapeou o genoma humano encontrou restos genéticos – fósseis vivos – de milhares de vírus em nosso DNA, compreendendo até 8% do nosso código genético. Então, em certo sentido, cada um de nós é 8% vírus. A maior parte desse código genético é inútil e provavelmente não nos prejudica. Mas isso revela que, quando um retrovírus nos infecta, ele vem para ficar.

Lembra-se da nossa metáfora entre a infecção viral e o ataque de soldados silenciosos que matam cidadãos enquanto dormem? O HIV é como um soldado que mata a sua vítima, mas depois esfola o cadáver e veste sua pele como uma fantasia para andar pela cidade durante o dia.

As infecções por HIV avançam em três estágios.

A primeira fase é a *aguda*. Considera-se que as células dendríticas estejam entre as primeiras células que o HIV infecta e controla. O que é ótimo para o vírus, porque a célula dendrítica fará seu trabalho, e isso significa levar o HIV para o local onde está o que ele procura: as áreas de namoro das células T nas megacidades de linfonodos.

Uma vez que a célula dendrítica infectada chega nessas áreas, o HIV tem fácil acesso a inúmeras células T auxiliares. Aí o HIV realmente se comporta como um agente infiltrado vestindo a pele de suas vítimas para invadir a sede de um país inimigo.

Assim que obtém acesso às suas vítimas favoritas, o número de vírus explode. No início da infecção pelo HIV, o vírus se multiplica praticamente sem controle, enquanto o sistema imunológico inato tenta sem sucesso retardar esse processo. Durante essa fase, o corpo reage ao HIV como reage a todos os vírus, usando os mecanismos e armas normais e ativando o sistema adaptativo – só então é possível perceber a infecção pela primeira vez.

Os primeiros sintomas do HIV não são tão bem descritos porque geralmente o diagnóstico não acontece em semanas, meses ou mesmo anos após a infecção. O que sabemos é que as infecções pelo HIV começam muito suavemente com sintomas de um resfriado inofensivo. Uma sensação geral de fadiga, talvez dor de garganta e febre baixa. Sintomas que todos têm algumas vezes por ano, nada que preocupe tanto. Nada importante.

Em determinado momento, células T assassinas e células plasmáticas serão ativadas em número suficiente e devastarão o vírus, matando células infectadas por todos os lados e erradicando bilhões de vírus. Os sintomas desaparecem e a pessoa infectada pode pensar que o resfriado leve acabou. Para a maioria das infecções de vírus regulares, é assim. A esterilização ocorre à medida que todos os vírus são eliminados, e as células T e B de memória estão agora alojadas para protegê-lo desse vírus por anos, se não para sempre. Com muita sorte, isso também pode acontecer em casos extremamente raros de infecções por HIV.

Porém, com o HIV, geralmente isso é apenas o começo.

Agora tem início a *fase crônica* da infecção. A maioria dos tipos de vírus não resistiria ao ataque do sistema imunológico, mas o HIV tem muitos métodos extraordinários para sobreviver. Em primeiro lugar, o vírus não se espalha só fazendo muitas cópias de si mesmo até que a célula estoure: ele é muito mais cuidadoso e trabalha para manter suas vítimas vivas pelo maior tempo possível.

Em segundo lugar, possui algumas maneiras muito astutas de encontrar novas vítimas. Na propagação célula a célula, o vírus pode ser transmitido de uma célula

Quando o sistema imunológico está fraco demais: HIV e aids

diretamente para outra. Aqui, o HIV faz uso de um mecanismo importante das células imunológicas: as *sinapses imunológicas*. Quando interagem diretamente para ativar umas às outras, as células imunológicas se roçam levemente nos rostos, de maneira recíproca, e lambem as bochechas umas das outras. O que significa que chegam muito perto e se tocam com muitas extensões curtas, chamadas pseudópodes. Parece um pouco engraçado, como se muitos dedos curtos estivessem saindo delas – é assim que muitas células imunológicas verificam os receptores umas das outras. Essas interações podem ser sequestradas pelo HIV, que usa essa aproximação para pular de uma célula para outra.

Isso tem muitas vantagens. O vírus não precisa matar uma célula, o que estouraria e liberaria sinais urgentes que deixariam o sistema imunológico irritado e alerta. Não requer um grande número de vírus flutuando fora das células, os quais poderiam ser detectados e causar alarme, e tem uma taxa de sucesso muito alta para infectar outra vítima, em comparação à estratégia de flutuação aleatória utilizada pela maioria dos vírus. Dessa forma, o HIV usa interações entre células e pula de células T auxiliares infectadas para células T assassinas, de células dendríticas para células T, de células T para macrófagos.

Por último, mas não menos importante, o HIV pode se esconder com muita eficiência dessa maneira. Mesmo que o sistema imunológico entre em ebulição e mate a maioria das células infectadas de tempos em tempos, o vírus só precisa ficar ocioso em algumas células dentro de um linfonodo para ser transportado por todo o corpo novamente, sempre muito próximo a todas as células das quais quer se aproximar! Isso também dificulta que os medicamentos e as terapias se livrem do HIV, porque ele tem muitos caminhos diferentes para se espalhar entre as células-alvo.

O HIV também pode ficar adormecido e não fazer nada nas células por longos períodos, esperando o momento certo para se tornar ativo. Quando uma célula não se multiplica, sua produção de proteínas ocorre de forma lenta, visando apenas à sua própria manutenção; mas, quando uma célula se prolifera, esses mecanismos de produção se amplificam milhares de vezes.

Assim, quando uma célula T auxiliar infectada começa a se multiplicar, o HIV desperta e produz milhares de novos vírus em poucas horas. Isso é tão eficaz que, mesmo que as células T assassinas estejam procurando por ele, o vírus é capaz de se replicar sem ser pego e infectar muitas novas células.

Falamos antes sobre o enorme desafio que os micro-organismos apresentam ao sistema imunológico por causa de uma aptidão fundamental: eles podem mudar e se adaptar muito mais rápido do que os seres multicelulares e, portanto, precisamos

Imunidade

do nosso sistema imunológico adaptativo para termos uma chance contra eles. O que deixa o HIV tão perigoso é que ele opera em um nível completamente diferente em termos de variabilidade genética. O código genético do HIV é extremamente propenso a erros de cópia – em média, toda vez que o vírus faz uma cópia de si mesmo, comete um erro. O que significa que mesmo em uma única célula existem inúmeras variantes diferentes do HIV.

Isso leva a três resultados possíveis: 1) o HIV destrói a si mesmo porque sofre uma mutação que o incapacita ou o deixa menos eficaz; 2) a mutação não ajuda nem prejudica – e nada muda; 3) o vírus ganha mais destreza e mais habilidade para evitar as defesas do sistema imunológico.

Quando alguém está infectado, o HIV pode produzir cerca de 10 *bilhões* de novos vírus em um único dia – então, por puro acaso, muitos vírus serão produzidos e eles serão realmente melhores em manter a infecção. Pior ainda, as células podem ser infectadas simultaneamente por várias cepas diferentes de HIV, e essas cepas podem ser recombinadas em novos híbridos. Se você puder experimentar bilhões de novas versões todos os dias, as chances são muito boas de que alguns dos novos vírus sejam ótimos em evitar a resposta imunológica.

Agora pense no que isso significa: o sistema imunológico adaptativo levou cerca de uma semana para produzir milhares de células T assassinas e milhões de anticorpos extremamente bons em caçar HIV – mas agora já existem vários vírus novos com novos e diferentes antígenos! Diferentes o suficiente para que as células e os anticorpos assassinos que acabaram de ser criados sejam inúteis contra eles.

Agora os novos e diferentes vírus infectam novas células e fazem milhões de cópias de si mesmos novamente. Para eles, o vírus ao qual seu sistema imunológico adaptativo se adaptou já é notícia velha e irrelevante. O HIV está sempre um passo à frente do sistema imunológico. Assim, na fase crônica de uma infecção pelo HIV, o corpo ainda está repleto de vírus. Em média, nessa fase, um único mililitro de sangue contém entre mil e 100 mil partículas de vírus.

Vamos resumir a tática do HIV rapidamente antes de prosseguirmos: ao infectar as células dendríticas, o vírus pega uma carona para o paraíso do HIV: os linfonodos, que estão preenchidos de cima a baixo com células T auxiliares. O HIV pode construir reservatórios nessas células e permanecer escondido indefinidamente. Quando as células T auxiliares começam a proliferar de forma massiva, o fazem nos linfonodos, o espaço ideal para o HIV também produzir milhões de novos vírus. Assim, o lugar mais importante para a criação de proteção contra vírus em geral está completamente tomado e torna-se um ponto fraco.

Ainda não chegamos à pior parte. Pense no que o HIV realmente faz ao atacar especificamente as células T: ele destrói e mata as células de que o sistema imunológico adaptativo precisa para ativar de modo adequado as células B e as células T assassinas.

Mesmo assim, seu sistema imunológico não desiste. Tem início uma luta épica que durará anos. Todos os dias, o HIV produz bilhões de novos vírus e seu sistema imunológico reage da mesma forma com novos anticorpos e novas células T assassinas. Um ciclo de morte e renascimento, uma luta pela sobrevivência de ambos os lados. Essa luta pode levar até dez anos, ou mais, e geralmente vem com poucos efeitos colaterais perceptíveis – o que, em uma reviravolta perversa, permite que uma pessoa infectada sirva como um reservatório do vírus e infecte outras.

Embora o sistema imunológico esteja dando tudo de si, o jogo não é favorável para ele. As células T auxiliares estão sendo constantemente infectadas pelo HIV enquanto as células T assassinas também as perseguem. (Isso porque, se as células T auxiliares mostrarem antígenos do HIV em suas vitrines, as células T assassinas ordenarão que elas se matem!) O que é bom em princípio, mas também significa que as armas necessárias para combater o HIV estão se esgotando.

Mas não são apenas as células T auxiliares que sofrem. As células dendríticas também – e elas são igualmente importantes para ativar o sistema imunológico. Sem essas duas células, a capacidade de mobilização do sistema imunológico adaptativo começa a se deteriorar. Esse declínio continua por anos, à medida que o corpo produz desesperadamente novas células T auxiliares – mas em longo prazo simplesmente não consegue acompanhar a multiplicação do vírus. Com o passar dos anos, a quantidade total de células T auxiliares diminui pouco a pouco. Até que um dia, um limiar crítico é atingido e o sistema imunológico adaptativo entra em colapso. A quantidade de partículas de vírus no sangue explode e satura o corpo, pois há pouquíssima resistência.

A última etapa começa: *imunossupressão profunda*. Tem início a *aids*, a *síndrome da imunodeficiência adquirida*. Isso significa que o sistema imunológico adaptativo está praticamente fora de ordem, o que demonstra como ele é muitíssimo importante. Centenas de patógenos, micro-organismos e cânceres que em geral não causam preocupação para o corpo rapidamente se tornam perigosos e letais. Agora, a pessoa infectada não é só extremamente suscetível a inúmeras doenças externas: o sistema imunológico adaptativo, as células T auxiliares e as assassinas em particular são necessários para combater o câncer, por exemplo. Com o poder de combate reduzido, o caminho fica aberto para o avanço da doença. Se a aids irromper, rapidamente a situação se torna terrível e perigosa. As principais causas de morte são as várias formas de câncer e infecções bacterianas ou virais, muitas vezes uma combinação dos três. Basicamente, tudo o que o sistema imunológico combate.

As infecções pelo HIV costumavam ser uma sentença de morte, com a doença progredindo para aids, e em seguida para o óbito. Mas, graças a um esforço imenso e inigualável da comunidade científica e médica para que as pessoas pudessem receber o tratamento adequado, a infecção se transformou em uma doença crônica administrável. Quase todas as terapias para o HIV visam prevenir o último estágio – evitar que a aids venha à tona, porque é nesse momento que as pessoas morrem.[1]

---

1 Nesse ponto, é natural querer saber como funcionam os tratamentos de HIV. Bem, sem entrarmos em muitos detalhes, o mecanismo é mais ou menos assim: o foco está nos diferentes estágios de desenvolvimento do vírus, que são bloqueados ou retardados, de modo que a infecção pelo HIV nunca pode se transformar em aids. A questão mais interessante, porém, é por que não temos remédios contra a gripe, mas temos alguns tratamentos diferentes contra o HIV? (Tudo bem, na verdade temos uma vacina muito segura e eficaz contra a gripe, que é atualizada todos os anos para responder à rápida mutação do vírus influenza. No entanto, por algum motivo, não são muitas as pessoas que tomam vacinas contra a gripe.) A resposta é um pouco desagradável: atenção e dinheiro. É fácil esquecer que o HIV foi uma pandemia muito chocante e assustadora. Em 2019, ainda havia cerca de 38 milhões de pessoas infectadas com o vírus em todo o mundo. Quando o HIV e a aids surgiram, causaram pânico na sociedade, levando a um fluxo de recursos e atenção sem precedentes. A humanidade realmente queria obter resultados rápidos (como um subproduto feliz, os imunologistas aprenderam muitas coisas novas sobre o sistema imunológico). E nós aproveitamos os avanços científicos e transformamos o HIV de doença letal em crônica. Podemos até derrotá-la um dia. Algo semelhante pôde ser observado com as vacinas para covid-19, que bateram inclusive o recorde de velocidade de produção de vacinas. No fundo, realmente parece ser uma questão do valor que uma cura tem para nós e do grau de desespero com que a buscamos. Outra prova de que os humanos realmente poderiam resolver todos os seus principais problemas se soubessem priorizá-los melhor.

38 Quando o sistema imunológico é agressivo demais: as alergias

DURANTE TODA SUA VIDA, OS CARANGUEJOS FORAM UM DE SEUS PRATOS FAVORITOS – essas "aranhas" gigantes de aparência engraçada, rastejando no fundo do oceano, com uma textura estranha e um sabor delicioso. Depois de uma dieta de alguns meses, hoje deveria ser uma noite de confraternização com seus amigos, com vinho e muito caranguejo. Mas logo após a primeira mordida aconteceu algo diferente. Você começou a sentir que seu corpo estava esquisito, quase à beira de um colapso.

Você sentiu calor e começou a suar. Suas orelhas, rosto e mãos ficaram estranhos. De repente a respiração ficou mais difícil e o pânico começou. Quando você se levantou da cadeira, seus amigos perguntaram se estava tudo bem, mas mal se ergueu e precisou se sentar imediatamente, porque estava tonto. Depois você acordou em uma ambulância correndo para o hospital, com uma agulha no braço pingando produtos químicos em sua veia, que acalmaram a reação alérgica que quase o matou. Você está confuso, mas também aliviado por estar sob os cuidados de profissionais, quando de repente se dá conta de que nunca mais poderá comer caranguejos.[1]

Como vimos inúmeras vezes no livro, o sistema imunológico opera dentro de uma margem apertada. Se não reagir com força suficiente, até infecções menores rapidamente podem se transformar em doenças letais e matar. Mas, se reagir com muita intensidade, pode causar mais danos do que qualquer infecção – o sistema imunológico é muito mais perigoso para a sua sobrevivência do que qualquer pató-

---

1 É muito provável que alguns leitores tenham tido uma experiência como essa. Outros terão tido experiências mais desagradáveis, mas não fatais. Alergia a frutos do mar é a alergia alimentar mais comum que os adultos podem adquirir repentinamente. Mas de uma hora para outra podemos nos tornar alérgicos a muitos produtos diferentes, como leite, nozes, soja, gergelim, ovos ou trigo. As alergias são uma droga.

geno. Pense no ebola: até essa doença bastante repugnante e horrível precisa de cerca de seis dias para matar uma pessoa. Já o sistema imunológico tem o poder de matar em cerca de quinze minutos. As pessoas que sofrem de *alergias* têm experiência com esse lado sombrio da cadeia de defesa. Quando o sistema imunológico perde a compostura, torna-se letal. De fato, todos os dias milhares de pessoas morrem por choque anafilático. Por que o sistema imunológico faria algo assim?

Ser alérgico significa que o sistema imunológico reage de modo exagerado a algo que talvez não seja tão perigoso assim. Significa que mobiliza forças e se prepara para lutar, embora não haja uma ameaça concreta. Cerca de uma a cada cinco pessoas no Ocidente sofre de alguma forma de alergia – normalmente de *hipersensibilidade imediata*, o que significa que os sintomas são desencadeados muito rapidamente, minutos após a exposição. Seria mais ou menos como encontrar um inseto em sua sala de estar e chamar os militares para destruir a sua cidade usando armas nucleares táticas. Claro, essa medida acabaria com o inseto, mas talvez não seja necessário transformar sua casa em uma pilha de escombros para se livrar da criatura. As reações de hipersensibilidade imediata mais comuns nos países desenvolvidos são febre do feno, asma e alergias a determinados alimentos, com vários graus de gravidade. Pode-se ser alérgico a basicamente tudo.

Algumas pessoas são alérgicas a látex e não podem ter contato com luvas, muito menos trajes de corpo todo feitos desse material (o que é uma pena para quem os curte). Outras são alérgicas a picadas de certos insetos, de abelhas a carrapatos. Existe uma série de diferentes alergias alimentares. E também há as alergias a medicamentos – podemos ser alérgicos a qualquer um.

O que provoca a reação do sistema imunológico são os antígenos, as moléculas de substâncias inofensivas. No contexto das alergias, os antígenos são chamados de *alérgenos*, embora na prática funcionem da mesma forma: um pequeno pedaço de proteína, digamos, de carne de caranguejo, que pode ser reconhecido por suas células imunológicas adaptativas e anticorpos e que causa alergia é um alérgeno.

Por que seu sistema imunológico acha isso uma boa ideia? Bem, na verdade não acha. Ele não pensa ou faz nada de propósito, são apenas mecanismos que falham terrivelmente. Nesse caso, a fonte da reação de hipersensibilidade imediata está no sangue. Aqui, a parte mais irritante de todo o sistema imunológico funciona: o anticorpo *IgE*. Você pode agradecer ao anticorpo IgE por boa parte do sofrimento relacionado à alergia. (Esses anticorpos realmente têm um papel importante que não cumprem tanto hoje em dia; leia mais sobre isso no próximo capítulo.)

O IgE é produzido por células B especializadas que tendem a não ficar estacionadas nos linfonodos, mas na pele, nos pulmões e intestinos, onde podem causar mais danos – presumivelmente a inimigos que podem atravessar as paredes de suas defesas, mas, na realidade, principalmente a você. O que os anticorpos IgE realmente fazem quando acontece uma reação alérgica?

A hipersensibilidade sempre acontece em duas etapas: primeiro você precisa encontrar seu novo inimigo mortal. Depois tem de encontrá-lo novamente.

Digamos, por exemplo, que você coma uma refeição com caranguejo ou amendoim ou seja picado por uma abelha. Na primeira vez corre tudo bem. O alérgeno inunda seu sistema, e, por algum motivo, as células B que são capazes de se conectar a ele com seus receptores são ativadas. Elas começam a produzir anticorpos IgE contra o alérgeno, como as proteínas da carne de caranguejo, por exemplo, mas, por enquanto, as coisas estão tranquilas, nada acontece. Imagine essa etapa como armar a bomba. (Em casos como o do nosso pobre protagonista no início deste capítulo, não está claro quando e por que exatamente esse armamento ocorreu, mas deve ter ocorrido em algum momento.)[2]

Agora, após a exposição à carne de caranguejo, muitos anticorpos IgE que são capazes de se ligar ao alérgeno da carne de caranguejo estão em seu sistema. Mas os anticorpos IgE por si sós não seriam problemáticos, pois não são particularmente duradouros e se dissolvem após alguns dias. Para se tornar um problema, precisam da ajuda de uma certa célula em sua pele, pulmões e intestinos, uma célula especialmente receptiva aos anticorpos IgE: os *mastócitos*.

Nós a conhecemos brevemente antes, quando falamos sobre inflamação. Para refrescar sua memória, os mastócitos são monstros grandes e inchados, cheios de pequenas bombas que carregam substâncias químicas extremamente potentes, como a histamina, que causam inflamação rápida e maciça. O trabalho do mastó-

---

2 Bem, cabe aqui um grande MAS. O que estamos descrevendo é o caso "padrão" de como as alergias funcionam. Você encontra um alérgeno pela primeira vez, seu sistema imunológico é armado, você o encontra pela segunda vez e, pronto, reação alérgica. Mas e as histórias como a da nossa introdução, com um coitado que de repente não pode mais saborear seu prato favorito? Bem, eis aqui um fato divertido: ainda não entendemos exatamente como isso ocorre. O surgimento de uma alergia na idade adulta é um pouco misterioso, o que é meio assustador, considerando quantas pessoas se deparam com uma delas ao longo da vida. Eu mesmo tive a alegria de ser levado às pressas para um hospital com uma nova alergia a algo que consumia havia anos – e foi de surpresa. Então eu também gostaria muito de entender como isso funciona. Bem, agora você precisa viver sabendo que – de repente e sem aviso prévio – as pessoas podem se tornar alérgicas a pratos que comeram a vida toda.

Imunidade

cito ainda é debatido pelos cientistas – alguns o consideram crucial para as defesas imunológicas iniciais, e outros creem que seu papel seja secundário. O que sabemos com certeza é que os mastócitos servem como superalimentadores de inflamação. E, infelizmente, fazem seu trabalho com um entusiasmo um pouco excessivo no caso de reações alérgicas.

Os mastócitos têm receptores que se conectam e se ligam às extremidades dos anticorpos IgE. De maneira que, se os IgEs são produzidos após sua primeira exposição a um alérgeno, os mastócitos os seguram – assim como um grande ímã segura um monte de pregos. Então podemos imaginar um mastócito "carregado e armado", coberto com milhares de pequenos picos. Quando os alérgenos passam, os anticorpos IgE nos mastócitos podem se conectar a eles com extrema facilidade. Para piorar a situação, os IgEs nos mastócitos são estáveis por semanas ou até meses – o acoplamento os protege da deterioração. Portanto, após ser exposto pela primeira vez a um alérgeno, você tem essas bombas na pele, nos pulmões ou no intestino, prontas para serem ativadas muito rapidamente. O tempo passa e nada acontece, até que um dia você consome outra vez um monte de carne de caranguejo e inunda seu sistema com o alérgeno, permitindo que os mastócitos cobertos de IgE se conectem a ele. Agora a bomba de alergia armada explode dentro do seu corpo.

Os mastócitos armados sofrem degranulação, uma maneira elegante de dizer que vomitam todos os seus produtos químicos, que são os superalimentadores inflamatórios, especialmente a histamina. Isso causa praticamente todas as sensações desagradáveis de uma reação alérgica: diz aos vasos sanguíneos para se contraírem e deixarem o fluido manar para o tecido, causando vermelhidão, calor e inchaço, coceira e uma sensação geral de mal-estar.

Se isso acontecer em muitas regiões do corpo ao mesmo tempo, poderá levar a uma perigosa queda da pressão arterial, que por si só pode ser letal. A histamina também estimula as células que produzem e secretam muco a intensificar seu trabalho, dando a você um fluxo extra e desnecessário de catarro e lodo no sistema respiratório.

No entanto, o mais perigoso é que a histamina pode fazer com que os músculos lisos do pulmão se contraiam e deixem a respiração difícil ou mesmo impossível. Não é exatamente que o ar não consiga entrar, mas que o ar dentro do pulmão está preso e tirá-lo novamente fica muito difícil. Todo o lodo extra que as membranas mucosas estão produzindo, definitivamente, não ajuda nessa situação. Como há muitos mastócitos nos pulmões, as reações alérgicas que acontecem nelas podem ficar

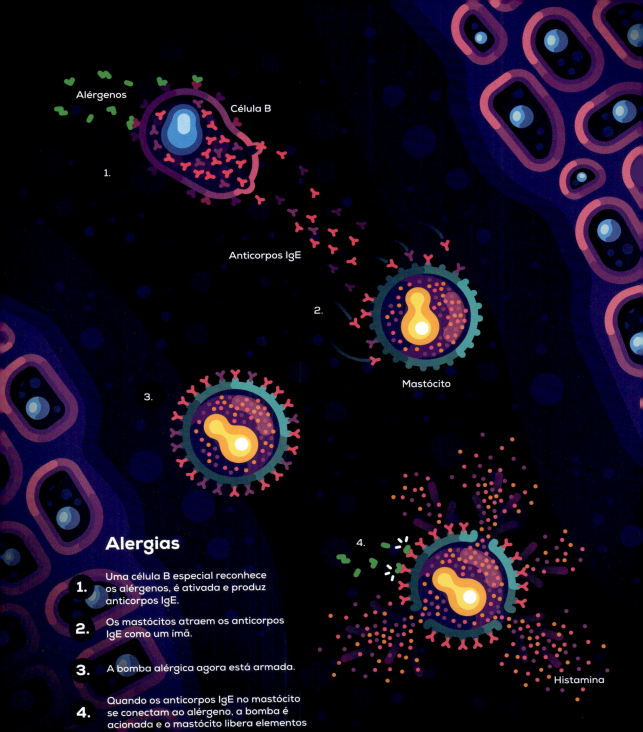

Imunidade

perigosas muito rapidamente, pois o líquido e o muco extras enchem o pulmão e dificultam cada vez mais a respiração. O pior caso pode ser um choque anafilático, capaz de matar em poucos minutos. As reações alérgicas não são brincadeira.

Demos uma má reputação ao mastócito nos últimos parágrafos, mas isso é um pouco injusto. Ele não provoca toda essa bagunça sozinho, pois tem um amigo igualmente prejudicial. Uma vez que os mastócitos são ativados e degranulados, também liberam citocinas que exigem reforços de alergia de outra célula especial: o *basófilo*.

Os basófilos circulam pela corrente sanguínea monitorando o corpo até serem chamados. Também têm receptores para IgE, igualmente carregados após a exposição inicial ao antígeno. Os basófilos servem como uma espécie de segunda onda de horror. Uma vez que os mastócitos tenham causado a primeira leva de reações alérgicas, eles precisam reabastecer suas bombas destrutivas de histamina e ficam temporariamente fora de serviço. Os basófilos preenchem essa lacuna e garantem que a reação alérgica não pare de forma brusca. Provavelmente também devem se sentir muito orgulhosos de si mesmos, pensando que estão fazendo um trabalho importante, inocentemente incendiando o corpo enquanto você coça a pele ou esvazia seu intestino inflamado. Essas duas células são responsáveis pela hipersensibilidade imediata.

Mas infelizmente isso ainda não é o fim. Como muitos asmáticos sabem com tristeza, algumas reações alérgicas são mais uma ocorrência crônica do que um evento único com começo e fim. Vamos conhecer a terceira (e felizmente última) célula que acha que as reações alérgicas são uma ótima ideia!

Os *eosinófilos* garantem que os sintomas de uma reação alérgica permaneçam por um tempo. Apenas alguns deles existem dentro do corpo e tendem a ficar na medula óssea, longe da ação. As citocinas liberadas pelos mastócitos e basófilos os ativam, mas eles demoram para ficar prontos, proliferando e clonando-se por um tempo antes de chegarem atrasados à festa, onde infelizmente repetem os erros cometidos anteriormente e causam inflamação e sofrimento. Você pode perguntar com razão: por que as próprias células imunológicas provocam tudo isso?

A verdade é que ainda não sabemos por que algumas pessoas produzem muitos anticorpos IgE quando entram em contato com certos alérgenos e outras não. Porém, embora não saibamos com certeza por que algumas pessoas são mais afetadas do que outras, acreditamos saber o que, inicialmente, os anticorpos IgE deveriam fazer.

Eles são as *superarmas* do sistema imunológico contra parasitas grandes demais para que os fagócitos, macrófagos e neutrófilos os engulam. Especialmente contra um dos parasitas mais terríveis: os *vermes*. Uma ameaça com a qual a humanidade foi obrigada a lidar por milhões de anos. Vamos aprender sobre o verdadeiro propósito dos anticorpos IgE e, pelo menos, limpar um pouco a sua má fama.

39 Os parasitas e como seu sistema imunológico sente falta deles

OS *PARASITAS* PODEM DAR ALGUMAS RESPOSTAS PARA A NATUREZA IRRITANTE DAS ALERGIAS. Uma das piores coisas que você pode fazer tarde da noite é pesquisar no Google "infecções por vermes parasitas". Você pode arruinar ainda mais sua vida se clicar na pesquisa de imagens. De todos os possíveis patógenos e parasitas que podem vitimizar os seres humanos, os vermes são de longe os mais perturbadores. Nada se compara a uma coisa sem rosto, viscosa e fibrosa perfurando suas entranhas, fazendo cocô, botando ovos, passando a vida inteira dentro de você. Parece um filme de terror.

Existem aproximadamente trezentas espécies de vermes parasitas que podem infestar os humanos. Embora apenas cerca de uma dúzia dessas espécies esteja disseminada, ainda infectam até 2 bilhões de pessoas, quase um terço da humanidade. A maioria das espécies tende a estabelecer infecções crônicas estáveis que podem persistir por até vinte anos, enquanto ovos ou larvas forem expelidas com seu cocô. Os vermes parasitas prosperam em regiões subdesenvolvidas, onde condições insalubres e água sem tratamento se combinam em um ambiente perfeito para parasitas que saem do corpo por um lado e entram por outro.[1]

Ter o corpo infestado por vermes parasitas não é uma experiência agradável. Veja os ancilostomídeos, por exemplo, parasitas que têm cerca de 1,27 cm e vivem em suas entranhas. Eles se prendem às paredes do intestino e podem causar grande per-

---

1 Infelizmente, como as infestações de vermes parasitas estão relacionadas à pobreza e ao baixo desenvolvimento de infraestrutura, há um problema adicional. Se você sofre de desnutrição, um verme parasita se torna um problema muito maior do que se você estiver bem alimentado. O que faz sentido porque, basicamente, o verme está dentro de você porque quer roubar seus nutrientes. Se você tem dificuldade em obter calorias suficientes para si mesmo, ter invasores em seu corpo pode enfraquecer seriamente todo o seu sistema. Assim, são as pessoas menos afortunadas que padecem da maioria desses parasitas.

Os parasitas e como seu sistema imunológico sente falta deles

da de sangue. Isso, por sua vez, pode causar anemia, a falta de hemácias saudáveis para transportar oxigênio para seus órgãos e tecidos, enfraquecendo todo o corpo. As pessoas infestadas têm uma palidez amarelo-esverdeada e ficam cansadas, fracas e geralmente com pouca energia. Os ancilostomídeos produzem ovos que saem pelas fezes e, quando os ovos se transformam em larvas, perfuram a pele de um novo hospedeiro e migram para os pulmões, de onde acabam no intestino delgado novamente, para repetir o ciclo mais uma vez.

Ok, obrigado. Ou melhor: não, obrigado.

Realmente, vermes parasitas não são nada divertidos. Até bem recentemente na história da humanidade, as infecções por vermes eram generalizadas e praticamente inevitáveis.[2]

O estranho mecanismo do anticorpo IgE de repente faz muito sentido contra os vermes parasitas. Sob a escala de uma célula imunológica, os vermes são monstros gigantes, alcançando o céu além do horizonte.

Para atacá-los é preciso chegar com um soco para ter alguma esperança de causar danos. Matar um verme e livrar o corpo de sua presença requer muito esforço combinado do sistema imunológico. Milhões de anos atrás, o sistema imunológico dos nossos ancestrais elaborou uma estratégia: o primeiro estágio é identificar o verme e preparar um ataque brutal.

Dessa maneira, quando o verme é reconhecido pela primeira vez – provavelmente perto das regiões fronteiriças do corpo –, as células B especiais localizadas perto da pele ou nos tratos respiratórios ou intestinais começam a se preparar produzindo grandes quantidades de anticorpos IgE. Esses anticorpos IgE "preparam" seus mastócitos – se você considerá-los bombas de mastócitos, os anticorpos IgE os ativam e removem os pinos de segurança. Se o sistema imunológico encontrar o verme novamente, os mastócitos podem se conectar a ele com os anticorpos IgE em suas superfícies e vomitar suas armas agressivas diretamente no verme, de muito perto. Não apenas a mistura de produtos químicos danifica e prejudica o verme, mas a inflamação severa e imediata que os mastócitos desencadeiam alerta o resto do sistema imunológico. Macrófagos e neutrófilos vão invadir e continuar a atacá-lo. Os basófilos serão alertados pela comoção, certificando-se de que o ataque não será esgotado antes que o verme seja realmente morto. E os eosinófilos da medula óssea chegam mais tarde e continuam a atacar o verme e seus eventuais companheiros pelas próximas horas e dias.

---

2 Na verdade, essas infecções ainda ocorrem em regiões mais pobres.

Com esse esforço combinado dessas várias células, parasitas como vermes podem ser mortos pelo sistema imunológico. Esse é um bom momento para se surpreender novamente com a enorme variedade de perigos que nossos ancestrais tiveram de enfrentar – e como seu sistema imunológico encontrou maneiras de lidar com todos eles. Mas estávamos falando originalmente sobre alergias, então vamos encontrar o vínculo com nossos horríveis inimigos.

Como você pode imaginar, os vermes parasitas não estão nada felizes com IgEs e mastócitos e em serem atacados – já que são seres vivos especializados em... bem... sendo parasitas, evoluíram para lidar com nossas defesas sempre que possível. Nesse caso, isso quer dizer: acabar com a sua defesa. Os vermes parasitas que se adaptaram aos humanos são capazes de modificar e recalibrar quase todas as facetas do sistema imunológico de seu hospedeiro. Eles empregam uma ampla gama de mecanismos imunossupressores. Ou simplesmente: os vermes liberam uma infinidade de substâncias químicas para reduzir e modular o sistema imunológico e, consequentemente, enfraquecê-lo.

Isso desencadeia várias consequências, algumas intencionais e outras não. Para começar, um sistema imunológico mais fraco é menos eficaz na prevenção de infecções por vírus e bactérias e pode ter mais dificuldade em capturar células cancerígenas antes que elas se tornem uma ameaça mortal. Mas nem todos os efeitos são realmente ruins. Os vermes suprimem os mecanismos que causam reações inflamatórias, alergias e doenças autoimunes.

Aprenderemos um pouco mais sobre doenças autoimunes no próximo capítulo. Mas, em poucas palavras, se o sistema imunológico for regulado para ser menos agressivo, ele também não poderá causar tantos danos ao corpo. Devido a esse fato, alguns cientistas argumentam que a falta de vermes em humanos no mundo desenvolvido é algo bizarro para o sistema imunológico, porque ele evoluiu supondo que você sofreria com parasitas regularmente.

Nossos ancestrais eram basicamente indefesos quando se tratava de vermes parasitas. Eles não tinham drogas para combatê-los, não entendiam a natureza da higiene e muitas vezes não tinham acesso a água potável no ambiente em que viviam. Então seus corpos, a contragosto, tiveram de se adaptar a infestações frequentes, se não permanentes. Uma dessas adaptações pode ter sido aumentar a agressividade do sistema imunológico. Basicamente, tornando-o um tanto agressivo demais, de modo que, apesar dos efeitos supressores dos vermes, continuava forte o suficiente para lidar com infecções e infestações por patógenos. Uma espécie de pacto com as trevas que nosso sistema imunológico teve de fazer milhões de anos atrás.

Em termos evolutivos, nas últimas centenas de anos, nos países desenvolvidos, os humanos perderam seus convidados vermes parasitas. O sucesso do sabão e da higiene e a separação clara entre cocô e água potável destruíram os ciclos de vida da maioria dos vermes que viviam dentro de nós. Os vermes restantes foram exilados graças aos remédios e à medicina moderna.

Isso deixou nosso sistema imunológico de repente sem o inimigo que o manteve sob controle por milhões de anos. E pode ser que ainda opere sob a suposição de que os vermes o estão enfraquecendo e de que precisa reagir de modo ainda mais agressivo.

Se essa ideia geral for verdadeira, pode explicar boa parte das doenças causadas por sistemas imunológicos muito agressivos em pessoas sem vermes, principalmente alergias e doenças inflamatórias. E não apenas isso – a falta de vermes deixa muitas de nossas células sem o inimigo contra o qual foram obrigadas a lutar regularmente. Portanto, a ideia faz sentido: sem estimulação de vermes, essas armas passam a encontrar novos alvos.

No entanto, embora os vermes parasitas possam ser uma peça do quebra-cabeça, sozinhos não são suficientes para explicar o aumento da prevalência de alergias e o crescimento de um conjunto de distúrbios muito mais graves que afetam milhões de pessoas: as *doenças autoimunes*. É o que acontece quando o sistema imunológico pensa que seu corpo é *outro* – e que precisa ser destruído.

40 Doença autoimune

SEU CORPO LEVA A AUTOIMUNIDADE MUITO A SÉRIO, COMO APRENDEMOS OBSERVANdo a Universidade de Assassinos do Timo, onde apenas as células que podiam distinguir o *próprio* do *outro* tinham permissão para viver. Essa postura fica evidente diante dos muitos obstáculos pelos quais as células T e células B precisam passar antes que possam ser ativadas e realmente comecem a fazer seu trabalho. Mas, ainda assim, apesar de todos os mecanismos de segurança e diferentes camadas que supostamente impedem que seu sistema imunológico ataque seu próprio corpo, as coisas podem dar muito errado. Os mecanismos de segurança podem falhar em uma sequência tão azarada de eventos que seu sistema imunológico pensa que o corpo que deve proteger é o inimigo que precisa matar.

Seria como se o exército de uma nação subitamente apontasse suas armas para suas próprias cidades e infraestruturas indefesas. Destruindo estradas, bombardeando casas e escolas, atirando em trabalhadores da construção civil, baristas e médicos que estão apenas tentando manter a sociedade funcionando. Seria ainda pior porque, se os militares atacassem seu próprio país e estivessem realmente determinados, quem, exatamente, poderia detê-los? De certa forma, é assim que são as doenças autoimunes. Enquanto as células civis tentam manter tudo em pé, obter recursos para todos e manter a infraestrutura corporal e os órgãos intactos, partes do exército destroem tudo novamente e aniquilam civis.

As doenças autoimunes não acontecem por acaso. Para a maioria das pessoas, elas são um caso colossal de azar. Embora, obviamente, as coisas sejam um pouco mais complicadas na realidade, podemos elencar aqui alguns princípios básicos. Em poucas palavras, na autoimunidade, suas células T e B são capazes de reconhecer proteínas usadas por suas próprias células. Autoantígenos. Os antígenos do *próprio*. *Os seus.*

Pode ser uma proteína na superfície de uma célula do fígado, uma importante molécula que o mantém vivo, como a insulina, ou uma estrutura que faça parte de um nervo, por exemplo. Se as células T e B equivocadas se conectarem a esses autoantíge-

Doença autoimune

nos, seu sistema imunológico adaptativo monta uma resposta imunológica contra o seu próprio corpo. Assim, partes do seu sistema imunológico não são mais capazes de distinguir corretamente o *próprio* do *outro* – elas pensam que o *próprio É outro*. E isso é ruim em vários graus: de incômodo – por arruinar a qualidade de vida – a mortal.

O que precisa dar errado para que o sistema imunológico fique tão terrivelmente confuso? Bem, existem algumas etapas, algumas condições que precisam ser atendidas.

Em primeiro lugar, as moléculas do MHC precisam ser fisicamente capazes de se juntar ao seu próprio autoantígeno de forma eficiente. Isso tem a ver, principalmente, com a genética e, como tudo que está gravado em nosso código genético, má sorte. Você não pode escolher seus pais e não pode escolher sua composição genética. (Pelo menos ainda não.) Em um capítulo anterior, falamos sobre o fato de que as moléculas do MHC variam muito entre os indivíduos e apresentam algumas centenas de formas ligeiramente diferentes. Nem todas essas formas são ótimas; apenas por capricho da natureza, alguns tipos são muito bons em apresentar autoantígenos. Existe um risco hereditário de autoimunidade que varia entre todos nós – então, embora todos possam desenvolver doenças autoimunes, as chances são maiores para alguns, aqueles com genes que produzem tipos específicos de moléculas do MHC. Mas apenas uma predisposição genética não é suficiente.

O segundo requisito para que uma doença autoimune se desenvolva é produzir uma célula T ou B que seja realmente capaz de reconhecer o autoantígeno e que não seja morta pelo seu próprio corpo. A cada dia você produz bilhões de células T, por exemplo, e por puro acaso milhões virão com receptores que podem reconhecer o autoantígeno de forma eficiente. A maioria dessas células não sobrevive ao treinamento no timo ou na medula óssea, mas às vezes esses mecanismos falham e elas podem ser liberadas na circulação. Agora, é possível que você tenha algumas células T ou B que possam causar uma doença autoimune. Mas a existência delas por si só ainda não é o suficiente; elas precisam ser ativadas.

E aqui fica muito complicado. Passamos boa parte deste livro falando sobre o fato de que seu sistema imunológico adaptativo não se ativa sozinho. Ele precisa que o sistema imunológico inato tome a decisão de ativá-lo. Para isso, primeiro é necessário um campo de batalha, ou seja, um ambiente em que as células imunológicas inatas podem provocar o aumento de uma resposta imunológica. É difícil afirmar exatamente como essas coisas acontecem e ainda mais difícil de observá-las nos seres humanos – as pessoas adoecem o tempo todo, mas é muito raro as infecções não se-

Imunidade

rem eventualmente controladas. No entanto, para a maioria das doenças autoimunes, tudo indica que sigam as seguintes etapas:

- Etapa 1: Há indivíduos com predisposição genética. (Não se trata de uma etapa obrigatória, mas isso aumenta muito as chances de desenvolver uma doença autoimune.)
- Etapa 2: Eles produzem células B ou T capazes de reconhecer um autoantígeno.
- Etapa 3: Uma infecção provoca o sistema imunológico inato e ele ativa essas células B ou T defeituosas.

Como exatamente as infecções causariam doenças autoimunes? Embora essa questão ainda não esteja totalmente respondida, uma ideia popular entre os imunologistas é chamada de *mimetismo molecular*. Basicamente, significa que os antígenos dos micro-organismos podem ter formas semelhantes às das proteínas das células, os autoantígenos. Isso pode acontecer por acidente. Certas formas são úteis no mundo micro, e, embora haja uma grande variedade e muitas possibilidades, algumas delas ainda podem ser parecidas.

Mas alguns patógenos também tentarão imitar as formas do hospedeiro, o que faz muito sentido, já que podemos observar bastante esse mecanismo no reino animal: a camuflagem é extremamente benéfica se você precisar sobreviver em um mundo de caçadores. E assim, de borboletas que tentam parecer folhas a perdizes brancas que se misturam à neve e crocodilos que desaparecem na água lamacenta, uma grande variedade de animais tenta ser o mais difícil de detectar possível. Para um vírus patogênico ou uma bactéria, o tecido humano é uma selva cheia de predadores furiosos que os procuram, então imitar o ambiente para se tornar mais difícil de ser detectado é uma estratégia eficaz.

Para explicar esse conceito corretamente, vamos adicionar um pouco mais de detalhes a uma simplificação que fizemos até agora. Quando falamos da maior biblioteca do universo, dissemos que cada célula T e B é feita com um receptor especial para reconhecer *exatamente um antígeno específico*.

Bem, isso é um pouco mais complexo. Na realidade, a gama de receptores T e B individuais é um pouco mais ampla. Cada receptor é *extremamente eficiente* em reconhecer um antígeno específico, embora também possa se conectar a alguns outros.

Assim, um receptor de célula B, por exemplo, pode ser extremamente eficiente em reconhecer um antígeno específico e razoável em reconhecer, digamos, oito outros antígenos diferentes que se assemelham, mas não são exatamente iguais.

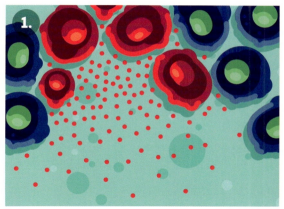

Tudo começa com um patógeno que infecta o corpo.

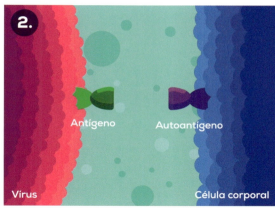

O vírus tem um antígeno semelhante a um autoantígeno.

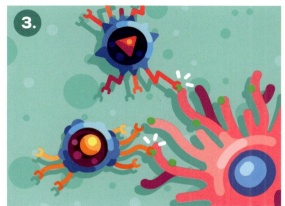

Após recolher amostras do campo de batalha, uma célula dendrítica ativa as células T, que podem se conectar tanto ao antígeno como ao autoantígeno.

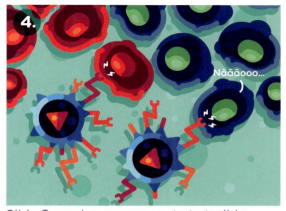

Células T assassinas começam a matar tanto células infectadas como saudáveis, caso apresentem autoantígenos.

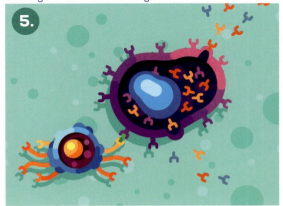

Enquanto isso, a célula T auxiliar ativa as células B. Depois de se otimizarem, liberam *autoanticorpos* que se conectam às suas próprias células e as marcam para a morte.

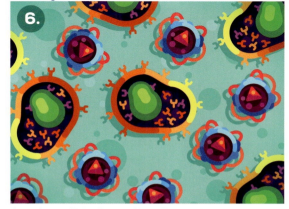

Quando as células B e as células T assassinas se transformam em células de memória, a resposta autoimune vira uma doença autoimune crônica.

É como quando você está montando um quebra-cabeça e encontra duas peças que *quase* se encaixam perfeitamente. Como ainda há espaço, elas podem se prender uma à outra se você der um jeitinho.

Agora vamos imaginar, na prática, como você poderia desenvolver uma doença autoimune. Em nosso exemplo, tudo começa com um patógeno, talvez um vírus que tenha um antígeno semelhante a um autoantígeno. Poderia, por exemplo, ser semelhante a uma proteína comum que está dentro das células. Quando o vírus entra no corpo e começa a trabalhar, as células civis, os macrófagos e as células dendríticas liberam grandes quantidades de citocinas, provocando a inflamação. Isso aciona as células dendríticas, que vão coletar amostras do antígeno do vírus – muito semelhante ao nosso autoantígeno –, e leva as células próximas ao campo de batalha a produzir mais moléculas do MHC de classe I e a exibir mais de suas proteínas internas.

No linfonodo mais próximo, a célula dendrítica pode encontrar uma célula T auxiliar ou uma célula T assassina que pode se conectar extremamente bem ao antígeno do inimigo. *Sendo o antígeno semelhante a um autoantígeno, o receptor das células T também é bastante eficiente em se conectar ao autoantígeno.* As células T assassinas entram no campo de batalha e começam a matar as células infectadas, mas não só elas: também encontram células saudáveis que apresentam em suas vitrines o autoantígeno, aquele que é semelhante ao antígeno do vírus. Assim, as células T assassinas começam a matar células civis perfeitamente inocentes e saudáveis. Agora, o cenário de uma infecção real sendo ativada imediatamente se torna crucial. Como as células T assassinas são estimuladas e ativadas pela infecção, por todas as citocinas e sinais de batalha corretos, algumas delas se transformarão em células T assassinas de memória. Mesmo depois que a infecção real for eliminada, essas células encontrarão o autoantígeno apresentado pelas células civis e simplesmente presumirão que ainda há muitos inimigos ao redor.

Assim que isso acontece, a reação autoimune acidental se transforma em uma doença autoimune. Agora o sistema imunológico adaptativo pensa que foi ativado para combater o autoantígeno e as células do corpo que o apresentam. E por que seria diferente? Seguindo a lei de Murphy, tudo o que pode dar errado vai dar errado, e todas as condições para uma ativação adequada foram cumpridas. Mas ainda pode piorar! Enquanto isso, a célula T auxiliar ativada começa a ativar as células B que podem acidentalmente se ajustar ao autoantígeno!

Lembre-se: quando as células B ativadas iniciam um processo de otimização para refinar seus anticorpos, sofrem mutações e produzem muitas variantes diferentes para que possam se tornar muito melhores no combate a um inimigo. Mas, nesse caso, elas podem de fato se otimizar para o autoantígeno. Na pior das hipóteses, se uma célula B receber um sinal de confirmação de uma célula T auxiliar, o sistema imunológico produzirá células plasmáticas que liberam *autoanticorpos* que se conectam às suas próprias células e as marcam para a morte.

E quando as células B amadurecem e se transformam em células plasmáticas, as células de memória são criadas como subproduto. Então, de repente, na medula óssea, as células plasmáticas de vida longa começam a bombear regularmente autoanticorpos contra seu próprio corpo. Eles viverão por anos e décadas. Depois que seu sistema imunológico adaptativo produz células de memória contra suas próprias células, é certo que será reestimulado repetidas vezes – assim como os autoantígenos estão por toda parte dentro de seu corpo. Essas células agora se encontram em um mundo gigante onde todo mundo é inimigo – é como a piada do cara dirigindo na rodovia quando a esposa liga para avisá-lo que ouviu no rádio que há um motorista dirigindo no sentido errado. Ele responde com a voz muito angustiada: "Querida, não é um, são centenas!".

Não importa quantas células civis o sistema imunológico mate, o corpo produzirá mais delas – a consequência disso é uma inflamação crônica, a ativação crônica do sistema imunológico. As células imunológicas equivocadas pensam que estão perpetuamente cercadas por inimigos e agem como tal.

Apesar de estarmos falando sobre um conjunto diversificado de doenças diferentes, existem muitos sintomas comuns entre todas elas: fadiga, erupções cutâneas, comichão e outros problemas de pele, febre, dor abdominal e uma variedade de problemas digestivos, dor e inchaço nas articulações. A autoimunidade raramente é fatal, não é o tipo de doença que mata. Porém, deixa a vida miserável e desgastante. As opções de tratamento são um tanto limitadas – afinal, para eliminar a raiz das doenças autoimunes, seria necessário encontrar as células de memória individuais entre bilhões de células B e T que atacam o autoantígeno e matá-las. De forma que, pelo menos por enquanto, não há cura para a autoimunidade – quando alguém a tem, precisa aprender a lidar com isso. Para aliviar a dor e a inflamação, geralmente as doenças autoimunes são tratadas com uma variedade de medicamentos que suprimem o sistema imunológico, principalmente a inflamação, e, como você pode imaginar, esses remédios não são lá grande coisa. Podem aliviar os sintomas de autoimunidade, tornando o sistema imunológico mais fraco e menos propenso a atacar o corpo, mas também deixam o paciente mais vulnerável a infecções.

Imunidade

Um parêntese: anergia

UMA BREVE OBSERVAÇÃO SOBRE A *ANERGIA*, UMA TÁTICA PASSIVA E BASTANTE ENGE-nhosa que o sistema imunológico utiliza para desativar as células T que são autor-reativas, ou seja, capazes de reconhecer nossas próprias células.

Primeiro, deixe-me esclarecer mais uma "simplificação" (o que soa muito melhor do que "mentira conveniente que facilitou nossa chegada ao ponto em que estamos agora"). Falamos muito sobre as células dendríticas e expliquei que elas começam a recolher amostras de um campo de batalha quando são ativadas. Bem, não é exata-mente assim. Na verdade, elas estão em um modo de amostragem constante o tem-po todo. Mesmo que não haja perigo, algumas células dendríticas, por exemplo, na pele, coletarão amostras das coisas que flutuam no ambiente natural e saudável en-tre as células – presume-se que boa parte do material coletado seja autoantígeno – e depois viajarão para os linfonodos para mostrar ao sistema imunológico adaptativo o que foi encontrado.

Você poderia perguntar agora: mas por que isso é uma boa ideia? Uma célula dendrítica que coleta autoantígenos não causaria doenças autoimunes? Bem, pense novamente: qual é uma das principais funções do sistema imunológico inato? For-necer *um contexto* para o sistema imunológico adaptativo. Portanto, uma célula den-drítica que se desloca para um linfonodo com uma mensagem de que "está tudo bem, é isso o que tenho para lhe mostrar" pode realmente prevenir doenças autoimu-nes. Porque, no fundo, o que ela está fazendo é "caçar" as células T *autorreativas*, isto é, células capazes de associar as moléculas do MHC delas ao autoantígeno. Se a cé-lula dendrítica encontrar uma dessas células T autorreativas por mero acaso, se co-nectará a ela para impedi-la de cometer mais erros.

Lembra-se do "beijo" que a célula dendrítica dá às células T para ativá-las? O si-nal de confirmação que diz à célula T que o perigo é real?

Bem, se não houver perigo, a célula dendrítica retém esse sinal de beijo. E uma célula T que recebe um sinal de ativação em suas moléculas do MHC, mas nenhum beijo amoroso na bochecha, se desativa. Não morre imediatamente, mas não pode ser novamente ativada. É carta fora do baralho a partir de agora, apenas flutuando pelo resto da vida antes de se destruir sem causar barulho. Então, como um ruído de fundo constante quando você não está doente ou ferido, seu sistema imunológi-co inato usa o tempo livre para combater doenças autoimunes de forma discreta. É extremamente fascinante o nível de sistemas sobrepostos e a harmonia com que, de

Doença autoimune

mil e uma maneiras, todos os diferentes princípios de ativação e regulação trabalham juntos para garantir sua proteção. O concerto do sistema imunológico utiliza todos os instrumentos disponíveis para mantê-lo seguro.

Bem, agora que falamos sobre alergias e autoimunidade, vamos nos aventurar um pouco e entender por que tantas pessoas parecem ser afetadas por elas.

41 A hipótese da higiene e os velhos amigos

A ÚLTIMA METADE DO SÉCULO XX VIU DUAS LINHAS DE TENDÊNCIA REALMENTE ES-tranhas e contraintuitivas nos países desenvolvidos. Enquanto doenças infecciosas perigosas como varíola, caxumba, sarampo e tuberculose foram repelidas com su-cesso e, em alguns casos, beiraram a erradicação, outras doenças e distúrbios come-çaram a crescer ou até dispararam. Os índices de doenças como esclerose múltipla, febre do feno, doença de Crohn, diabetes tipo 1 e asma aumentaram em até 300% no século passado. Mas isso não é tudo: parece ser possível estabelecer uma relação direta entre o quão desenvolvida e rica é uma sociedade e o percentual de sua popu-lação que sofre de algum tipo de alergia ou distúrbio autoimune.

O número de novos casos de diabetes tipo 1 é dez vezes maior na Finlândia do que no México e 124 vezes maior do que no Paquistão. Cerca de uma a cada dez crianças em idade pré-escolar nos países ocidentais sofre de alguma forma de alergia alimen-tar, enquanto na China continental são cerca de duas a cada cem. A colite ulcerativa, uma doença inflamatória intestinal desagradável, é duas vezes mais prevalente na Eu-ropa Ocidental do que na Europa Oriental. Cerca de 20% de todos os norte-america-nos sofrem de alergias. Há dois fatores em comum nesses casos: ou o sistema imu-nológico está reagindo exageradamente a um gatilho aparentemente inofensivo, como pólen, amendoim, excrementos de ácaros ou poluição do ar (em outras pala-vras: alergias), ou está indo um passo adiante e atacando e matando células civis, pro-cessos que conhecemos como distúrbios autoimunes, como diabetes tipo 1. Tudo isso enquanto os humanos estão morrendo menos de infecções.

No final dos anos 1980, um cientista observou que a taxa de certas alergias esta-va ligada ao número de irmãos que uma criança tinha. Então ele questionou se o "contato anti-higiênico" entre irmãos levaria a taxas mais altas de infecção durante a infância e se isso poderia ter um efeito protetor contra alergias. E assim nasceu a *hipótese da higiene*, que quase de imediato foi vítima do seu próprio apelo. A men-

A hipótese da higiene e os velhos amigos

sagem era direta demais, perfeita demais, e encaixava-se muito bem no espírito da época.

A mensagem era clara: em nosso fervor para nos livrarmos das causas das doenças, os humanos tornaram-se muito limpos e estéreis e cometeram um pecado contra a natureza, e agora sofremos distúrbios imunológicos por causa disso! Parecia lógico que o sistema imunológico humano realmente precisasse de infecções prejudiciais para funcionar adequadamente. A solução parecia ser igualmente fácil e direta! Basta ser menos limpo, parar de lavar as mãos, talvez comer um pouco de comida estragada, cutucar o nariz. Resumindo: exponha você e seus filhos a micro--organismos e quem sabe até contraia mais doenças infecciosas para treinar seu sistema imunológico!

Porém, como tantas vezes acontece com o sistema imunológico, a realidade parece ser muito mais complicada e sutil. Hoje, muitos cientistas estão bastante irritados com a forma como a hipótese da higiene permeou a cultura e o pensamento popular. Porque leva a conclusões "instintivas" de leigos que são, no mínimo, extremamente questionáveis, se não totalmente erradas. Por exemplo, um conceito amplamente difundido é o de que é bom contrairmos doenças porque sobreviver a elas nos fortalece, visto que essa era a maneira natural como os humanos funcionavam no passado.[1]

Talvez precisemos de bactérias hostis como parceiras de treino para nos fortalecermos, e talvez esse mecanismo de treinamento imunológico tenha sido destruído pelo mundo moderno com toda a sua medicina sofisticada e tecnologia.

---

1 Em geral, nesses apelos, o que preocupa é a própria ideia de que algo natural seja, de alguma forma, melhor. A natureza não se importa com você ou com qualquer indivíduo. Seu cérebro, corpo e sistema imunológico foram construídos sobre os ossos de bilhões de seus supostos ancestrais que não foram rápidos o suficiente para escapar de leões, foram mortos por uma infecção leve ou foram apenas um pouco piores em extrair os nutrientes da comida que ingeriam. A natureza nos deu doenças encantadoras como varíola, câncer, raiva e vermes parasitas, que se deleitam com nossos corpos. A natureza é cruel e não toma nenhum tipo de cuidado com você. Nossos ancestrais lutaram com unhas e dentes para construir um mundo diferente para si mesmos, um mundo sem todo esse sofrimento, dor e horror. Consequentemente, devemos comemorar e nos maravilhar com o enorme progresso que fizemos como espécie. Embora obviamente ainda tenhamos um longo caminho a percorrer e o mundo moderno tenha muitas desvantagens, a noção de que "natural é melhor" é algo que apenas pessoas que não vivem na natureza dizem e que se esqueceram por que nossos ancestrais se esforçaram tanto para escapar dela.

Discutir esse tópico é um pouco delicado, porque a comunidade científica ainda não chegou a um consenso e ainda há muito o que não sabemos ou entendemos sobre a microbiota ao nosso redor, nosso microbioma pessoal e a interação com nosso sistema imunológico. Uma das coisas que as conclusões "instintivas" sobre higiene e seus supostos perigos não levam em conta é a coevolução do nosso sistema imunológico e de todo o resto ao nosso redor. Quando os sistemas imunológicos de nossos ancestrais, centenas de milhares de anos atrás, se adaptaram ao ambiente, as coisas eram muito diferentes de hoje.

É claro que nossos ancestrais caçadores e coletores ficaram doentes. É impossível obter números exatos, mas alguns cientistas estimam que até uma em cada cinco pessoas morreu de infecções por patógenos.

Mas as doenças não eram as mesmas de hoje. Para começar, os parasitas animais eram um problema muito maior do que são hoje em dia. Piolhos, da cabeça e do corpo, carrapatos e especialmente vermes eram comuns. As infestações por vermes não são algo com que a maioria das pessoas nos países desenvolvidos tenha de se preocupar hoje, enquanto no passado podem ter sido tão frequentes e inevitáveis que nosso sistema imunológico precisou encontrar um modo de coexistir com eles a contragosto. Mas já discutimos isso no último capítulo, então fique tranquilo, estamos fartos de parasitas! Nosso sistema imunológico não teve de lidar apenas com vermes, mas também com algumas espécies de vírus, como o da hepatite A, e de bactérias, como a *Helicobacter pylori*, que simplesmente não conseguia erradicar e com as quais tinha de conviver.

Além disso, a maioria das doenças que conhecemos hoje era praticamente ausente nas comunidades de caçadores-coletores, como sarampo, gripe e até o resfriado comum. Porque a maioria dos piores patógenos bacterianos e virais que causam doenças infecciosas e deixam nossas vidas miseráveis nos tempos modernos são novos para nossa espécie em termos evolutivos.

No mundo em que o sistema imunológico humano evoluiu, centenas de milhares de anos atrás, as doenças infecciosas não se tornavam um grande problema porque, com poucas exceções, quando você sobrevive a uma doença infecciosa, geralmente não a pega novamente. Ou ela te matava, ou te deixava completamente imune a ela pelo resto da vida. Durante a maior parte da história humana, nossa espécie viveu em pequenas tribos dispersas e, para todos os efeitos, bastante isoladas umas das outras. Uma doença infecciosa simplesmente não podia se transformar em uma ameaça perigosa e se estabelecer com eficácia em nossos ancestrais, porque, se in-

A hipótese da higiene e os velhos amigos

fectasse uma tribo, infectaria todas as pessoas disponíveis em pouco tempo e depois morreria, porque não haveria mais ninguém para atacar. Portanto, nossa evolução não precisou considerar muito esses tipos de patógeno.

À medida que nos tornamos agricultores e moradores da cidade, nosso estilo de vida mudou para sempre – assim como as doenças que nos atacavam. Viver em sociedade, perto uns dos outros, criou um terreno fértil perfeito para doenças infecciosas. De repente, em termos evolutivos, havia centenas ou mesmo milhares de vítimas disponíveis. Como nossos ancestrais não conheciam a natureza dos micro-organismos nem higiene básica, e ainda não possuíam ferramentas como sabão e encanamento no interior das casas, não havia muito o que fazer – pelo contrário, a falta de conhecimento piorava as coisas.

E quando começaram a domesticar animais e a viver junto com eles em locais próximos, muitas vezes até dormindo nos mesmos cômodos, alguns patógenos vieram à tona. Nosso novo estilo de vida acabou sendo o ambiente perfeito para que os patógenos de nossos novos amigos animais se adaptassem aos humanos, e vice-versa. Como consequência, praticamente todas as doenças infecciosas que conhecemos hoje surgiram nos últimos 10 mil anos. De cólera, varíola, sarampo, gripe e resfriado comum a catapora.

E novamente nos deparamos com a higiene. A higiene é extremamente importante para nos proteger de todas essas doenças. Nos últimos duzentos anos, à medida que descobríamos um minúsculo mundo com seus trilhões de habitantes, começamos a lavar as mãos e a limpar e separar nosso suprimento de água dos lugares onde defecamos. Envolvemos nossa comida em material estéril e a colocamos em lugares frios para que os patógenos não pudessem usá-la como um atalho para nossos intestinos. Começamos a desinfetar as coisas que utilizamos para fazer cortes cirúrgicos nas pessoas e a limpar adequadamente os utensílios em que preparamos nossa comida. A higiene é muitas vezes confundida com limpeza, mas devemos realmente entendê-la como um método que tem como objetivo remover micro-organismos potencialmente perigosos dos principais locais e situações em que eles podem nos adoecer.

A higiene realmente beneficia a saúde da nossa espécie. E isso é tão importante que vale a pena repetir: *os micro-organismos que estão causando doenças infecciosas são relativamente novos em nossa biologia*. Nossos corpos e sistemas imunológicos não tiveram centenas de milhares de anos para evoluir ao lado deles. Sobreviver ao sarampo não te deixa mais forte, só torna sua vida ruim por duas semanas. E se o seu sistema imunológico não estiver em boa forma, também pode matá-lo. Patógenos perigosos são, de fato, perigosos.

Água limpa salvou literalmente centenas de milhões de vidas. A higiene, desde lavar as mãos com regularidade até garantir que seus alimentos sejam armazenados de maneira adequada, é incrivelmente importante – tão importante quanto as vacinas, se não mais. A higiene também é uma linha de defesa crítica que nos mantém a salvo de contrair infecções perigosas, como pandemias globais, por exemplo. Tossir nos cotovelos, lavar as mãos com regularidade e de forma adequada e usar máscaras nos faz ganhar tempo para intervenções em larga escala, como vacinas ou medicamentos. A higiene reduz a necessidade de prescrever antibióticos, o que combate automaticamente a resistência a eles. E protege as pessoas mais vulneráveis da sociedade, como crianças pequenas e idosos, imunocomprometidos, pacientes que passam por quimioterapia ou sofrem de distúrbios genéticos.

Contudo, é importante distinguir as palavras. Higiene e limpeza não são a mesma coisa. Por exemplo, a ideia de que eliminamos todos os micro-organismos de nossas casas e de que vivemos em um mundo estéril não poderia estar mais longe da verdade. Quando você termina de esfregar o chão e de limpar cuidadosamente a cozinha e o banheiro, em pouco tempo sua casa estará novamente repleta de micróbios, mesmo que tenha usado produtos de limpeza antimicrobianos. Micróbios governam este planeta e também a sua casa.

Ok, vai. Higiene é bom. Mas se não é a higiene que devemos culpar, qual é a causa do aumento acentuado das deficiências imunológicas nos últimos cinquenta anos? Bem, a explicação pode ser um tanto contraintuitiva, porque tudo tem a ver com micróbios, mas de uma maneira diferente. Parece que, para treinar o sistema imunológico, você precisa sair com *amigos inofensivos*. Seu sistema imunológico precisa de encontros agradáveis para aprender quando ser gentil e tolerante. Essa versão mais sutil de observar as interações com os micróbios ao nosso redor recebeu alguns nomes diferentes, mas possivelmente o melhor deles seja *hipótese dos velhos amigos*, que se relaciona muito mais ao nosso processo evolutivo.

Por milhões de anos, nossos corpos e sistemas imunológicos evoluíram lado a lado e em conjunto com organismos que vivem na lama, em meio à sujeira e às plantas ao nosso redor. Bem no começo deste livro, mencionamos que você é uma biosfera cercada por invasores querendo entrar. Mas é muito mais que isso. É também um ecossistema onde micro-organismos de todos os tipos convivem com você. Seu corpo gostaria de se livrar de alguns, mas não pode e precisa aprender a se relacio-

A hipótese da higiene e os velhos amigos

nar com eles. Outros são neutros, e um grupo enorme é diretamente benéfico para sua saúde. Essas comunidades de *micro-organismos comensais* são tão essenciais para sua sobrevivência e saúde quanto qualquer um de seus órgãos. Uma das tarefas mais importantes deles é treinar sua imunidade.

Quando você nasce, seu sistema imunológico é como um computador. Tem um disco rígido e um sistema operacional. Em teoria, é capaz de fazer muitas coisas. Mas não tem muitos *dados*. Precisa aprender quais são os programas a serem executados e quando. Quem é um inimigo e quem pode ser tolerado. Assim, durante os primeiros anos da sua vida, ele recolhe informações do seu ambiente e dos micro--organismos que encontra.

Ele faz isso processando "dados" que coleta de interações com micróbios. Se não obtiver dados microbianos satisfatórios e não puder aprender o suficiente, aumentará o risco de crescer excessivamente agressivo e, mais tarde, de atacar substâncias inofensivas, como amendoim ou pólen.

Um estudo realmente famoso lançou alguma luz sobre como o ambiente forma o sistema imunológico na primeira infância. A análise foi feita com dois grupos distintos de agricultores nos Estados Unidos, os amish, em Indiana, e os huteritas, na Dakota do Sul. As origens de ambas as populações remontam a minorias religiosas que emigraram da Europa Central para os Estados Unidos nos séculos XVIII e XIX. Desde então, ambos os grupos não se misturam com outras populações e permanecem geneticamente isolados, vivendo vidas moldadas por convicções religiosas semelhantes e fortes. Os dois grupos revelaram-se objetos de estudo e comparação muito interessantes, porque ambos são geneticamente próximos, o que facilitou ignorar a genética e focar as diferenças de estilo de vida.

E há uma grande diferença entre amish e huteritas: enquanto os amish praticam um estilo tradicional de agricultura, onde as famílias têm suas próprias fazendas com vacas leiteiras e cavalos para o trabalho de campo e para o transporte, e geralmente evitam a tecnologia moderna, os huteritas vivem em grandes fazendas comunais industrializadas, com máquinas e aspiradores de pó, além de outras muitas comodidades do mundo moderno. Em razão disso, os pesquisadores encontraram uma taxa muito maior de micróbios e detritos de micróbios nas casas dos amish em comparação com as residências dos huteritas. As taxas de asma e outros distúrbios alérgicos são quatro vezes maiores entre os huteritas do que entre os amish. Portanto, parece que crescer em um ambiente menos urbano oferece alguma proteção contra distúrbios alérgicos.

Imunidade

Além disso, é justo concluir que um pouco de sujeira não faz mal; na verdade, pode ser bom para você.

Infelizmente (ou felizmente, depende do ponto de vista), a maioria das pessoas não vive mais em fazendas. Hoje não nos cercamos do tipo de ecossistema microbiano diversificado em que evoluímos. Nós nos isolamos de todos os tipos de ambientes naturais. Não há um único fator; são muitos os fatores que, juntos, contribuem para que isso aconteça.

A urbanização do mundo se acelerou drasticamente no último século e em muitos países desenvolvidos a maioria da população vive em cidades. Embora nem todas as cidades sejam selvas feitas puramente de concreto, a distância de algo que se assemelha à natureza, com todas as suas criaturas, faz uma grande diferença microbiana. Essas mudanças são bastante novas em termos evolutivos, porque, até o início do século XIX, a grande maioria da população humana vivia em áreas rurais. Além disso, coincidiram com o fato de que, aos poucos, nas últimas décadas, com o advento das tecnologias de entretenimento e informação, da TV à internet, nos acostumamos a passar a maior parte do nosso tempo dentro de casa.

Nos países desenvolvidos, "dentro" significa um ambiente artificial feito de materiais processados que, embora não sejam realmente estéreis, abrigam um ecossistema completamente diferente, um conjunto de micro-organismos diferentes daqueles aos quais nossos ancestrais se ajustaram.

Como dissemos, até muito recentemente na história humana, as pessoas viviam em casas feitas de materiais naturais como madeira, barro e palha, todos cheios de micróbios muito familiares ao nosso sistema imunológico.

Outro fator importante é o que colocamos em nossos corpos. O uso excessivo de antibióticos não era uma questão com a qual nossos ancestrais tinham de lidar porque não havia antibióticos. Não estou dizendo que os antibióticos são ruins – eles criaram um mundo em que nos esquecemos da gravidade de muitos ferimentos e infecções, porque simplesmente podemos tomar alguns comprimidos e não morrer. Mas os antibióticos não são eficientes em discriminar entre bactérias nocivas e úteis, de forma que também matam suas bactérias comensais, suas velhas amigas.

Além da questão da resistência aos antibióticos de patógenos que queremos eliminar, a prescrição excessiva desses medicamentos é um grande problema para o microbioma saudável.

O problema pode começar ainda mais cedo, literalmente no início da própria vida: hoje, uma porcentagem considerável de bebês nasce por cesariana. Isso não é

A hipótese da higiene e os velhos amigos

o ideal, porque, em partos naturais, o bebezinho, aquele minúsculo ser humano, entra em contato próximo e intenso com o microbioma vaginal, e muitas vezes fecal, da mãe. Portanto, o nascimento é, na verdade, um passo importante na preparação microbiana do corpo e do sistema imunológico. O microbioma de crianças pequenas varia significativamente dependendo de como elas nasceram.

Para acrescentar outra peça ao quebra-cabeça do início da vida, menos mães estão amamentando hoje do que no passado. A pele das mães e o leite materno contêm uma vasta quantidade de substâncias que nutrem o microbioma do bebê e também várias bactérias diversificadas. A evolução assegurou que os recém-nascidos tivessem bastante contato com o microbioma da mãe, já reforçado. Tanto as cesarianas como a falta de amamentação estão relacionadas a uma maior taxa de distúrbios imunológicos, como alergias.

Talvez uma das diferenças mais importantes em nosso passado evolutivo seja que as dietas modernas contêm muito menos fibras do que costumavam ter. A fibra é um importante alimento energético para muitas bactérias comensais úteis e amigáveis. O consumo cada vez menor significa que não podemos sustentar e manter essas pequenas bactérias amigas em quantidades necessárias.

Tudo bem, é muita coisa. Infelizmente, não há uma única resposta objetiva e satisfatória. O sistema imunológico é bastante complicado.

Todas essas mudanças no estilo de vida humano não mostraram seus efeitos da noite para o dia. A atrofia dos nossos microambientes microbianos e microbiomas provavelmente foi gradual, e aconteceu apenas no século passado. À medida que cada geração se afastava um pouco do ambiente natural, seus microbiomas se tornavam menos diversificados, e as gerações seguintes os herdavam. Ao longo do tempo, a diversidade média do microbioma nos países desenvolvidos parece ter caído consideravelmente, sobretudo em comparação com os seres humanos que ainda vivem um estilo de vida mais tradicional e rural.

Todos esses fatores juntos provavelmente contribuíram para a situação que temos hoje. Porém, em lugares onde os humanos crescem com mais acesso a micro-organismos que são velhos amigos, o sistema imunológico deve se sair muito melhor. De fato, há muitas observações que apoiam essa ideia.

Mesmo nos países desenvolvidos, vários estudos descobriram que crianças que crescem no campo, principalmente em fazendas, cercadas de animais e com muito mais exposição ao ambiente externo, sofrem significativamente menos de distúrbios imunológicos. Portanto, embora não pareça fazer diferença se uma casa está limpa

Imunidade

ou não, faz diferença se ela estiver cercada por vacas, árvores e arbustos, e se os cães andarem livremente.

Muito bem, mas o que você pode extrair da leitura deste capítulo? Lave as mãos pelo menos sempre que usar o banheiro, limpe seu apartamento, mas não tente esterilizá-lo, e limpe adequadamente os utensílios que usa para preparar a comida.

E deixe seus filhos brincarem na terra.

42 Como turbinar seu sistema imunológico

A ESSA ALTURA, TOMARA QUE PARA VOCÊ O SISTEMA IMUNOLÓGICO TENHA PERDIDO alguns de seus aspectos nebulosos e místicos. Não é uma força mágica que pode ser carregada como um escudo de energia ou uma arma a laser, mas uma dança complexa de bilhões de componentes. Uma bela sinfonia que precisa seguir uma coreografia rigorosa para funcionar em harmonia. Qualquer desvio torna sua resposta imunológica muito fraca ou muito poderosa, e nenhuma delas é boa para o seu bem-estar e sobrevivência. Se você leu o livro até aqui, já sabe mais sobre imunologia do que 99% da população em geral. Então pense nisto: se você pudesse, que componentes do seu sistema imunológico gostaria de turbinar?

Você gostaria de ter macrófagos ou neutrófilos mais agressivos e fortes? Bem, isso significaria uma inflamação maior e mais intensa, mais febre, mais sensação de enjoo e cansaço, mesmo que você se deparasse apenas com infecções pequenas e insignificantes. Que tal células assassinas naturais superfortes para matar mais células infectadas ou cancerígenas? Tudo bem, mas elas poderiam ficar muito empolgadas e comer as células saudáveis que estivessem por perto!

Quer aumentar suas células dendríticas para que elas ativem mais o sistema imunológico adaptativo? Isso drenaria e esgotaria os recursos do seu sistema imunológico, mesmo para pequenos perigos, te deixando vulnerável quando ocorresse uma infecção gravemente perigosa.

Ou talvez você pudesse turbinar suas células T e B, tornando-as muito mais fáceis de serem ativadas, mas isso causaria doenças autoimunes, pois algumas dessas células certamente começariam a atacar seu próprio tecido. Uma vez que seus anticorpos e células T estimulados comecem a matar as células do seu coração ou fígado, não se deterão até que terminem o trabalho.

Mas talvez tudo isso não seja perigoso o suficiente para você. Talvez prefira aumentar seus mastócitos e as células B que produzem anticorpos IgE, a combinação de células responsáveis por alergias. Dessa forma, os alimentos que eram apenas levemente irritantes para o intestino agora causarão diarreia violenta ou reações alérgicas que poderão levar à morte em minutos.

Tudo isso é muito chato? Por que não pensar fora da caixa e aumentar todas as partes reguladoras de seus mecanismos de defesa para que desliguem seu sistema imunológico, te deixando suscetível a infecções mesmo pelos patógenos mais inofensivos? Provavelmente você já entendeu o que estou querendo dizer: *turbinar o sistema imunológico é uma ideia horrível usada por pessoas tentando fazer você comprar coisas inúteis!*

Felizmente, o perigo de você realmente conseguir turbinar seu sistema imunológico é bastante moderado, já que basicamente nada do que você puder comprar legalmente faz isso! Mesmo o mero termo "sistema imunológico forte" é um equívoco. Acima de tudo, você quer um sistema imunológico *equilibrado*. *Homeostase. Agressividade e serenidade.* Você quer dançarinos elegantes que se lembrem muito bem da coreografia e jogadores de rúgbi determinados que queiram esmagar coisas. Entre todas as probabilidades, seu sistema imunológico funciona exatamente como deveria.

Bem, agora espere. Se turbinar o sistema imunológico é tão complicado e perigoso, por que a internet está cheia de produtos que prometem fazer exatamente isso? De café enriquecido a proteína em pó, raízes místicas desenterradas da Floresta Amazônica ou cápsulas de vitaminas, há uma infinidade de coisas que podem ser compradas para "turbinar" seu sistema imunológico.

Na realidade, ninguém sabe quantas células e de que tipos, e em que nível de atividade, são necessárias para que especificamente seu sistema imunológico funcione da maneira ideal. Qualquer um que diga que sabe provavelmente está tentando vender alguma coisa.

Pelo menos por enquanto, não há maneiras cientificamente comprovadas de turbinar diretamente seu sistema imunológico com produtos facilmente disponíveis. E, se houvesse, seria muito perigoso usá-los sem supervisão médica.

A coisa mais importante que você precisa fazer para ter um sistema imunológico saudável é manter uma dieta que forneça todas as vitaminas e nutrientes de que seu corpo precisa. A razão é simples: o sistema imunológico produz constantemente muitos bilhões de novas células, e todas essas células recém-nascidas precisam de recursos para funcionar corretamente. A desnutrição está fortemente associada a um sistema imunológico fraco. Quando você não tem o que comer, está mais suscetível

Como turbinar seu sistema imunológico

a infecções e doenças porque seu corpo precisa tomar decisões difíceis, e o sistema imunológico sofre com isso.

Mas se você seguir minimamente uma dieta equilibrada, com algumas frutas e verduras, obterá todos os micro e macronutrientes para o seu sistema imunológico funcionar bem. Curiosamente, mesmo nos países desenvolvidos há desnutrição de micronutrientes, sobretudo entre os idosos. Isso significa ter deficiência de nutrientes e vitaminas essenciais – geralmente por não comer o suficiente ou porque a alimentação ingerida tem pouca variedade. Portanto, comer apenas pizza não é saudável, mas isso já deveria estar claro para você. É muito provável que, se você se alimenta bem, seu sistema imunológico esteja funcionando corretamente.

Além da dieta, os efeitos positivos para a saúde de exercício regular moderado são conhecidos há muito tempo. Seu corpo é feito para o movimento. Portanto, mexer-se um pouco mantém uma variedade de sistemas em boa saúde, especialmente o cardiovascular. O exercício também estimula diretamente o sistema imunológico, pois promove uma boa circulação de fluidos por todo o corpo. Em poucas palavras, só de você se movimentar, alongar e sacudir as várias partes do corpo, seus fluidos já correm melhor e mais livremente do que se você ficar deitado no sofá o dia todo. E uma boa circulação faz bem para o sistema imunológico, porque permite que suas células e proteínas imunológicas se desloquem com mais eficiência e liberdade, o que contribui para que trabalhem melhor.

Essencialmente, é isso que você pode fazer.

Algumas pessoas realmente têm déficits vitamínicos e se beneficiam de certos suplementos, mas esse diagnóstico não pode ser feito por conta própria. A amarga realidade é que os seres humanos são muito diferentes, e as razões pelas quais mudanças na dieta ou no estilo de vida podem ter um efeito positivo ou negativo são complexas demais para serem resumidas em um livro geral sobre o sistema imunológico.

Se você sentir que tem deficiência de uma vitamina ou de um microelemento ou algo assim, converse com seu médico na vida real.

Essa declaração deixará muitas pessoas insatisfeitas. Como é possível que os seres humanos sejam capazes de viajar para a Lua, que possamos construir aceleradores de partículas e que tenhamos 980 pokémons diferentes, mas não possamos aprimorar nosso sistema imunológico?

Bem, veja sob este prisma: se você tem um carro velho enferrujado que usou em estradas esburacadas por décadas, deixando-o com um eixo quebrado, pneus estou-

Imunidade

rados e um farol avariado, acha que poderia consertá-lo com uma gasolina especial no tanque e um novo acabamento? Não é possível desfazer com um passe de mágica o dano que você causou tratando muito mal o seu carro. Se você quer que seu carro funcione melhor e por mais tempo, basta cuidar dele, e – imagino que tenha adivinhado – com o seu corpo é exatamente o mesmo.

Se quiser "turbinar" seu sistema imunológico para que funcione de forma equilibrada, comece cuidando melhor de si mesmo, vivendo um estilo de vida saudável, assim o complexo concerto do sistema imunológico, com todos os seus bilhões de componentes diferentes, funcionará adequadamente por mais tempo. Não para sempre: infelizmente, nem carros nem seres humanos são feitos para isso. Mas por mais tempo e melhor. Isso é o que a ciência tem a dizer sobre esse tópico, pelo menos por enquanto.

Falar sobre o fortalecimento do sistema imunológico e as argumentações não científicas feitas por quem trabalha na indústria multibilionária de venda de suplementos seria ligeiramente engraçado, já que a maioria das pessoas, na pior das hipóteses, está desperdiçando dinheiro. Infelizmente, existem milhões de pessoas que sofrem de doenças reais e graves que não têm a mínima graça – do câncer à autoimunidade.

E essas pessoas, que muitas vezes estão desesperadas para aliviar seus sintomas ou estão apenas tentando sobreviver, são as que podem ser vítimas das promessas vazias da indústria de suplementos. Pior ainda, algumas delas podem ir longe demais, a ponto de desconsiderar o verdadeiro tratamento médico como consequência de mentiras apoiadas pela ganância ou por apelos bem-intencionados, mas imprudentes, a práticas alternativas. Essas ideias fragmentadas, imperfeitas, sobre saúde e fortalecimento do sistema imunológico só se perpetuam por conta de nossa incompreensão coletiva dos mecanismos do nosso próprio sistema imunológico e do que ele realmente é.

Mesmo os especialistas precisam ter muito cuidado se quiserem tentar turbinar o sistema imunológico – e agora é o momento apropriado para uma história em que tudo deu terrivelmente errado.

À medida que o conhecimento sobre os mecanismos do nosso sistema imunológico crescia significativamente nas últimas décadas, os cientistas tentavam encontrar novas formas de combater as doenças que nos assombram. Se pudéssemos manipular nosso intrincado sistema de defesa, os benefícios para nossa espécie seriam enormes. Mas, como dissemos, manipular o sistema imunológico é muito perigo-

Como turbinar seu sistema imunológico

so. É ter que constantemente se equilibrar entre o muito duro e o muito suave. Qualquer tentativa de interferência pode acabar nada bem.

Um exemplo infame é o do TGN1412, um teste de medicamentos totalmente fracassado, a ponto de passar da esfera da imunologia e ganhar algumas manchetes nos jornais. O teste deveria observar os efeitos colaterais em seres humanos de um remédio que deveria estimular as células T em pacientes com câncer, fazendo-os ganhar uma sobrevida.

O medicamento era um anticorpo artificial capaz de se conectar e estimular a molécula CD28 nas células T – já encontramos a CD28 antes, mas não a nomeamos –, um dos sinais de que as células T precisam ser ativadas. Nós descrevemos esse processo como o beijo suave que a célula dendrítica precisa dar em uma célula T para ativá-la.

Portanto, a ideia do TGN1412 é bem direta: dê às células T um "beijo" artificial para estimulá-las a serem mais eficazes e fáceis de ativar em pacientes com câncer. Basicamente, "turbinando" seu sistema imunológico diante dessa doença com risco de vida. E, bem, foi o que ele fez.

Por razões de segurança, a quantidade de TGN1412 administrada foi quinhentas vezes menor do que a dose que levou a qualquer reação em macacos (sim, uma espécie fofa de macaco, se é o que deseja saber); portanto, os pesquisadores que fizeram os testes não esperavam que uma reação de fato ocorresse nos voluntários humanos. No entanto, em vez disso, minutos depois que o TGN1412 foi dado a jovens saudáveis, o inferno começou. Descobriu-se que os macacos, o modelo animal usado para o teste, tinham muito menos moléculas CD28 em suas células T do que os humanos, por isso as reações à droga foram mais fracas do que o esperado, criando uma falsa sensação de segurança. Além disso, por alguma razão, a droga foi administrada dez vezes mais rápido nos voluntários humanos do que havia sido no modelo animal.[1]

---

1 Em algum lugar neste livro, isso precisa ser mencionado e podemos fazê-lo aqui. Cuidado com notícias sobre qualquer coisa relacionada à saúde que mencione modelos animais. Sim, é extremamente importante testar drogas em animais, mas não surpreende que animais e humanos sejam diferentes. Sim, criamos camundongos com sistemas imunológicos que basicamente espelham o nosso, e, sim, existem macacos em um ramo evolutivo não muito distante do nosso, mas mesmo assim ainda são organismos completamente diferentes. São muitos os tipos de drogas que curam camundongos ou prolongam sua vida e tudo o mais – mas não fazem absolutamente nada pelos humanos. Ou pior, são perigosas ou mesmo letais para nós. Portanto, novamente, isso não quer dizer que esses experimentos não sejam criticamente importantes. Um conhecimento inacreditavelmente relevante foi adquirido

Imunidade

Em poucos minutos, os voluntários experimentaram uma síndrome de liberação de citocinas extremamente forte, uma tempestade de citocinas em alta velocidade. Por todo o corpo, bilhões de células imunológicas, que geralmente requerem ativação cuidadosa, protegidas pelas barreiras que discutimos neste livro, despertaram de uma só vez. Basicamente, todas as células T nos corpos dos voluntários foram superestimuladas e liberaram um ataque de citocinas ativadoras e inflamatórias. Esses grandes fluxos de citocinas ativaram mais células imunológicas, que então liberaram mais citocinas e causaram mais inflamação. Uma horrível reação em cadeia que se autoperpetuou e se acelerou.

Ninguém estava preparado para o que estava acontecendo. Em uma reação rápida, violenta e sistêmica, o fluido correu do sangue para os tecidos no corpo todo, fazendo-os inchar enquanto os voluntários se contorciam em uma dor excruciante. O que se seguiu foi uma falência múltipla de órgãos. Os voluntários foram mantidos vivos por aparelhos e por grandes doses de drogas que desligam o sistema imunológico. Um dos voluntários mais afetados teve insuficiência cardíaca, hepática e renal de uma só vez e mais tarde perdeu muitos dedos dos pés e algumas pontas dos dedos das mãos. Felizmente, todos os seis voluntários sobreviveram a esse dia horrível, e após algumas semanas de tratamento intensivo a maioria deles conseguiu deixar o hospital.

Como o teste TGN1412 falhou da pior maneira, obviamente foi um choque para a comunidade científica médica. Depois disso, muitas diretrizes para testes em humanos foram alteradas.

Tudo bem, então qual é o propósito dessa história de terror? Certamente, não quer dizer que as drogas que turbinam o sistema imunológico sejam uma má ideia em geral, mas esse caso nos ensina sobre a complexidade e os perigos de usá-las. Se observarmos a escala, seu alucinante nível de detalhe e as interações complexas do sistema imunológico, a magnitude do desafio de manipulá-lo fica clara. Não se engane – embora tenhamos discutido muitas coisas neste livro, tudo foi muito simplificado. Mal arranhamos a superfície da perspectiva dos cientistas que estão trabalhando nas trincheiras da imunologia.

---

por meio de testes em modelos animais. Porém, quando se trata de drogas e curas, tudo pode ser diferente quando aplicado em humanos. Então, se você ouvir notícias sobre algum tipo de droga incrível, não se esqueça de verificar se esse entusiasmo está baseado em testes em humanos ou se o estudo ainda está em estágio inicial, com testes em animais.

Pense no sistema imunológico como uma grande máquina louca, com milhares de alavancas e centenas de painéis. Bilhões de engrenagens e parafusos e rodas e luzes piscando, interagindo constantemente. Puxe qualquer alavanca e você simplesmente não saberá ao certo que tipos de interação serão desencadeados.

Ok, então turbinar e fortalecer o sistema imunológico é complicado para os especialistas, e – fora manter um estilo de vida saudável – para as pessoas comuns isso é praticamente impossível (e desaconselhável). Mas, na verdade, tem uma coisa muito importante que você pode fazer para pelo menos evitar danos. Acontece que muitas pessoas estão de fato suprimindo o próprio sistema imunológico sem estarem cientes disso.

43 Estresse e sistema imunológico

PARA ENTENDER A RELAÇÃO ENTRE O ESTRESSE E O SISTEMA IMUNOLÓGICO, PRECI-samos retroceder milhões de anos, para uma época mais simples, mas muito mais cruel na história do desenvolvimento da espécie humana. Para sobreviver, seus ancestrais precisaram lidar com as pressões evolutivas a que o ambiente os submeteu. Na natureza, o estresse geralmente está ligado a um perigo diretamente relacionado à existência, como quando um rival cruza seu território ou um predador quer te transformar em refeição.

Assim, para seus ancestrais, era uma boa ideia reagir firmemente a um perigo detectado, porque, se agissem com determinação, teriam mais chances de sobrevivência – e, se estivessem errados a respeito do perigo, não perderiam nada. Se fossem lentos demais para reagir a uma ameaça em potencial, que depois se mostrasse um perigo real, provavelmente uma criatura se encarregaria de comê-los. Assim, os organismos mais aptos a responder rapidamente a uma possível fonte de perigo, um *estressor*, real ou não, eram mais bem-sucedidos em sobreviver e se reproduzir.

Com o tempo, e graças a essa pressão seletiva, nossos ancestrais se aperfeiçoaram em reconhecer estressores depressa e reagir logo a eles, muitas vezes com processos automatizados. Nos mamíferos, por exemplo, isso corresponde a glândulas capazes de liberar rapidamente os hormônios do estresse, que aceleram a entrega de oxigênio e açúcar ao coração e aos músculos esqueléticos, possibilitando uma reação instantânea e enérgica a uma ameaça. Adaptações comportamentais, como a resposta de luta ou fuga, economizaram um tempo ainda mais crucial e os ajudaram a sobreviver na natureza. Nesse sentido, se você achar que viu um leão em sua visão periférica, a melhor estratégia de sobrevivência é começar a correr ou jogar sua lança do que parar por um momento e analisar cuidadosamente se aquilo realmente é um leão ou apenas um arbusto parecido com um.

Estresse e sistema imunológico

No contexto desses tipos de adaptações, faz sentido que seu sistema imunológico também responda ao estresse. Não importa se você luta ou foge, em ambos os casos, a probabilidade de se machucar aumenta drasticamente, o que significa que micro-organismos patogênicos podem ter a oportunidade de infectá-lo, aumentando imediatamente a relevância do seu sistema imunológico. Assim, uma das adaptações ao estresse foi acelerar certos mecanismos imunológicos e desacelerar outros.

Agora podemos nos considerar incrivelmente sortudos por termos deixado para trás o estilo de vida de nossos ancestrais, inventado a civilização, a entrega de comida e casas confortáveis, e por termos dado um fim a todas as coisas grandes que tentaram nos comer (as pequenas coisas que ainda estão tentando são, lamentavelmente, um pouco mais difíceis de lidar). Mas, apesar de todas essas grandes invenções, nossos corpos, infelizmente, ainda não receberam o memorando. Ainda se comportam como se estivéssemos tentando sobreviver na savana ou como se tivéssemos de lidar com leões selvagens nos caçando regularmente. Assim, ainda retêm o máximo de calorias possível, apesar da abundância de alimentos no mundo moderno. E desencadeiam uma resposta ao estresse em situações que na verdade exigem calma e nitidez de raciocínio. Fugir não o ajudará a passar na prova amanhã. Você não pode lutar fisicamente com seu chefe porque o prazo de entrega para o cliente está apertado (bem, tecnicamente pode, mas provavelmente isso não vai resolver muita coisa). Nosso corpo não sabe disso, então esse infeliz mal-entendido causa estresse. O estresse psicológico tem consequências físicas reais e imediatas para o sistema imunológico. Muitas não ajudam em nada.

O estresse é semelhante à sua resposta imunológica em um aspecto extremamente importante: quando funciona como deveria, é um ótimo mecanismo que te ajuda a resolver um problema imediato e depois se desliga sozinho. Mas a natureza dos estressores que encontramos no mundo moderno é diferente daquela com que evoluímos. No passado, ou o leão te pegava, ou você escapava – de qualquer forma, seu estresse sumia. Raramente acompanhava as pessoas por semanas ou meses, como na época de provas ou no caso de um grande projeto para um cliente exigente. E assim um mecanismo que deveria suportar curtos períodos de atividade se transformou em um crônico ruído de fundo.

Qual é, então, o efeito do estresse crônico em seu sistema imunológico? Bom, assim como mencionamos tantas vezes, é tudo muito complicado e nada simples. Quando falamos sobre estresse e seus efeitos na saúde, abrimos tópicos como depressão, solidão, situações específicas da vida e as diferentes maneiras com que as

Imunidade

pessoas lidam com elas. Tão logo seu comportamento esteja envolvido em uma dessas situações, as coisas se tornam difíceis e confusas. Não é possível simplesmente afirmar que o estresse crônico causa doenças autoimunes porque essa questão poderia ser, e quase certamente é, mais sutil.

Por exemplo, sabemos que o estresse pode ser um dos fatores que levam as pessoas a fumar mais cigarros. Assim como a artrite, fumar é um fator de risco para doenças autoimunes. Portanto, precisamos ter muito cuidado com nossas palavras nesta seção, porque existem muitas incertezas! Tendo feito essa ressalva, fica claro que o estresse crônico é muito insalubre e está relacionado a uma série de doenças e condições.

Em geral, o estresse crônico parece interromper a capacidade do corpo de desligar a inflamação, ou seja, provoca inflamação crônica. Como discutimos anteriormente, a inflamação crônica tem sido associada a um risco maior de inúmeras doenças, de câncer a diabetes, doenças cardíacas e autoimunes, e a uma fragilidade geral e maior chance de morte. O estresse crônico altera o comportamento da célula T auxiliar, o que não é nada bom, uma vez que elas são condutoras particularmente importantes e influenciam várias outras respostas imunes. Isso pode levar a célula T auxiliar a tomar decisões erradas, o que pode desequilibrar sua resposta imunológica.

O estresse também libera hormônios como o cortisol, que desligam e suprimem seu sistema imunológico, tornando-o mais fraco e menos capaz de fazer seu trabalho adequadamente e em diferentes frentes. As feridas cicatrizam de forma mais lenta, as infecções são mais propensas a surgir e a causar doenças. Patógenos ou doenças já presentes não podem mais ser controlados com eficiência, levando a um surto de herpes, por exemplo. Ou, em casos mais graves, a uma progressão muito mais rápida do HIV. Estresse crônico significa uma liberação crônica de cortisol, que geralmente retarda seus sistemas de defesa.[1]

Nos últimos anos, foi revelada uma associação bastante forte entre o aparecimento de doenças autoimunes e o estresse, que também parece ser um dos muitos fatores de risco para a progressão de tumores.

Bom, então essa gama de possíveis doenças não poderia ser mais ampla? Sim, parece que o estresse crônico afeta negativamente todas as áreas onde o sistema imunológico deveria nos proteger.

---

1 Esse é um problema comum em profissões que são muito desgastantes para o corpo, como pelotões de elite do exército ou atletas profissionais. Uma desvantagem desses tipos de trabalho são níveis mais altos de cortisol e níveis mais baixos de anticorpos e citocinas importantes.

Para encerrar, se você ainda está procurando maneiras de turbinar seu sistema imunológico, uma medida factível que pode começar a fazer agora é tentar eliminar os estressores da sua vida e cuidar de sua saúde mental. Isso pode parecer um conselho muito idiota por ser tão óbvio, mas a conexão entre o estado de espírito e a saúde é muito real. Portanto, ajudar as pessoas a viver uma vida feliz e realizada, com menos estresse e depressão, provavelmente traria benefícios consideráveis para a saúde de nossas sociedades.

44 Câncer e sistema imunológico

PARA MUITAS PESSOAS, O CÂNCER É PROVAVELMENTE A DOENÇA MAIS ASSUSTADORA que existe. Para algumas, até mesmo pronunciar o nome dela desencadeia sentimentos aterrorizantes. É a maior traição que seu corpo poderia sofrer: suas próprias células decidindo que não querem mais fazer parte de você.

Em poucas palavras, o câncer acontece quando as células em determinada parte do corpo começam a crescer e se multiplicar sem controle.

Existem basicamente duas categorias principais de câncer. A primeira delas é quando as células cancerosas se formam em tecidos sólidos, como pulmões, músculos, cérebro, ossos ou órgãos sexuais, originando *tumores*. Você pode imaginar os tumores como células dando início a um pequeno vilarejo que eventualmente se transforma em uma área metropolitana e depois se espalha pelo continente – o seu corpo.

Originalmente, a palavra "tumor" significava apenas "inchaço", e, assim como uma parte do corpo inchada, um tumor não é automaticamente uma doença mortal. Existem os chamados "tumores benignos", que se diferenciam dos malignos por não invadir outros sistemas orgânicos, como fazem as células cancerígenas. Eles permanecem basicamente confinados, crescendo apenas como uma massa física dentro do corpo, de forma que o prognóstico desses tumores costuma ser positivo. Com frequência, só precisam ser monitorados em vez de destruídos ou tratados, mas mesmo os tumores benignos podem se tornar perigosos se crescerem demais e começarem a pressionar órgãos como o cérebro ou afetar sistemas vitais, como vasos sanguíneos e nervos. Nesses casos, geralmente os tumores são removidos com o mínimo de dano possível ao tecido circundante. Então, sim, de certa forma, os tumores podem ser nocivos em qualquer caso.

Ao contrário dos cânceres sólidos, que formam os tumores, os cânceres "líquidos" afetam o sangue, a medula óssea, a linfa e o sistema linfático e geralmente se

Câncer e sistema imunológico

originam na medula óssea. Em princípio, o que acontece nesses casos é que as superestradas dos sistemas vascular e linfático estão sobrecarregadas e abarrotadas de células cancerosas inúteis. (Os cânceres líquidos ainda são feitos de células e não são realmente líquidos.) Leucemia, ou câncer do sangue, é o termo frequentemente usado como uma espécie de nome genérico para esses tipos de câncer.

O câncer pode surgir essencialmente em qualquer tipo de tecido e célula do corpo. E, como somos compostos de muitos tipos diferentes de célula, não se trata realmente de um único tipo de câncer, mas de centenas. Cada um deles é especial e tem seus próprios desafios. Alguns são muito lentos e podem ser devidamente tratados, enquanto outros são muito agressivos e extremamente letais. Quase uma em cada quatro pessoas vivas hoje terá câncer durante a vida. E uma em cada seis pessoas morrerá por conta da doença. O que significa que todo mundo vai conhecer alguém que precise lidar com um câncer em algum momento da vida.

Apesar de provocarem danos horríveis, as células cancerosas não são demoníacas. Não querem te machucar. Na verdade, não querem nada. Como já vimos, as células são robôs de proteínas que apenas seguem uma programação, mas que, infelizmente, podem ser quebrados e corrompidos.

Ou não os robôs propriamente ditos, mas sim sua programação. Para encurtar a história, o DNA carrega o código da vida, as instruções para a construção de todas as proteínas e partes que compõem as células. Essas instruções são copiadas e transferidas do DNA para as máquinas de produção de proteínas, os ribossomos, onde são transformadas em proteínas. O número e o ciclo de produção de diferentes proteínas permitem que a célula faça coisas diversas, como se sustentar, reagir a estímulos ou se comportar de certas maneiras.

Como esse processo é tão central para a vida, se o código genético for danificado, haverá consequências no futuro. Talvez algumas proteínas não sejam construídas corretamente, ou em um número alto ou pequeno demais, o que afeta o funcionamento das células. Essas mudanças no DNA são chamadas de mutações – embora essa palavra tenha um grande peso, significa fundamentalmente que o código mudou um pouco. Nesse momento, o DNA é danificado e alterado o tempo todo, a cada segundo da sua vida. O código genético em uma célula comum é danificado dezenas de milhares de vezes por dia, o que significa que, no total, você sofre trilhões de pequenas mutações diárias. Isso soa pior do que é, já que quase todas elas são corrigidas muito rapidamente ou não são problemáticas. Portanto, a maioria das mutações acumuladas terá pouca importância.

311

Ainda assim, ao longo do tempo, os danos vão se acumulando. É uma consequência de estar vivo e de ter suas células se multiplicando. Quase como fazer fotocópias da página de um livro e depois tirar cópias dessas cópias. De novo e de novo, ao longo de anos, talvez décadas. Talvez um dia um fio de cabelo tenha caído no scanner ou um canto da página comece a se desgastar. Esses erros passam a fazer parte das novas cópias e, portanto, de todas as cópias que se seguem.

Nas células, a maior parte desse dano só ocorre graças ao processo básico de viver a vida, com as células se dividindo e mantendo o corpo funcionando, sem nenhuma razão ou motivo especial. Trata-se apenas de estatísticas e azar. Você pode contribuir muito para aumentar suas chances de contrair um câncer por conta de seu estilo de vida, fazendo coisas que modificam seu código genético, como fumar cigarros ou beber álcool – sem contar outro fator de risco que é a obesidade –, ou por meio do contato com substâncias cancerígenas, como o amianto, ou simplesmente desfrutando de belos dias de verão sem protetor solar.[1]

---

1 Existe esse mito de que sua postura seja crucial quando se trata de sobreviver ao câncer. A ideia geral é que, se você tiver um câncer e demonstrar uma atitude positiva, ativará alguma força mística no sistema imunológico e o capacitará a superar a doença. Inversamente, uma atitude negativa pode ter o efeito oposto e dificultar que seu corpo a vença, podendo até mesmo ser a causa dela. Seja qual for a origem dessa ideia, depois de décadas de pesquisa, ficou claro que, com uma certeza extremamente alta, a forma como um paciente lida com a doença não tem efeito sobre suas chances de sobrevivência. Seu sistema imunológico não se torna magicamente melhor ou pior no combate ao câncer se você é ou não positivo e feliz. Mesmo assim, esse mito está se fortalecendo, pois apela à nossa cultura de autocapacitação e protagonismo e é difundido por muitas pessoas bem-intencionadas.

No entanto, além do fato de que não existe uma sólida explicação científica que justifique essa ideia, é uma coisa terrível dizer a uma pessoa com câncer que a postura dela é importante e que ela deve manter o pensamento positivo, porque isso provoca duas coisas: em primeiro lugar, coloca a responsabilidade de cura e sobrevivência na pessoa doente. Isso implica que, se você não vencer a luta e enfrentar o mais grave de todos os resultados, a culpa é sua – que, se você tivesse sido mais positivo e otimista, não importa como realmente se sentisse, poderia ter se salvado. O que é um fardo incrivelmente injusto para alguém nessa situação.

Em segundo lugar, a quimioterapia, as cirurgias e a radioterapia não são, digamos, experiências agradáveis. E, quando alguém diz que você deve ser positivo para melhorar, está dizendo que você não tem permissão para se sentir como se sente. Mas expressar quão debilitado você está e pedir um ouvido amigo é importante, porque pode ajudá-lo a lidar com emoções negativas muito fortes causadas pelo medo e pelos tratamentos extremamente desconfortáveis que você tem de suportar. Viver é melhor quando somos mais positivos e temos uma boa atitude em relação à vida. Isso não importa se você está doente ou não – se você tiver sentimentos bons e otimistas, se sentirá melhor. O estresse pode ser reduzido, o que, por sua vez, pode diminuir sua influência negativa em suas defesas imunológicas. Então, uma atitude positiva quando você está doente faz bem. Os estudos têm demonstrado

Em suma, a maneira mais fácil de contrair um câncer é estar vivo por um longo tempo. É estatisticamente impossível não desenvolver algum câncer em algum momento da vida, mesmo que ele acabe não sendo a causa da sua morte.

Para se tornar um câncer, uma célula precisa sofrer uma mutação que a faça adquirir alterações específicas em três sistemas diferentes e importantes que trabalham em conjunto na prevenção do câncer.

A primeira mutação-chave deve aparecer nos *oncogenes*, genes que monitoram o crescimento e a proliferação da célula. Por exemplo, alguns deles eram muito ativos quando você era um embrião, um pequeno aglomerado de células. Para transformar uma única célula original em trilhões em poucos meses, é necessário que a célula se divida e cresça rapidamente para, enfim, se tornar um corpo minúsculo. Esses genes de crescimento rápido são desligados um dia, quando há o suficiente de você para formar um ser humano quase completo. Anos ou décadas depois, quando uma mutação ativa esses oncogenes de novo, a célula corrompida pode começar a se dividir e proliferar com rapidez, exatamente como quando tentava criar um novo humano dentro de um útero. Portanto, esta é a mutação número um: crescimento rápido.

A segunda mutação-chave deve acontecer nos genes responsáveis por consertar o código genético corrompido, apropriadamente chamados de genes supressores de tumor. Esses genes produzem mecanismos de proteção e controle que examinam continuamente o DNA em busca de erros e erros de cópia e os corrigem imediatamente. Portanto, se esses genes estiverem corrompidos ou defeituosos, as células basicamente perdem a capacidade de se reparar.

Mas essas duas mutações específicas ainda não são o bastante.

As células geralmente reconhecem quando seu código se torna perigosamente danificado e existe o risco de perda de controle. Se percebem a tempo, desencadeiam sua própria destruição e se matam. Assim, o último grupo de genes que precisa ser corrompido é formado por aqueles que fazem uma célula cometer suicídio controlado por apoptose. Já falamos sobre apoptose algumas vezes: é a forma como a maioria das células acaba com a própria vida – um processo constante de autorreciclagem que as impede de acumular muitos erros ao longo do tempo.

---

que uma atitude positiva durante o tratamento do câncer faz bem para o bem-estar mental. Isso pode fazer com que a experiência seja muito menos ruim. E menos ruim é algo muito bom durante a quimioterapia.

Se as células perdem a capacidade de se matar quando chega a hora, quando perdem a capacidade de corrigir os erros que estão naturalmente se acumulando em seu código genético e começam a crescer sem restrições, tornam-se cancerosas e perigosas. É claro que simplificamos um pouco aqui. Em geral, uma única mutação nesses três sistemas não é o suficiente. Vários genes em cada um desses sistemas precisam sofrer mutações prejudiciais. Mas esse é o princípio básico subjacente ao câncer.

De certa forma, uma vez que esses danos se acumulam e uma de suas células se transforma em célula cancerosa, ela se torna outra coisa. Algo antigo e algo novo. Ao longo de bilhões de anos, a evolução adaptou as células para se otimizarem a fim de sobreviver e prosperar em um ambiente hostil, lutando entre si por recursos e espaço. Até que surgiu um modo de vida muito novo e excitante: a cooperação. Uma forma de cooperação que permitiu a divisão do trabalho e deixou que as células se especializassem e se tornassem mais bem-sucedidas como grupo. Mas a cooperação exigia sacrifícios. Para que um ser multicelular possa permanecer vivo, a coesão e o bem-estar do coletivo precisam ser mais importantes do que a sobrevivência individual.

As células cancerosas retrocedem nesse processo e deixam de fazer parte do coletivo e, de certa forma, voltam a ser indivíduos. Em princípio, isso seria ok. Seu corpo pode lidar com algumas células cuidando da própria vida e até mesmo viver em harmonia com elas. Porém, infelizmente, em geral as células cancerosas não se satisfazem em cuidar da própria vida, mas se dividem, e se dividem de novo, e de novo. Deixam novamente o plano individual e entram no coletivo. São uma espécie de novo organismo dentro de você. Um organismo que faz parte de você, mas que também não é você. Pegam os recursos necessários à sua sobrevivência, destruindo os sistemas de órgãos dos quais elas costumavam fazer parte, e começam a competir pelo espaço que você habita.

Você poderia pensar que a evolução já deveria ter cuidado desse tipo de corrompimento, mas, como tendemos a ter câncer após a idade reprodutiva, havia pouco incentivo para otimizar uma boa proteção contra a doença. Em 2017, apenas 12% de todas as mortes por câncer ocorreram em pessoas com menos de 50 anos. Assim, se você tiver a sorte de envelhecer, é quase certo que deverá ter uma certa quantidade de células cancerosas, mas pode ser que outras coisas te matem antes que elas tenham uma oportunidade.

Como o câncer é um perigo constante e uma verdadeira ameaça à sobrevivência, o corpo humano, em geral, é muito eficiente em lidar com ele. Ou, mais precisamente, seu sistema imunológico é. É quase certo que suas células imunológicas mataram muitas células cancerosas em algum lugar do seu corpo enquanto você lia os últimos capítulos.

Ao longo da sua vida, algumas de suas células cancerosas podem ter se transformado em pequenos tumores que acabaram sendo eliminados por suas defesas. Isso pode ter acontecido hoje, mas você nem ficará sabendo. Portanto, tenha certeza de que a grande maioria das células cancerosas que você desenvolve na vida será morta sem que você perceba. Embora isso seja ótimo, não nos importamos com as 99,99% das ocasiões em que as coisas correram bem, mas com o momento em que o sistema imunológico é vencido e uma célula cancerosa jovem se torna um tumor concreto que traz risco à vida.

Então, vamos agora dar uma olhada na *imunoedição* – esse vaivém, a luta entre o sistema imunológico e as células cancerosas.

1. A fase de eliminação

Parabéns, você tem uma verdadeira célula cancerosa. Ela não é mais capaz de monitorar e reparar seu código genético, não pode mais se matar, perdeu o controle de si mesma e está começando a se multiplicar rapidamente. E muta mais a cada geração. Não é ótimo, não é terrível.

Ao longo de algumas semanas, a célula se clona fora de controle, criando primeiro milhares, depois dezenas de milhares de cópias em um minúsculo pedaço de câncer. Esse rápido crescimento precisa de muitos nutrientes e recursos. Assim, o minitumor começa a roubar nossos nutrientes, ordenando o crescimento de novos vasos sanguíneos apenas para nutri-lo. E assim as células cancerosas causam danos por se comportar de forma egoísta. Ao redor dele, as células saudáveis do corpo começam a passar fome e morrer.

No entanto, como aprendemos antes, a morte não natural de civis atrai atenção, uma vez que causa inflamação e coloca o sistema imunológico em alerta altíssimo.

Vamos imaginar o seguinte cenário: um grupo de pessoas no Brooklyn decidiu que não fazia mais parte da cidade de Nova York, mas que agora seriam um novo assentamento chamado Cidade do Tumor (sutil, eu sei), que por acaso ocuparia o mesmo espaço.

O novo conselho da Cidade do Tumor é ambicioso e quer criar um centro incrível, por isso encomenda toneladas de materiais de construção, como vigas de aço, cimento, lajes e placas de reboco, e começa a construir novos edifícios, lojas de conveniência e indústrias bem no meio do lugar anteriormente conhecido como Brooklyn. Nenhum dos novos prédios e estruturas é construído de acordo com boas práticas de engenharia – são mal planejados, frágeis e perigosos, com cantos afiados e perigosamente tortos. Além disso, parecem muito feios. Também não há lógica aparente em tudo isso: os novos prédios são construídos bem no meio das ruas e em cima de parques infantis e da infraestrutura existente. Para conectar todas as novas construções, o antigo bairro é demolido ou soterrado para dar espaço a novas rodovias e desviar o tráfego e os turistas de Nova York para a Cidade do Tumor. Muitos dos ex-moradores do Brooklyn ficam presos bem no meio da cidade. Algumas vovós ficam fechadas entre quatro paredes, não têm como comprar mantimentos e começam a morrer de fome.

Isso continua por um tempo até que um dia, alertados por muitas reclamações sobre o fedor dos cadáveres, os inspetores de construção de Nova York e a polícia aparecem procurando os responsáveis pela construção.

Se trouxermos essa analogia de volta para o seu corpo, atraídas pela comoção causada pelo câncer, que cresce descontroladamente, as primeiras células imunológicas chegarão até o tumor e o invadirão: os macrófagos e as assassinas naturais querem ver o que está acontecendo. Agora, uma marca registrada das células cancerosas é que elas mostram sinais de "indisposição". Como não têm vitrines ou apenas têm muitas moléculas de estresse em suas membranas, as células assassinas naturais vão direto ao trabalho, matando células cancerosas e liberando citocinas que causam mais inflamação, enquanto os macrófagos se livram dos corpos.

Os sinais das células assassinas naturais alertam as células dendríticas, que percebem que algo perigoso está em curso e se ativam no modo de perigo. Coletam amostras de células cancerosas mortas e começam a ativar células T auxiliares e assassinas nos linfonodos. Provavelmente, você está se perguntando como o sistema imunológico adaptativo pode ter armas contra essas células, já que elas fazem parte do corpo.

Como dissemos no início, as células cancerosas sempre vêm com uma determinada série de alterações genéticas, que levam à produção de proteínas corrompidas. Algumas das células imunológicas adaptativas têm receptores capazes de se conectar a essas proteínas. De qualquer forma, no momento em que as células imunológicas adaptativas chegam, o tumor já cresceu para centenas de milhares de células, mas isso está prestes a mudar. As células T começam bloqueando o crescimento de novos vasos sanguíneos, o que deixa muitas das células cancerosas sem alimento ou pelo menos dificulta o crescimento do tumor. Imagine os inspetores de construção na Cidade do Tumor colocando bloqueios nas estradas e acabando com a transferência de turistas e recursos para a nova cidade ilegal.

As células T assassinas fazem um rastreamento das vitrines das células tumorais, em busca de proteínas malformadas que não deveriam estar ali, e ordenam que elas se matem. As células assassinas naturais matam as células cancerígenas que esconderam suas janelas de moléculas do MHC. Sem a possibilidade de se esconder e captar novos nutrientes do sangue, o tumor colapsa. É um massacre, e centenas de milhares de células cancerosas perecem. As carcaças são limpas e consumidas pelos macrófagos. Imagine que, assim como a cidade de Nova York derrubaria a construção de uma cidade ilegal, seu corpo destroçaria o tumor. Exceto... quando algo não sai como planejado.

2. Equilíbrio

Enquanto a batalha parecia ter acabado, a seleção natural estraga sua doce vitória. A resposta inicial do sistema imunológico foi muito eficaz. As células imunológicas mataram as células cancerosas – as gentis células cancerosas que deixaram que suas células imunológicas soubessem que havia algo seriamente errado com elas. Exatamente como sua configuração – as células devem sinalizar que estão danificadas. No entanto, esse é um sinal de que elas ainda não estão completamente corrompidas. Em circunstâncias normais, isso é suficiente, e o tumor é eliminado.

Porém, se as coisas derem errado, as células cancerosas têm tempo para se corromper ainda mais, um pouco como os vírus que conhecemos antes. Como elas se multiplicam rapidamente e sem controle, há mais oportunidades para que apareçam novos erros em seu código genético, especialmente porque seus mecanismos de autorreparo já estão danificados.

Quanto mais tempo essas células cancerosas permanecerem vivas e quanto mais elas proliferarem, maiores serão as chances de que adquiram novas mutações que

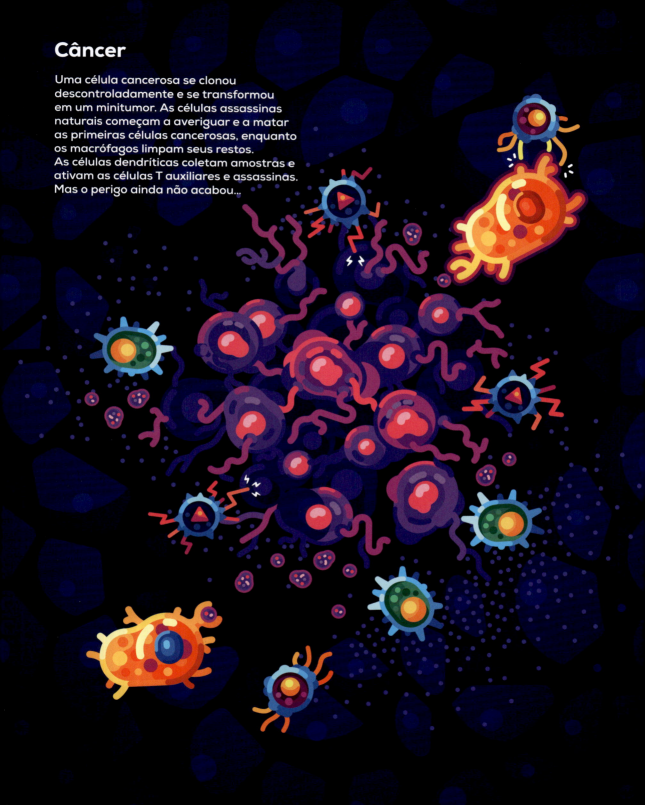

Câncer

Uma célula cancerosa se clonou descontroladamente e se transformou em um minitumor. As células assassinas naturais começam a averiguar e a matar as primeiras células cancerosas, enquanto os macrófagos limpam seus restos. As células dendríticas coletam amostras e ativam as células T auxiliares e assassinas. Mas o perigo ainda não acabou...

aumentem sua eficiência em se esconder do sistema imunológico. À medida que elas evoluem, ao fazer o possível para destruir o câncer, seu sistema imunológico está selecionando as células cancerosas mais aptas. No fim, centenas de milhares de células cancerosas terão morrido. Talvez até milhões. Mas uma única célula cancerosa ainda resiste e encontrou maneiras de lutar de forma eficiente.

Por exemplo, um dos métodos geniais e horripilantes que as células cancerosas usam para se proteger do sistema imunológico é direcionado aos *receptores inibidores* nas células T assassinas e assassinas naturais. Os receptores inibidores atrapalham o trabalho de aniquilação dessas células. São uma espécie de interruptor que desativa as células assassinas antes que elas possam atacar uma célula e destruí-la – o que em princípio é uma boa ideia. Aqui nos deparamos com o fato de que, muitas vezes, o sistema imunológico é um perigo; portanto, é preciso haver mecanismos para deter as células imunológicas agressivas, e é nesse contexto que os receptores inibidores desempenham um papel importante no complexo concerto do sistema. Contudo, infelizmente, as células cancerosas podem sofrer mutações que as tornam capazes de desligar as células T assassinas.

Agora temos uma célula cancerosa que desativa as defesas do sistema imunológico. E assim um novo tumor começa a crescer, produzindo milhares de novos clones que mudam e sofrem mutações.

3. Fuga

As novas células cancerosas que foram moldadas e desenvolvidas pelas ações do seu sistema imunológico são as que, em algum momento, causarão todo o problema. De maneira perversa, tornam-se imunes ao sistema imunológico. Não mostram sua natureza quebrada na superfície. Não liberam muitos sinais que possam alarmar o corpo. Ficam quietas enquanto se escondem à vista de todos. Vão desligando ativamente o sistema imunológico enviando sinais corrompidos. E estão crescendo. À medida que o tumor se expande, começa a matar novamente o tecido saudável e isso chama atenção – mas dessa vez o tumor não é mais um adversário fácil. Tem início a fase final: fuga.

As células cancerosas começam a criar seu próprio mundo, o *microambiente do câncer.*

Se pensarmos na Cidade do Tumor no Brooklyn, dessa vez tudo vai ser diferente. A cidade foi reconstruída, mas agora a nova câmara municipal forjou todos os tipos de licença que confundem os inspetores de construção de Nova York. Eles não são mais capazes de ordenar a destruição da extensa Cidade do Tumor que está lentamente tomando conta da cidade. Dessa vez, novos bloqueios de estradas garantem que nenhum inspetor possa entrar no assentamento ilegal em rápido crescimento e verificar se as licenças falsas estão corretas. As células cancerosas criaram uma espécie de fronteira difícil de ser atravessada pelas células do sistema imunológico.

Se todas essas coisas acontecerem, o câncer basicamente venceu e domou o sistema imunológico com sucesso. Todas as vias de ataque foram fechadas e o crescimento incontrolável é a consequência. No final, se não forem tratadas, essas células cancerosas novas e otimizadas se tornarão metastáticas, o que significa que vão querer explorar o mundo e se expandir para outros tecidos ou órgãos, onde continuarão crescendo. Se isso afetar órgãos vitais como os pulmões, o cérebro ou o fígado, a máquina intrincada e complexa que é o corpo começa a se decompor.

Imagine instalar peças novas, mas inúteis, no motor do seu carro todos os dias – seu carro funcionará por um tempo, mas, em algum momento, o motor deixará de dar a partida. É assim que o câncer mata. Ele ocupa tanto espaço e rouba tantos nutrientes que seu verdadeiro *próprio* não tem mais espaço para funcionar adequadamente, causando a falência dos órgãos atingidos. É assim, em poucas palavras, que o câncer vence seu sistema imunológico – embora, como discutiremos no último capítulo deste livro, seu sistema imunológico também possa ser a chave para superar o câncer com sucesso ou, pelo menos, para que ele venha a ficar muito menos mortal.

Por enquanto, já que estamos falando sobre câncer, vejamos algo que aumenta concretamente as chances de desenvolvê-lo e o papel que seu sistema imunológico desempenha aqui.

Um parêntese: o tabagismo e o sistema imunológico

Se, por um lado, a poluição do ar é responsável por até 5 milhões de mortes por ano, nada do que você pode respirar caminhando pela cidade se compara, mes-

Câncer e sistema imunológico

mo de leve, ao que se aspira ao fumar um único cigarro. Embora talvez você saiba que fumar é extremamente nocivo para a sua saúde porque "isso dá câncer", tem mais! Acontece que o tabagismo é maligno de diferentes formas intimamente ligadas ao sistema imunológico. Em poucas palavras, você rompe os mecanismos que o protegem contra as doenças e o câncer, ao mesmo tempo que aumenta a probabilidade de contrair uma infecção ou de ter células cancerosas!

A fumaça do cigarro está saturada com mais de 4 mil produtos químicos diferentes, muitos deles com propriedades e interações desconhecidas entre si. Mas sabemos com certeza que a nicotina, a substância mágica e vil que torna o fumo viciante, suprime seu sistema imunológico, o que deixa as células imunológicas lentas e ineficazes. Isso acontece sobretudo nos órgãos do sistema respiratório, especialmente nos pulmões – o que não deve ser surpresa, porque é para onde vai toda a fumaça. O que a nicotina faz exatamente?

Em primeiro lugar, ela afeta os macrófagos alveolares – que conhecemos brevemente antes. São basicamente macrófagos mais relaxados que controlam a superfície dos pulmões para pegar lixo e patógenos ocasionais. Nos pulmões de fumantes há muito mais desses macrófagos especiais do que nos de pessoas não fumantes. O que faz sentido, porque a fumaça do cigarro vem com todos os tipos de micropartículas e substâncias encantadoras que precisam ser constantemente eliminados (por exemplo, o alcatrão). No entanto, por causa da exposição constante à nicotina, esses macrófagos já atenuados ficam ainda mais atenuados. E não apenas relaxados, mas continuamente cansados e lentos.

Eles são menos capazes de pedir apoio e reforços e têm muito mais dificuldade em matar inimigos. Além disso, esses pobres macrófagos disfuncionais danificam os pulmões sem querer, vomitando periodicamente substâncias químicas que dissolvem o tecido pulmonar.

Depois de um período, esses macrófagos ricos em nicotina podem destruir grandes quantidades de tecido funcional do pulmão, criando feridas que se transformam em tecido cicatricial. Caso não esteja claro: o tecido cicatricial nos pulmões é nocivo para quem gosta de respirar. As feridas nos pulmões também vêm com o infeliz efeito colateral da inflamação, que ativa mais células do sistema imunológico, provocando mais danos.

Outro grupo crucial de células que fica seriamente atenuado e menos ativo por causa do fumo é o das células assassinas naturais, que, como aprendemos antes, são

Imunidade

uma das principais respostas contra as células cancerosas jovens. Acredita-se que esse processo desempenhe um papel relevante na incidência consideravelmente maior de câncer de pulmão em fumantes. O que faz sentido – por um lado, você satura seus pulmões com veneno cancerígeno e uma droga que faz com que seu sistema imunológico cause feridas em seus pulmões; por outro, torna as células encarregadas de matar o câncer menos eficazes.

E o sistema imunológico adaptativo? Embora os fumantes regulares tenham muito mais células imunológicas no sangue, elas parecem ser menos eficazes. As células T têm muito mais dificuldade em proliferar depois de serem ativadas, e seu comportamento também é mais lento. Os anticorpos em geral parecem decair muito mais rápido nos fluidos corporais dos fumantes, de modo que a eficácia geral do sistema imunológico adaptativo é bastante reduzida, o que explica por que infecções como a gripe são muito mais letais para quem fuma.

Contudo, existe uma exceção: os autoanticorpos, um tipo de anticorpo que pode causar certas doenças autoimunes, aumentam muito. Resumindo, se você fuma, seu sistema imunológico faz muito mais coisas nocivas e prejudiciais ao seu corpo. Ao mesmo tempo, fica menos eficiente para combater inimigos, chamar reforços e impedir que invasores se espalhem. Em razão disso, os fumantes têm mais dificuldade em curar feridas, porque seu sistema imunológico suprimido não é capaz de ajudar na cicatrização tanto quanto deveria. Mesmo que você pare de fumar hoje, seu sistema imunológico permanecerá reprimido por uma semana ou meses – por isso, quanto mais cedo parar, melhor.

Mas seria desonesto dizer que não existem alguns poucos efeitos positivos do fumo, afinal o mundo não é binário: às vezes, ter um sistema imunológico enfraquecido pode ser bom. A inflamação é uma faca de dois gumes, indispensável para a sobrevivência, mas também muito prejudicial.

Os fumantes sofrem menos frequentemente de doenças inflamatórias, simplesmente porque a inflamação é controlada se o sistema imunológico estiver se comportando como uma lesma embriagada. Assim, no caso de certas doenças autoimunes inflamatórias, como a colite ulcerativa, por exemplo, fumar parece oferecer alguma forma de proteção.

Mas não use isso como argumento na próxima discussão com sua mãe ao tentar justificar por que você deveria continuar fumando: de modo geral, se por um lado o cigarro oferece alguma proteção contra algumas doenças, por outro deixa o fuman-

Câncer e sistema imunológico

te mais suscetível a muitas, muitas outras. As pequenas vantagens não valem as imensas desvantagens. Este poderia ser um bom trecho para tecermos uma analogia sobre como seria estúpido fumar com o objetivo de evitar certas doenças, mas talvez a analogia já seja esta, na verdade. Fumar para ter uma chance ligeiramente melhor de evitar doenças inflamatórias seria realmente estúpido.

45 A pandemia do coronavírus

O SISTEMA IMUNOLÓGICO SEMPRE FOI RELEVANTE PARA A SAÚDE E O BEM-ESTAR COletivos, mas, enquanto se está pelo menos meio saudável, é muito fácil ignorar esse lado da vida. Porém, tudo isso acabou quando de repente uma doença interrompeu a vida pública e privada de uma forma que a maioria das pessoas nunca pensou ser possível. De repente, muitos termos e conceitos da imunologia passaram a ser comentados com regularidade.

Na época em que este livro foi escrito, a pandemia do coronavírus ainda estava em alta e havia muitas questões em aberto. Uma enorme quantidade de pesquisas continua sendo conduzida em todo o mundo por inúmeros cientistas e aprenderemos muito mais nos próximos anos. De certa forma, este é o melhor e o pior momento para escrever um livro sobre o sistema imunológico – o melhor momento porque mais gente pode estar interessada em entender o que diabos está acontecendo dentro de seu corpo e como ele lida com as doenças. Mas o pior momento porque seria tão bom escrever uma explicação abrangente sobre a covid-19, o que agora é simplesmente impossível de ser feito, uma vez que ainda há muita pesquisa científica em curso.

De qualquer maneira, acho que ainda faz sentido falar um pouco sobre o assunto. Em suma, felizmente, os imunologistas têm uma compreensão sólida dos fundamentos do coronavírus e do que ele faz conosco. Mas antes de tudo vamos definir o que estamos falando.

Logo após o início da pandemia, o vírus, que tem o horrível nome oficial de *síndrome respiratória aguda grave coronavírus 2*, acabou sendo chamado de "coronavírus" pelo público. O que é lamentável e meio errado porque os coronavírus são um grupo de vírus, não uma única espécie. Contudo, devido à rápida disseminação da pandemia, perdemos a oportunidade de dar a essa espécie específica de coronavírus um nome correto e único. Embora eu reclame muito dos cientistas e dos nomes que eles escolheram para processos e termos citados neste livro, desta vez não posso culpá-los, pois estavam compreensivelmente muito ocupados. Quando coisas estressantes acontecem rapidamente, nos satisfazemos com o que funciona no momento e tudo bem.

Portanto, existem diversas espécies de coronavírus que atuam de diferentes formas, infectando sobretudo o sistema respiratório dos mamíferos, como morcegos e, infelizmente, dos humanos.

Os humanos, em particular, são afetados por vários coronavírus diferentes. Cerca de 15% dos casos de resfriado comum, por exemplo, são causados por uma espécie de coronavírus. Os coronavírus estão à nossa volta há muito tempo, e muitas das pessoas que estão lendo esta frase já têm anticorpos contra alguns deles fluindo pelo sangue.

Houve até pandemias perigosas de coronavírus nas últimas décadas das quais você pode até ter ouvido falar, como a do *coronavírus SARS* (abreviação de "síndrome respiratória aguda grave" em inglês), uma doença respiratória causada por uma cepa de coronavírus que também foi encontrada em morcegos na China no início dos anos 2000. Infectou alguns milhares de pessoas e matou algumas centenas, com uma taxa de mortalidade próxima de 19%, o que é bastante grave.

Alguns anos depois, houve um segundo surto grave de coronavírus. Dessa vez, teve origem no Oriente Médio e foi chamado de MERS, abreviação de "síndrome respiratória do Oriente Médio" em inglês. Este foi ainda mais mortal que o SARS e, embora tenha infectado apenas cerca de 2.500 pessoas, matou mais de um terço delas, com uma terrível taxa de mortalidade de 34%. Mas ambas as espécies de coronavírus nunca decolaram o suficiente para se tornar uma verdadeira pandemia mundial, o que, se observarmos as taxas de mortalidade desses episódios, é algo pelo qual podemos ser verdadeiramente gratos.

Nossa sorte coletiva em relação ao coronavírus acabou no final de 2019, quando outro coronavírus surgiu – muito mais infeccioso do que seus antecessores, mas também muito menos mortal. Graças à SARS e à MERS, os cientistas tiveram tempo para aprender muito sobre os mecanismos das perigosas infecções por coronavírus antes do início da pandemia mundial.

No entanto, é impossível descrever com absoluta certeza o que acontece durante a covid-19, porque depende em grande parte do paciente. Tem sido amplamente divulgado que a maioria das pessoas não apresenta sintomas ou tem apenas sintomas leves de uma infecção, enquanto uma minoria apresenta sintomas graves, muitas vezes exigindo hospitalização, e que um grupo ainda menor vai a óbito. Em doenças cujos sintomas variam muito de pessoa para pessoa, o motivo geralmente é encontrado no sistema imunológico e como ele lida com a infecção. Além disso, o

Imunidade

desenvolvimento das infecções por covid-19 é bastante complexo e novos elementos ainda estão sendo aprendidos. Tudo isso dificulta explicar a covid-19 em detalhes, pelo menos se este capítulo quiser permanecer válido por um tempo. Então, vamos nos concentrar no que sabemos ou, no máximo, naquilo em que os cientistas estão bastante confiantes.

Algumas pessoas infectadas pelo coronavírus não desenvolvem nenhum sintoma, embora ainda pareçam transmitir o vírus a outras pessoas. Até 80% dos pacientes desenvolvem uma doença leve, o que, para muitos, ainda significa sintomas bastante desagradáveis. Nesse contexto, um caso leve significa apenas que a hospitalização não é necessária. Um dos primeiros sinais de uma infecção é muitas vezes a perda do olfato e, às vezes, até do paladar – o que é muito mais importante para a qualidade de vida do que a maioria das pessoas imagina até perdê-los. Na maioria das pessoas, o paladar e o olfato começam a retornar após algumas semanas, embora o vírus seja muito recente para sabermos quanto tempo será necessário para essa recuperação sensorial.

Além disso, a maioria dos casos mais leves apresenta o que poderia ser chamado de sintomas semelhantes aos da gripe, como febre, tosse, dor de garganta, dor de cabeça, dores no corpo e uma sensação geral de exaustão. Um constante estado de exaustão, problemas de concentração e uma capacidade pulmonar reduzida também são sintomas que não regridem em algumas pessoas, mesmo meses depois de terem sido infectadas.

Mas ainda há muitas questões em aberto, sobretudo em relação às consequências em longo prazo para as pessoas infectadas. Neste momento, simplesmente não sabemos ainda se a pandemia de coronavírus causará danos irreversíveis ou não. Nos casos dos surtos mais letais de SARS e MERS, foram necessários pelo menos cinco anos para que as mudanças físicas nos pulmões dos pacientes voltassem ao normal. Afinal, o que exatamente o coronavírus faz e por que é tão fatal para alguns?

O coronavírus tem como alvo um receptor específico e muito importante chamado *ACE2*. Esse receptor é responsável por algumas funções vitais no corpo, controlando especificamente a pressão arterial, o que significa que você tem muitas células que o transportam e podem ser infectadas. Se você adivinhou que esse receptor está muito presente nas células epiteliais do nariz e dos pulmões, está correto. Do ponto de vista de um coronavírus, seus pulmões são quilômetros e quilômetros de imóveis que podem ser usufruídos de graça.

Mas o receptor ACE2 também está presente em células de vários tecidos e órgãos do corpo. Em vasos sanguíneos e capilares, no coração, no intestino e nos rins. Todos têm ACE2. Como aprendemos antes, a primeira resposta do seu corpo a uma infecção viral é a guerra química, que basicamente age de três maneiras principais: os interferons intervêm na reprodução do vírus e a desaceleram, enquanto outras citocinas causam inflamação e alertam as células imunológicas.

Algo que torna o coronavírus especialmente perigoso é sua capacidade aparente de desligar (ou atrasar muito) a liberação de interferons, enquanto as células infectadas ainda liberam todas as citocinas que causam inflamação e alertam o sistema imunológico. Assim, o vírus é capaz de infectar muitas células e se espalhar rapidamente sem ser retardado, ao mesmo tempo que desencadeia uma inflamação generalizada e ativa células imunológicas que, por si mesmas, causam ainda mais inflamação.[1]

É aqui que as coisas ficam perigosas para muitas pessoas. Grandes quantidades de inflamação e células imunológicas ativas podem causar sérios danos aos pulmões – se você se lembra, o sistema imunológico em geral tenta pisar levemente nessa região, porque o tecido aqui é bastante sensível. Sem o interferon, o vírus ainda se multiplica com pouca resistência, enquanto a inflamação já está causando danos.

À medida que milhões de células epiteliais morrem, o revestimento protetor dos pulmões desaparece, e os alvéolos, os minúsculos saquinhos de ar que realmente fazem a respiração, trocando gases entre o interior e o exterior, ficam desprotegidos e podem ser lesados ou até mesmo mortos na batalha que se segue.

Se chegar a esse ponto, muitos pacientes em estado crítico provavelmente precisarão receber ventilação mecânica, um jeito elegante de dizer "colocar um tubo nos pulmões" e, claro, uma ótima maneira de dar às bactérias um atalho direto aos pulmões, onde vão encontrar um sistema imunológico bastante estressado e muito tecido esperando para ser colonizado. Essa situação pode ficar dramática muito rapidamente. Se o paciente for realmente azarado, também poderá pegar uma coinfecção com bactérias mais graves que não podem acreditar na sorte que tiveram de penetrar profundamente no ambiente dentro dos pulmões. À medida que as bactérias se

---

1 Vamos voltar ao que aprendemos antes. Uma das razões pelas quais algumas pessoas são capazes de lidar melhor com o coronavírus do que outras é a variabilidade genética e as diferenças nas moléculas do MHC ou em seus receptores do tipo Toll, o que significa sistemas imunológicos ligeiramente diferentes de pessoa para pessoa. Alguns sistemas imunológicos lidam melhor com o vírus do que outros. E alguns, infelizmente, são péssimos em lidar com ele. Assim, se você ouvir na imprensa que pessoas aparentemente jovens e saudáveis sofrem de casos graves de covid-19 e até morrem, trata-se de um aspecto disso. Até que se teste o sistema imunológico de um indivíduo, não é possível saber exatamente contra o que ele é eficiente.

Imunidade

multiplicam, o sistema imunológico precisa reagir à nova ameaça e envia as tropas, mais macrófagos e neutrófilos que fazem seu trabalho: vomitam ácido e provocam mais inflamação e danos.

Dá para perceber o padrão horrível emergindo aqui? A estimulação causa ativação, que causa mais estimulação, que causa mais ativação, e assim por diante. Um ciclo terrivelmente perigoso e tortuoso com consequências muitas vezes mortais. A enorme quantidade de inflamação nos pulmões pode literalmente abrir buracos no tecido e causar danos irreversíveis e tecido cicatricial, que seu corpo tenta curar às pressas. Mesmo depois de sobreviver, muitas pessoas podem ter uma capacidade pulmonar reduzida pelo resto da vida, o que significa dificuldade para respirar e potencial limitado para atividades físicas.

Nesse contexto, muitos podem ter ouvido falar sobre tempestades de citocinas pela primeira vez, o que significa uma reação exagerada e hiperestimulação maciça, com todos os sinais que seu sistema imunológico geralmente utiliza com muita cautela apenas nas quantidades perfeitas.

Mas ainda há mais a ser falado sobre infecção. Temos mais notícias ruins agora: outro sistema corporal crítico pode ser afetado pelo tufão de gritarias químicas e hiperestimulação que está acontecendo. Em muitos casos graves de covid-19, é desencadeada uma cascata de coagulação, o que significa que as partes do sangue responsáveis pelo fechamento de uma ferida podem ser ativadas e começar a coagular nos vasos sanguíneos finos, provocando a falta de suprimento de oxigênio nos órgãos. O corpo agora está sufocando pela falta de oxigênio, enquanto também respira com mais dificuldade, uma vez que os pulmões estão se enchendo de líquido. E, claro, a coagulação pode causar um derrame ou um ataque cardíaco, com todas as suas consequências conhecidas.

Para muitas pessoas que já sofriam de doenças graves, isso é demais. Diabetes, doenças cardíacas, pressão arterial elevada e obesidade são apenas alguns dos fatores de risco.[2]

Além disso, muitos indivíduos mais velhos têm sistemas imunológicos mais fracos que não dão a melhor resposta de interferons no começo, ficando sobrecarregados pelo coronavírus muito mais facilmente. É por isso que a maioria das mor-

---

2 Uma das muitas razões pelas quais a obesidade é prejudicial à saúde é que o tecido adiposo produz cargas de citocinas inflamatórias. Portanto, mesmo em um dia em que está bem, uma pessoa obesa tem muitos sinais inflamatórios em seu sistema. Quando os obesos são infectados pelo coronavírus, por exemplo, seu ponto de partida já é pior: já estão mais inflamados do que deveriam.

tes ocorre em indivíduos mais velhos e com doenças preexistentes. Mas não se enganе: morrem muitas pessoas que antes eram saudáveis e também os jovens. É apenas uma questão de azar e de como o sistema imunológico lida com todos esses desafios.

Vamos encerrar este capítulo aqui. Enquanto escrevo esta frase, o mundo começou a se vacinar contra a covid-19. Com um pouco de sorte, enquanto você a lê, estaremos todos retornando a um mundo que parece normal novamente. De qualquer forma, a pandemia do coronavírus dolorosamente nos lembrou por que o sistema imunológico é tão incrivelmente importante e por que mais pessoas se beneficiariam se o entendessem melhor.

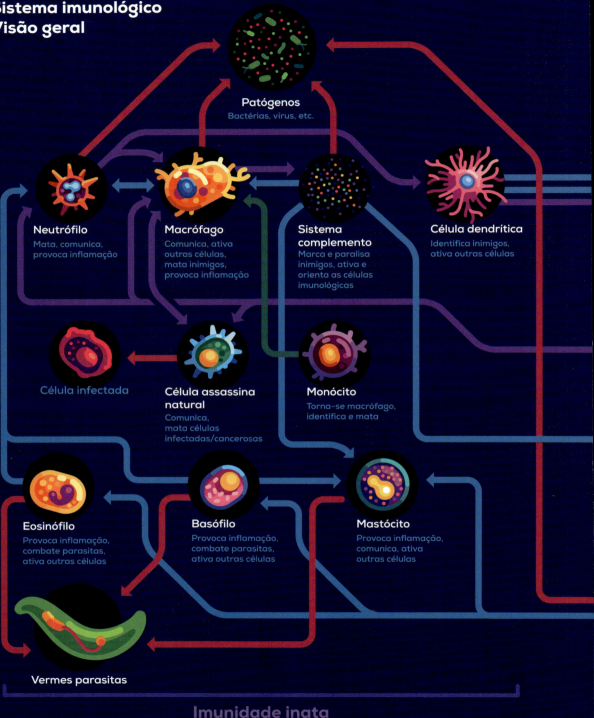

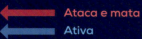

→ Ataca e mata
→ Ativa
→ Comunica
→ Produz anticorpos
→ Transforma-se em

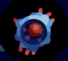

Célula T assassina virgem
Modo de espera, mata células infectadas/cancerosas

Célula T assassina de memória
Lembra dos inimigos, mata células infectadas/cancerosas

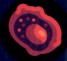

Célula infectada

Célula T assassina
Mata células infectadas/cancerosas

Célula T auxiliar de memória
Lembra dos inimigos, comunica, ativa

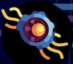

Célula T auxiliar virgem
Modo de espera, ativa outras células

Célula T auxiliar
Comunica, ativa outras células

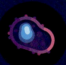

Célula B virgem
Modo de espera, ativa outras células

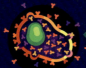

Célula plasmática de vida longa
Produz anticorpos

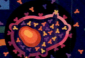

Célula plasmática
Produz anticorpos, ativa outras células

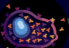

Célula B
Produz anticorpos, ativa outras células

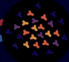

Anticorpos
Marcam e desativam inimigos, ativam o sistema complemento

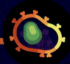

Célula B de memória
Lembra dos inimigos, produz anticorpos

Imunidade adaptativa

Uma palavra final

Como em toda boa jornada, chegar a algum lugar é tão importante quanto partir. Vimos muitas coisas e muitos sistemas complexos e entrelaçados. Conhecemos todas as superfícies do seu corpo, internas e externas, com suas intrincadas redes de defesa. Conhecemos os soldados que te defendem, desde os rinocerontes-negros, que são calmos, na maioria das vezes, até os chimpanzés com metralhadoras.

Observamos como o sistema imunológico entra em ação quando o corpo é violado e ferido, e como várias camadas de complexidade trabalham juntas para organizar precisamente o tipo correto de defesa em distâncias enormemente grandes para células minúsculas. Visitamos a maior biblioteca do universo e a universidade mais mortífera que você carrega consigo, sem nem se dar conta disso.

Testemunhamos um ataque sorrateiro ao seu *próprio* mais profundo por um exército de vírus que foi tão eficaz quanto cruel e insensível. Exploramos como seu sistema imunológico se lembra das batalhas que travou e como nós, humanos, podemos ajudá-lo nisso. Demos uma olhada no que acontece quando ele falha ou quando se compromete demais e se torna fonte de doenças e danos. Embora, às vezes, tenhamos mergulhado bem fundo, há muitos outros locais e sistemas incríveis que não tivemos tempo de visitar. Porém, se você chegou a esta página, fez uma verdadeira viagem de ida e volta pelo seu próprio corpo e por algumas das coisas mais importantes em que provavelmente nunca pensou.

Para compreender o sistema imunológico é necessário entender várias coisas ao mesmo tempo antes que todo o sistema comece a fazer sentido e que a sua verdadeira beleza se revele. Isso pode ser um pouco chato. Mas se você entende o que são os macrófagos, as moléculas do MHC, as citocinas e os receptores de células T, o sistema linfático e os anticorpos, então todos vão se juntar em um sistema incrivelmente belo que faz muito sentido. Um sistema realmente impressionante.

Mas começar essa aventura é extremamente difícil porque o sistema imunológico parece ser projetado para ser opaco e difícil de ser entendido. Reclamei muito sobre a linguagem da imunologia, e, embora isso possa ter sido um pouco divertido para você, na realidade, não foi tanto para mim. Em pesquisas para este livro, precisei ler

Imunidade

livros didáticos e trabalhos acadêmicos com a velocidade de uma criança que acabou de aprender a ler, apenas para poder acompanhar o que eles tentavam dizer. Não consigo imaginar uma área que lucraria mais limpando sua linguagem e fazendo um esforço para se tornar mais palatável para o grande público. Porque, no final das contas, a imunologia é realmente um dos tópicos mais bacanas de todos os tempos.

A ciência oferece uma gama diversa de assuntos em que você pode mergulhar. Na cultura popular, os mais apreciados geralmente são os temas e campos aparentemente amplos. O espaço, por exemplo, com suas enormes distâncias, buracos negros e estrelas gigantes, rende facilmente boas vendas de documentários e livros de ciências populares. Porém, enquanto o espaço é um tema muito legal e tudo o mais, não há nada sobre biologia. As estrelas são aglomerados mortos de plasma em chamas, e mesmo a mais complexa e interessante delas não pode competir com a maravilha e a complexidade das bactérias mais simples que tentam escapar de um macrófago.

O sistema imunológico não é tão agradável nem tão flexível quanto outros campos da ciência popular. Para começo de conversa, exige muito de você. Um certo investimento de tempo e esforço é necessário para chegar ao ponto em que é possível apreciá-lo de verdade. Em uma época em que se espera que a informação seja agradável e fácil de digerir, isso é pedir muito. Apesar desses desafios, o sistema imunológico é um dos *melhores* tópicos para aprender justamente por ser tão complexo e formado por tantas camadas que interagem de maneiras tão engenhosas – o que o torna uma janela para o próprio universo. Uma janela para a complexidade que o cerca e da qual você faz parte. Você é incrivelmente sortudo por estar vivo e ter um corpo que pode chamar de seu. Pelo menos eu me sinto assim.

De modo que eu diria que vale a pena o investimento, porque a recompensa é incrível. Espero que, se você leu até aqui, sinta o mesmo. Uma vez que você chega ao topo da montanha e obtém uma imagem clara do sistema imunológico, a vista é como nenhuma outra. Aí surge o gostinho do que significa permanecer vivo em um mundo permeado por uma luta entre diferentes forças que não se importam com o que sentimos sobre elas.

Toda essa bela complexidade carrega uma pitada de tristeza. Dói um pouco saber que a vida é muito curta e muito corrida para realmente aprender sobre todas as camadas que compõem a realidade. Bem, na verdade não há nada que possamos fazer sobre isso. Mas podemos aceitar o desafio de tempos em tempos e nos esforçar para vislumbrar algo muito maior do que nós.

Mesmo se nunca chegarmos ao fundo.

Fontes

PUBLICAR UM LIVRO É ESTRANHO PORQUE VOCÊ PRECISA CONCLUÍ-LO MUITO ANTES da publicação em si. Assim, para economizar tempo e facilitar a impressão, uma bibliografia detalhada dos artigos e livros usados como fontes de pesquisa pode ser encontrada on-line em: https://kurzgesagt.org/immune-book-sources/.

Agradecimentos

Este livro não existiria sem a ajuda generosa de especialistas que reservaram tempo para mim em suas agendas lotadas, dedicadas a fazer ciência de verdade e tal. Eles responderam pacientemente às minhas muitas perguntas, me levaram para a direção certa quando me perdi na pesquisa, contaram histórias incríveis sobre o sistema imunológico e seus adversários, com conversas muito divertidas. Tudo isso enquanto estavam ocupados em melhorar o mundo durante uma pandemia global que não facilitou a vida de ninguém.

Portanto, um enorme obrigado ao dr. James Gurney, que deu extensas respostas, checou muitos fatos e contou histórias emocionantes do mundo dos micróbios e dos vírus. Outro obrigado para o professor Thomas Brocker, diretor do Instituto de Imunologia de Munique, por participar de muitas videochamadas para responder a muitas perguntas estranhas sobre detalhes da imunologia. E um aperto de mãos transatlântico para a professora Maristela Martins de Camargo, da Universidade de São Paulo, pelas muitas histórias incríveis e misteriosas sobre todas as loucuras que nossas células imunológicas fazem!

Eu nunca teria ousado publicar um livro sobre um tema tão complicado sem a ajuda deles e continuo extraordinariamente grato pelo tempo e entusiasmo que dedicaram a mim. Além disso, foi incrível aprender com todos vocês. Espero que, depois que a pandemia acabar, cedo ou tarde possamos fazer um brinde!

Também quero agradecer aos meus amigos Cathi Ziegler, John Green, Matt Caplan, CGP Grey, Lizzy Steib, Tim Urban, Philip Laibacher e Vicky Dettmer, que leram o livro inteiro em diferentes estágios de sua elaboração, alguns deles várias vezes. Obrigado a todos por seus comentários detalhados e conversas sobre o tom certo, informando-me se as piadas deram certo ou se as explicações funcionaram. Obrigado por serem extremamente sinceros comigo quando necessário e por serem encorajadores quando eu estava deprimido e não acreditava que fosse possível terminar de escrevê-lo. É uma solicitação e tanto pedir a um amigo que leia um livro inteiro e depois dê uma opinião, especialmente se ainda não estiver concluído, então sou profundamente grato por vocês terem dedicado seu tempo para isso. Muito obrigado.

Obrigado a Philip Laibacher, o primeiro funcionário e diretor criativo do Kurzgesagt – In a Nutshell, por criar as belas ilustrações do livro e sua fantástica capa. E obrigado por sacrificar uma parte das férias de Natal para que tudo pudesse ser feito a tempo.

É claro que também devo um enorme agradecimento ao meu agente Seth Fishman, da Gernert Company, por me acalmar quando me senti um pouco em pânico por escrever meu primeiro livro e por dar início a tudo isso. Ao meu editor, Ben Greenberg, da Random House, por acreditar neste projeto, editar os primeiros rascunhos e conduzi-los na direção certa, e apenas por ser uma presença calma em todo esse processo. Obrigado a ambos por não rirem de mim quando eu disse todo confiante, como um idiota, que terminaria este livro em três meses. A Kaeli Subberwal, Rebecca Gardner e Jack Gernert por lidarem pacientemente comigo, pois eu era um tipo de autor clichê que nunca respondia os e-mails. Um grande obrigado a todas as pessoas da Gernert Company e da Random House por lidarem comigo e serem ótimas no trabalho que fazem, e tão positivas. Obrigado por possibilitarem que este livro se tornasse realidade.

Também quero agradecer a todo o público e aos fãs do canal Kurzgesagt – In a Nutshell. Tirei uma espécie de licença prolongada para escrever um livro que eu desejava muito. Minha equipe me apoiou e manteve o canal e a empresa funcionando. Desculpe por eu falhar às vezes na comunicação – admiro todos vocês e o trabalho que fazem.

Um grande obrigado a todos os espectadores e fãs do Kurzgesagt – In a Nutshell. Não conheço a maioria de vocês pessoalmente e nunca sei o que dizer quando uma pessoa me diz na minha cara que o trabalho que minha equipe e eu fazemos é importante para ela. Mas aqui, na segurança da página impressa, afirmo: obrigado por gostar do que escrevo e obrigado por apoiar. Sou profundamente grato.

E se você leu este livro e chegou até aqui: há tantas outras coisas que você poderia ter lido, mas você leu o que escrevi. Então, obrigado.

Índice

A

ácaros, 194, 290

ácidos nucleicos, 94

actina, 42

açúcar, 75, 306

água, 38, 43-44, 247, 280

aids (síndrome da imunodeficiência adquirida), 142, 265, 269-70

alérgenos, 194, 272-75

alergias, 28, 56, 82, 86, 170, 176, 271-77
    a comida, 82, 183-84, 271-74, 300
    basófilos e, 276
    choque anafilático e, 272, 276
    eosinófilos e, 276
    higiene e, 290-91
    leite materno e cesariana e, 297
    mastócitos e, 273-76

alvéolos, 196, 327

amendoim, 170, 290, 295

amídalas, 118

aminoácidos, 40, 41, 75

ancilostomídeos, 278-79

anemia, 279

anergia, 288

antibióticos, 64, 73, 182-83n, 214n, 239-41, 294, 296-97

anticorpos, 42, 48, 120, 121, 123, 124, 149-50, 155, 159, 200, 243, 246-48, 251, 255-56, 268, 322, 321
    autoanticorpos e, 285, 287, 322
    células B e, 164, 166, 168, 170-71
    classes de, 166-71
    formas de, 160, 164-66
    IgA, 168-71, 177, 178, 186

Imunidade

IgD, 166*n*
IgE, 170, 171, 272-77, 279, 280, 299
IgG, 57, 167-69, 171, 234-35
IgM, 166-67, 169, 171
sistema complemento e, 166
vírus e, 165, 167-69, 237-39
antígenos, 125-6, 128, 131, 133, 144, 149-51, 153-58, 160, 161, 164, 169, 186, 224, 226, 228, 229, 237, 240, 248, 249, 259, 260, 272, 276, 274-86
apresentação de, 135-41, 154
antivenenos, 255-56
ânus, 180
apetite, 211, 242
apoptose, 77, 85, 228, 229, 232, 313
apresentação cruzada, 224, 227
áreas imunoprivilegiadas, 83*n*
armadilha extracelular de neutrófilos (NET), 80, 119, 121, 152
artérias, 35
asma, 272, 276, 290
ativação precoce de células B, 155
audição, 89
autoanticorpos, 285, 287, 322
autoantígenos, 282-88
axilas, 65, 116

B   *Bacillus subtilis*, 183*n*
baço, 78, 114, 116-118, 167*n*
bactérias, 24, 27, 33*n*, 49, 50, 79, 85, 194, 203
antibióticos e, 239-41
anticorpos e, 120, 123, 166, 171, 186
biomassa de, 58
células dendríticas e, 110, 111, 137, 138
cheiro de, 93-94, 98
comensais, 179, 184-86, 244, 296, 297
covid-19 e, 327-8
do solo, 68-69, 73, 108, 119
espiroquetas, 213-14*n*

evolução de, 56
feridas e, 68-73, 108, 119, 122
flagelo e, 96-97
intestino e, 181, 182n, 184-86
macrófagos e, 97, 98, 102, 104-108, 119-121, 146-47, 152, 165, 185-86
muco e, 177
multiplicação de, 123-4
neutrófilos e, 98, 102, 104-107, 108, 119, 152, 165
pele e, 56, 62n, 64n, 55-66
percepção de quórum e, 203-4n
replicação de, 58
sistema complemento e, 102-105
vírus e, 190n, 193
visibilidade de, 88
barreira hematoencefálica, 212
basófilos, 48, 276, 279, 330
bexiga, 31
bioquímica, 93, 190, 202n
boca, 31, 168, 175, 177
bursa de Fabricius, 149n

C

cabeça, 116
cabelo, 37, 61
calafrios, 213
calor, 83, 84, 212-14, 215n
calorias, 307
camada basal da pele, 61, 63
camada de muco, 177, 178, 184, 185, 195, 200
camuflagem, 284
câncer, 27, 56, 77, 83, 131, 133, 159, 218, 219, 231, 232, 234, 261, 269-70, 291n,
299, 302, 303, 308
imunoedição e, 315-320
mutação de células do, 313-14
postura e sobrevivência ao, 312-13n
principais categorias de células do, 310-11
tabagismo e, 321-2

Imunidade

câncer do sangue, 311

cânceres líquidos, 210-11

capilares, 33, 115, 326

capsídeo, 189

cápsula, 108n

carboidratos, 94, 184

catapora, 257, 293

catarro, 168, 170, 216, 274

caxumba, 257, 290

células, 23-27, 30-31, 47-50 (*veja também* bactérias; vírus)

    apoptose e, 77, 85, 228, 229, 232, 313

    apresentadoras de antígenos, 156, 214, 219, 220

    assassinas naturais, 48, 230-38, 243, 299, 316-319, 321-2, 330

    autorreativas, 288

    B (*veja* células B)

    caliciformes, 177, 178

    células-tronco, 61

    citocinas e, 89-93, 97, 104, 107

    código genético em, 311

    da pele, 61-66

    de gordura, 39, 133

    de memória, 147, 246, 249, 250, 251, 253-54, 257-61, 285, 287

    definição, 37-46

    do câncer (*veja* células cancerosas)

    embrionárias, 219n

    epiteliais, 39, 178, 180, 184, 185, 186, 195, 196, 200-2, 203n, 206, 208, 210, 212, 215, 229, 236, 237, 238, 265, 326, 327

    interferons e, 207-10, 222

    M (*microfold* ou microprega), 118, 187

    mortas, 62, 64, 65, 69, 77, 78, 80n, 85

    movimento e comunicação de, 88-93

    musculares, 39

    nervosas, 131, 282, 310

    núcleo de, 37, 41, 200-2

    número de, 33-35

    proteínas das, 202, 214, 218-19, 221-22, 240, 311

    T (*veja* células T)

células B, 48, 129, 148-60, 185, 221, 226, 237, 243, 249, 251, 255, 259, 269, 275, 279, 299, 331
   anticorpos e, 164, 166, 168, 170-71
   ativação e ciclo de vida de, 150
   células plasmáticas e, 151, 158-60, 243, 246
   células T auxiliares e, 160-62, 171
   de memória, 151, 248, 251, 266, 331
   doença autoimune e, 282-87
   mutação de, 161-62
   sistema imunológico adaptativo e, 155-59
   sistema imunológico inato e, 152-55
   virgens, 150, 151, 153-55, 158, 331
células cancerosas, 131, 310, 311, 314-322
células de levedura, 259
células de memória, 147, 246, 249, 250, 251, 253-54, 257-61, 285, 287
células dendríticas, 48, 73, 74, 109-112, 116, 117, 136-40, 142, 144-47, 153-58, 160, 171, 178, 185, 186, 214, 215, 220, 221, 224, 226, 227, 237, 238, 243, 255, 266-69, 285, 286, 288, 289, 303, 316, 318, 330
   plasmocitoides, 208-10
células plasmáticas, 151, 158-60, 162, 243, 246, 248, 266, 287, 331
   de vida longa, 151, 246, 248, 251, 287, 331
células T, 48, 129-34, 153-54, 157, 214, 243, 246, 259, 266, 267, 299, 322, 333
   assassinas, 142, 143, 214, 223-30, 237, 238, 243, 266-70, 285, 286-70, 316-19, 331
   assassinas de memória, 286, 331
   assassinas virgens, 226, 331
   auxiliares, 119-122, 129, 136-50, 142-47, 155-57, 160-62, 179, $221n$, 224-7, 237, 238, 243, 246, 248, 265, 267-69, 270, 285, 286, 308, 316, 318, 331
   auxiliares de memória, 331
   auxiliares efetoras, 331
   auxiliares virgens, 331
   de memória, 143, 147-48, 251, 266, 331
   de memória central, 143, 249
   de memória efetora, 143, 249, 251, 331
   de memória residentes em tecido, 143, 248-49
   doença autoimune e, 282-89
   molécula CD28 em, 303

Imunidade

reguladoras, 132*n*, 142, 143, 243-44
virgens, 130, 143
células-tronco, 61
cérebro, 78, 83*n*, 113, 212, 236*n*, 310, 320
cesariana, 297
cheiro, 89, 91-93, 141, 218
choque anafilático, 272, 276
cílios, 178, 180
circulação, 301
citocinas, 89-93, 97, 104, 107, 120, 146, 153, 186, 207, 208, 211*n*, 212, 215*n*, 236, 242, 243, 286, 316, 327, 328*n*, 333
citocinas de alarme, 110, 111
Clostridium difficile, 182-83*n*
coagulação do sangue, 328
coceira, 86, 274, 287
cocô de camelo, 182-83*n*
código genético, 188, 200, 237, 258, 265, 267, 283, 311, 313-14, 317
cólera, 293
colite ulcerativa, 290, 322
comida
alergias a, 82, 183-84, 271-74, 300
complexo de ataque à membrana, 105
complexos de polimerase viral, 202*n*
coração, 113, 115, 117, 129, 131, 132, 299, 306, 308, 326, 328
coronavírus, 28, 55, 57, 86, 124, 189, 239, 246, 251, 270*n*, 324-9
corpos lamelares, 62, 63
cortes, 82
cortisol, 308
covid-19, 28, 55, 57, 86, 124, 189, 239, 246, 251, 270*n*, 324-9

D   defensinas, 62, 65, 185
degranulação, 274, 276
delírio, 213*n*
demência, 213*n*
depressão, 213*n*, 307, 309
derrames, 83

desidratação, 183*n*, 185

desinteria, 183*n*

desmossomos, 63

desnutrição, 278*n*, 300, 301

diabetes, 290, 308, 328

diarreia, 58, 168, 182*n*, 183*n*, 185

dieta, 300-1

digestão, 31, 37, 168, 184

distúrbios genéticos, 142, 294

DNA, 37, 40-41, 80, 81, 85, 98, 152, 189, 190*n*, 202, 219, 259, 265, 311, 313

doença de Chagas, 218

doença de Crohn, 170, 290

doenças autoimunes, 28, 56, 112, 159, 176, 217, 244, 280-89, 299, 302, 308, 322

    causas de, 131

    estresse e, 308

    incidência de, 131

dor, 72, 83-85, 287

dor de cabeça, 211, 215, 326

dor de garganta, 116, 211, 216, 326

dores no corpo, 216, 236, 326

Dungeons & Dragons, 142*n*

E

E. coli (bactéria), 49, 57, 59

ebola (vírus), 57, 246, 271

emergência, 45

envelope lipídico, 189

eosinófilos, 48, 276, 280, 330

esclerose múltipla, 290

espermatozoides, 96*n*, 190

espiroquetas (bactérias), 213-14*n*

espirros, 196, 215-16, 251

esponjas, 24-25

espícula (proteína *spike*), 189, 201

esquizofrenia, 213*n*

estilo de vida saudável, 300-2, 305, 312

estômago, 31, 75, 177, 180, 184, 187

Imunidade

estresse
  crônico, 307-9
  psicológico, 307
  sistema imunológico e, 306-9
estressores, 306, 307
evolução, 99, 123, 125, 126, 141, 159, 170, 185, 193, 258, 293, 296, 297, 306, 314, 319
excrementos de ácaros, 194, 290
exercícios, 301

F fadiga, 266, 287
   fagócitos, 75-77, 104, 111, 137, 165, 167, 277
   febre, 212-14, 216, 236, 258, 266, 287, 299, 326
   febre comportamental, 215n
   febre do feno, 272, 290
   feridas, 60, 65, 68-74, 77, 79, 82, 108-9, 119, 122, 146, 171, 172, 176, 203, 222-3, 308, 321, 322, 328
   ferro, 78
   fertilização, 96n
   feto, 168, 256
   fezes, 170, 171, 186, 278, 279, 281, 293
   fígado, 78, 83, 113, 117, 129, 132, 282, 299, 320
   flagelo, 96-97
   fome, 301
   fontes hidrotermais, 56
   formigas, 45
   fotorreceptores, 88n
   frutos do mar, 271, 273, 274
   função, perda de, 83-85
   fungos, 62n, 64n, 98

G genes, 40, 41, 141, 202
     fragmentos/segmentos de, 126, 128, 131, 133, 139, 144, 150, 161
   genes supressores de tumor, 313
   genoma humano, 126, 265

Índice

glóbulos brancos, 47*n*
glutamina sintetase, 42
gorduras, 75, 116*n*
grânulos, 79
gravidez, 256
gripe (*veja* vírus influenza A)
gripe espanhola, 200
guerra do Peloponeso, 245

H
Helicobacter pylori, 292
hemácias, 35, 39, 41*n*, 57, 71, 117, 235*n*, 247, 279
hemoglobina, 42
hepatite A, 292
hepatite B, vacina, 259
higiene, 278, 280, 281, 290-94, 298
hipermutação somática, 161
hipersensibilidade imediata, 272, 273
hipótese do próprio perdido (*missing self-hypothesis*), 232
hipótese dos "velhos amigos", 294-95
histamina, 273-75
HIV (vírus da imunodeficiência humana), 57, 265-70, 308
homeostase, 26-28, 239, 300
hormônios, 132, 306
huteritas, 295-96

I
IGIV (*immunoglobulin intravascular* ou imunoglobulina intravenosa), 256
inflamação, 72, 77, 81, 82-87, 96*n*, 117, 122, 131, 146, 153, 168, 170, 171, 185, 186, 196, 203, 209, 212, 223, 228, 242, 243, 244, 255, 273-74, 279, 280, 286-88, 319, 321, 322, 327, 328
    causas de, 82, 85
    crônica, 83, 182*n*, 183*n*, 308
    macrófagos e, 86, 97, 98, 102, 104-108, 119-121, 146-47, 152, 165, 185-86
    mastócitos e, 86
    neutrófilos e, 86
    sinais de, 83-85

Imunidade

imunidade, 25, 244-46, 250-58, 260
imunidade de rebanho, 261
imunidade humoral, 25
imunidade mediada por células, 25
imunização, 253
    ativa, 257-61
    passiva, 254-57
imunoedição, 315-320
imunossupressão profunda, 269
inchaço, 83-85, 108, 122, 274, 287
infecções, 66, 73, 78, 92, 107, 108, 115, 117, 118, 124, 135, 136, 142-44, 146,
151-53, 155, 160, 165, 167, 168, 171-72, 290-93, 300, 301, 308 (*veja também*
        infecções específicas)
infecções virais agudas do trato respiratório superior, 215
influenza A, 124, 198, 200-4, 206, 209-11, 215-17, 221, 224, 228, 234, 236,
        237, 239, 242-43, 245, 246, 257, 270, 292, 293, 322
insetos, 25
insulina, 132, 282
interferons, 207-10, 222, 327, 328
intestinos, 31, 78, 116n, 170, 171, 175, 176, 177, 180-87, 196, 197, 244, 273,
        279, 326
íons de hidrogênio, 64-65n

K   *Klebsiella pneumoniae*, 208n

L   lagartos, 214-15n
lâmina própria, 178, 185
látex, 272
leite materno, 50, 170, 256, 297
lepra, 58
leucemia, 311
linfa, 115-17, 146, 153, 154, 161, 166, 248, 310
linfonodos, 109, 110, 112, 114, 116, 117, 138, 140, 142, 145-48, 153-55, 157, 158,
        161, 226, 237, 243, 246, 248, 249, 266, 268, 273, 286, 288, 316
lipídios, 94

M

M. tuberculosis, 218

macacos, 303

macrófagos, 48, 57, 69, 71, 73, 74, 75-79, 80*n*, 81, 84, 96*n*, 122, 142, 144, 145, 178, 220, 221, 228, 229, 237, 238, 242, 243, 265, 267, 277, 286, 299, 328, 330, 333
  alveolares, 195, 196, 321
  bactérias e, 97, 98, 102, 104-108, 119-121, 146-47, 152, 165, 185-86
  células cancerosas e, 316-18
  células T auxiliares e, 146-47
  febre e, 214
  inflamação e, 86, 97, 98, 102, 104-108, 119-121, 146-47, 152, 165, 185-86
  monócitos transformados em, 117
  timo e, 133*n*
  vermes e, 279
  vírus e, 212

malária, 55, 214*n*, 218, 235*n*

manchas de Peyer, 187

mania, 213*n*

manto ácido, 64-65

mãos, 65
  lavar as, 293, 294, 298

máscaras, 294

mastócitos, 48, 86, 273-76, 279, 280, 299, 330

matança em série, 228-30

maturação de afinidade, 161

medula
  espinhal, 83*n*
  óssea, 117, 129, 149-51, 246, 280, 283, 287, 210

megacariócitos, 71-72*n*

membranas mucosas, 31, 180, 198, 206, 274

meningite, 213*n*

MERS (síndrome respiratória do Oriente Médio), 325, 326

metabolismo, 83, 190, 193

metáfora do cavalo de Troia, 204-7, 211

microambiente de câncer, 319-320

micro-organismos, 23, 25, 27, 49, 50, 55, 62*n*, 64, 83, 94, 96, 98, 123-5, 128, 180, 185, 194, 214, 267, 269, 284, 291, 293-97

micro-organismos comensais, 295

Imunidade

microscópios eletrônicos, 88
mimetismo molecular, 284
mitocôndrias, 24n, 37, 85-86n, 240n
modelos animais, 303-304n
molécula CD28, 303
molécula do MHC de classe I (classe I do complexo de histocompatibilidade
    principal), 219-224, 226n, 227-33, 235n, 236, 237, 283, 286, 288, 289, 317,
    327n, 333
molécula do MHC de classe II (classe II do complexo de
    histocompatibilidade principal), 136-41, 143, 153-54, 156-58, 219-222, 224,
    227, 237, 283, 288, 289, 317, 327n, 333
moléculas, 38, 43-44, 94, 96n
monócitos, 117, 237, 330
movimento browniano, 43
movimentos antivacina, 250, 260
mRNA, 41, 219, 240, 259-60
muco, 170, 171, 177, 180, 186, 196, 274
mucosa, 109, 168, 175-82, 185, 186, 193, 274
mutações, 191, 311
Mycobacterium tuberculosis, 55

N nádegas, 65
narinas, 31
nariz, 31, 82, 168, 177, 180, 196, 211, 216, 326
neuraminidase viral, 237
neurônios, 39
neurossífilis, 213n
neutrófilos, 48, 57, 71, 74, 75, 79-81, 84, 85, 96n, 122, 142, 144, 186, 196, 220,
    228, 237, 242, 277, 299, 328, 330
  armadilha extracelular de, 80, 121, 152
  bactérias e, 98, 102, 104-107, 108, 119, 152, 165
  citocinas e, 91
  febre e, 214
  inflamação e, 86
  pus e, 109
  vermes e, 279

vírus e, 212

nicotina, 321

níveis de pH, 64-65

núcleo da célula, 37, 41, 200-2

obesidade, 312, 328

odor corporal, 141

olhos, 83, 88, 168, 252

oncogenes, 313

ondas de luz, 88

opsonização, 105, 120, 121, 164, 242

organelas, 37-38, 41, 85n, 180

órgãos sexuais, 168, 310

Orthomyxoviridae, 200

ossos, 38

ouvidos, 31

oxigênio, 37, 41n, 92, 113, 194, 279, 306, 328

pálpebras, 31, 56, 177

pâncreas, 132

parasitas, 235n

    vermes parasitas, 170, 171, 277-81, 291n, 292, 330

patógenos, definição, 55-56

peixes sem mandíbula, 25

pele, 37, 171, 172, 176, 177, 180, 184, 193, 194, 196, 273, 279, 287, 288

    células da, 61-66, 131

    feridas da, 60, 65, 68-74, 77, 79, 82, 108-109, 119, 122, 146, 171, 172, 176, 203, 222-3, 308, 321, 322, 328

    superfície total da, 31

pelos nasais, 195

penicilina, 240

Penicillium rubens, 240

pepsina, 42

percepção de quórum, 203-04n

perda de peso, 211n, 213

Imunidade

pescoço, 116
peste, 58, 245
peste bubônica, 124, 141, 245
picadas
de abelha, 170, 272
de carrapatos, 272, 292
de cobra, 254-55
de insetos, 82, 86, 170, 272
piolhos, 292
pirogênios, 212-13
piroterapia, 214n
placenta, 168, 256
plaquetas, 71-72n, 117, 247
plasma, 83, 84, 247
Plasmodium malariae, 218, 235n
pneumonia, 58, 86, 108n, 118
poeira, 176, 196
pólen, 170, 194, 196, 290, 295
poliomielite, 253
polipeptídios, 202n
poluição, 176, 194, 196, 290, 320
povo Amish, 295-96
pressão arterial, 92, 274, 326, 328
próprio do outro, distinção, 26, 28, 49, 94, 96, 128, 131, 132, 176, 222, 281-83
proteínas, 25, 26, 38, 40-47, 50, 56, 80, 82-84, 89, 92-93
anormais, 219n
antígenos e, 131
células T e, 131, 132
de choque térmico, 214
de membrana viral, 202n
de transporte, 44n
formas de, 94, 96, 101, 102, 125, 126, 160
robôs de, 38, 56, 92, 188, 311
sistema complemento e, 100-104, 108, 154, 155, 164, 165, 167, 242
vírus e, 188, 190, 200, 202, 207
protetor solar, 312
protozoários, 55, 98, 218

Índice

pseudópodes, 267
puberdade, 133
pulmões, 31, 78, 82, 86, 129, 175, 177, 180, 185, 193-97, 203*n*, 204, 211, 228, 237, 239, 273, 274, 279, 310, 320, 321, 326-8
pus, 109

Q quimiocinas, 89*n*, 91*n*
quimioterapia, 56, 142, 261, 294, 312*n*, 313*n*
queimaduras, 82, 85
queratina, 61

R recém-nascidos, 168, 170, 297
receptores, 93, 95, 97-98, 125-6, 128, 131-33, 135, 144-46, 149, 150, 153-57, 160, 161, 190, 206, 208, 237, 240, 241, 248, 283, 284
   ACE2, 326-7
   do tipo Toll, 97-98, 125, 136, 206, 218, 327*n*
   inibidores de, 319
recombinação, 128, 171
reconhecimento de padrão microbiano, 98
resfriados, 11, 82, 116, 168, 171, 177, 193*n*, 211, 215-16, 266, 292, 293, 325
resposta de luta ou fuga, 306
retrovírus, 265
ribossomos, 41, 240, 241, 311
rinovírus, 57
rins, 327
RNA, 85, 189, 202
rosto, 65

S sal, 64, 65
saliva, 184
sangue, 37, 113, 115-117, 153, 155, 167*n*, 210, 247-49, 256, 268, 272, 304, 310
sarampo, 55, 250-51, 253, 257, 258, 261, 290, 292, 293
saúde, conceito de, 27
Segunda Guerra Mundial, 182-83*n*

seleção de parceiros, 141
seleção
   natural, 317
   negativa, 132
   positiva, 132
sepse, 167n
sífilis, 58, 213-14n
sinapses imunológicas, 267
sistema vascular, 92
sistema complemento, 48, 98-108, 120, 152, 171, 186, 242, 243, 330
   anticorpos e, 166
   complexo de ataque à membrana, 105
   definição, 99, 101
   proteínas do, 100-4, 108, 154, 155, 164, 165, 167, 242
   trabalho do, 101
sistema imunológico,
   adaptativo, definição, 49-51
   definição, 23-29
   inato, definição, 49-51
sistema digestório, 31, 168, 184
sistemas genitais, 31, 175, 181
sistema linfático, 112-16, 136, 138, 144, 153, 155, 210, 249, 310
sistema respiratório, 168, 175, 177, 180, 193, 195-97, 200, 210-12, 238, 274, 279
solidão, 307
Staphylococcus aureus, 57
Streptomyces aureofaciens, 240
subunidade de vacinas, 259
suor, 64
suplementos, 300, 301

T

tabagismo, 308, 312, 321-3
tatuagens, 77-78n
tecidos, 26, 78, 83, 86, 108, 113, 115, 118, 119, 122, 133, 153, 176, 274, 304
temperatura corporal, 83, 212-14, 215n
tempestades de citocinas, 92, 304, 328
teoria da seleção clonal, 146

Índice

teste do medicamento TGN1412, 303-4
testículos, 83n
tétano, 253
tetraciclinas, 240
timo, 114, 129-33, 143, 144, 149, 221n, 224, 282, 283
tonsilas, 114, 118, 187
tosse, 198, 199, 210, 211, 216, 236, 251, 294, 326
toxinas, 255
transplante de órgãos, 222-3
transplantes de fezes, 182-83n
traqueia, 31
Trypanosoma cruzi, 218
tubas uterinas, 96n
tuberculose, 58, 290
Tucídides, 245
tumores, 218, 219n, 310, 315, 317, 319
tumores benignos, 310
turbinar e fortalecer o sistema imunológico, 299-305

U unhas, 61
urbanização, 296
uso de álcool, 312
útero, 96n

V vacinação, 253, 254, 257-61, 270n, 294, 329
vacinas contra a gripe, 270n
vacinas de mRNA, 259-60
vacinas inativadas, 258-59
vacinas vivas atenuadas, 257
vagina, 96n
varíola, 246, 250, 252-53, 290, 291n, 293
varíola bovina, 253
variolação, 252-53, 257, 258
vasos linfáticos, 114, 115, 122
vasos sanguíneos, 33, 82n, 83, 84, 92, 102, 113, 122, 274, 310, 315, 317, 326

veículo líquido de informações, 153

veneno, 254-56

vermelhidão, 83, 84

vermes, 25, 35, 170, 171, 277-81, 292

vertebrados, 25

vias biológicas, 44

vida animal multicelular, 24, 25, 49, 94, 99, 268

virilha, 116

vírus, 24, 27, 40, 49, 55, 57, 64n, 98, 187, 317

    anticorpos e, 165, 167-69, 237-39

    bactérias e, 190n, 193

    células dendríticas e, 110, 111

    células e, 190-92, 200-3

    coronavírus, 28, 55, 57, 86, 124, 189, 239, 246, 251, 270n, 324-9

    definição de, 188, 190-91, 193

    erradicação de, 236-39

    febre e, 212-14, 216

    interferons e, 207-210

    medicação e, 239-41

    multiplicação de, 209

    mutação de, 191

    patogênicos, 204-5

    proteínas e, 188, 190, 200, 202, 207

    quantidade de, 188

    sistema complemento e, 105

    visibilidade de, 88

vírus da raiva, 57, 291n

vírus do sarampo, 55, 250-51, 253, 258, 261

vírus ebola, 57, 246, 271

vírus HIV (vírus da imunodeficiência humana), 57, 265-70

vírus influenza A, 124, 198, 200-4, 206, 209-1, 215-7, 221, 224, 228, 234, 236, 237, 239, 242-43, 245, 246, 257, 270n, 292, 293, 322

vitaminas, 184, 300, 301

vômito, 182n

Yersinia pestis, 141

Sobre o autor

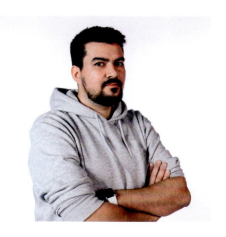

Philipp Dettmer é fundador e redator-chefe do Kurzgesagt – In a Nutshell (Em Poucas Palavras), um dos maiores canais de ciência do YouTube, com mais de 14 milhões de assinantes e 1 bilhão de visualizações. Depois de conhecer um professor notável que lhe inspirou a aprender e entender o mundo, passou a estudar história e design de informação com foco em infográficos. Dettmer iniciou o Kurzgesagt como um projeto pessoal para explicar ideias complicadas sob uma perspectiva holística. Quando o canal decolou, dedicou-se em tempo integral a tornar ideias difíceis em conteúdos atraentes e acessíveis.

philippdettmer.com
Kurzgesagt – In a Nutshell[1]

1 Conheça também a versão em português do canal: Em Poucas Palavras – Kurzgesagt. (Disponível em: https://www.youtube.com/@kurzgesagt_br/. Acesso em: 6 set. 2023.)

Sobre a fonte usada na impressão

Este livro foi impresso com a fonte Scala, projetada por Martin Majoor em 1991. Seus tipos foram originalmente projetados para uma empresa de música na Holanda e, posteriormente, publicados pela casa internacional de tipos FSI FontShop. Suas inconfundíveis serifas estendidas aumentam a articulação das formas das letras e deixam a fonte muito legível.

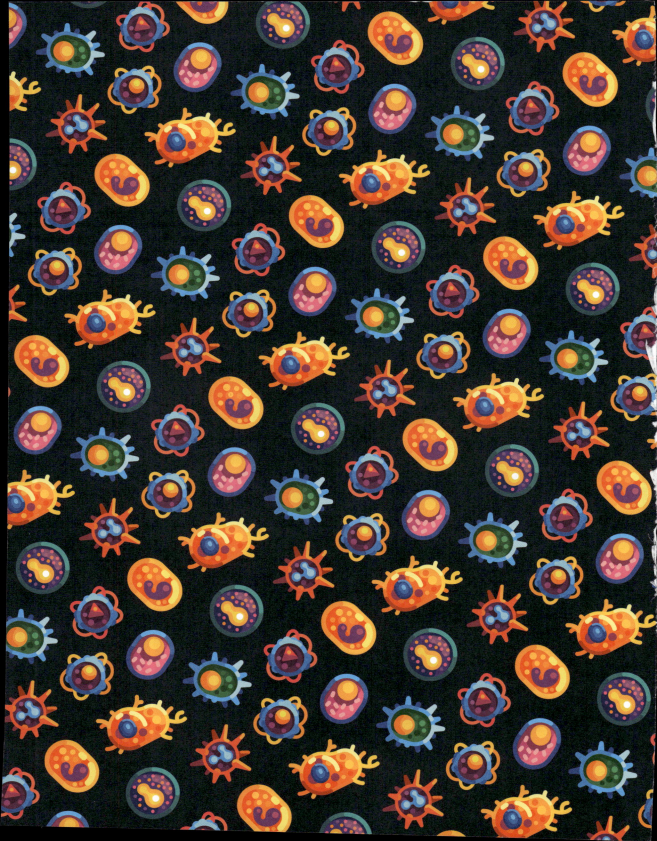